# 보건직
# 기출문제
# 정복하기

# 9급 공무원 보건직
# 기출문제 정복하기

**개정3판**    **발행**    2024년 01월 10일
**개정4판**    **발행**    2025년 01월 10일

편 저 자 | 공무원시험연구소
발 행 처 | ㈜서원각
등록번호 | 1999-1A-107호
주　　소 | 경기도 고양시 일산서구 덕산로 88-45(가좌동)
교재주문 | 031-923-2051
팩　　스 | 031-923-3815
교재문의 | 카카오톡 플러스 친구[서원각]
홈페이지 | goseowon.com

모든 시험에 앞서 가장 중요한 것은 출제되었던 기출문제를 최대한 많이 풀어봄으로써 그 시험의 유형 및 출제 경향, 난도 등을 파악하는 데에 있다. 즉, 최단시간 내 최대의 학습효과를 거두기 위해서는 기출문제의 분석이 무엇보다도 중요하다는 것이다.

'9급 공무원 기출문제 정복하기 – 보건직'은 이를 주지하고 그동안 시행된 기출문제를 과목별로, 시행 처와 시행연도별로 깔끔하게 정리하여 담고 문제마다 상세한 해설과 함께 관련 이론을 수록한 군더더 기 없는 구성으로 기출문제집 본연의 의미를 살리고자 하였다.

수험생은 본서를 통해 변화하는 출제경향을 파악하고 학습의 방향을 잡아 단기간에 최대의 학습효과를 거둘 수 있을 것이다.

9급 공무원 시험의 경쟁률이 해마다 점점 더 치열해지고 있다. 이럴 때일수록 기본적인 내용에 대한 탄탄한 학습이 빛을 발한다. 수험생 모두가 자신을 믿고 본서와 함께 끝까지 노력하여 합격의 결실을 맺기를 희망한다.

# STRUCTURE
## 이 책의 특징 및 구성

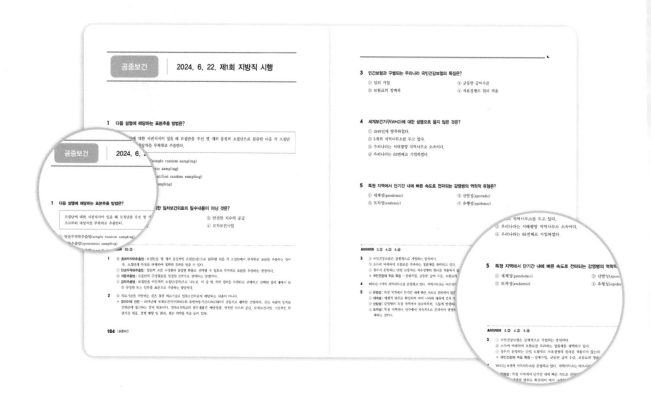

## 최신 기출문제분석

최신의 최다 기출문제를 수록하여 기출 동향을 파악하고, 학습한 이론을 정리할 수 있습니다. 기출문제들을 반복하여 풀어봄으로써 이전 학습에서 확실하게 깨닫지 못했던 세세한 부분까지 철저하게 파악, 대비하여 실전대비 최종 마무리를 완성하고, 스스로의 학습상태를 점검할 수 있습니다.

## 상세한 해설

상세한 해설을 통해 한 문제 한 문제에 대한 완전학습을 가능하도록 하였습니다. 정답을 맞힌 문제라도 꼼꼼한 해설을 통해 다시 한 번 내용을 확인할 수 있습니다. 틀린 문제를 체크하여 내가 취약한 부분을 파악할 수 있습니다.

# CONTENT
이 책의 차례

## 01 공중보건

## 02 보건행정

# 01

# 공중보건

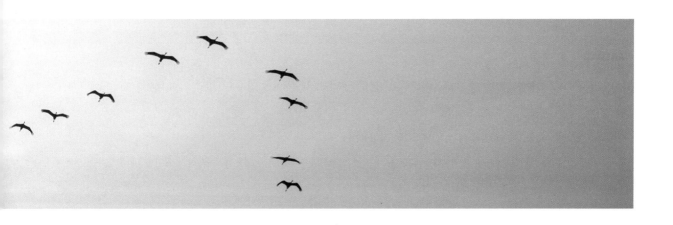

**1** 집단급식 확대와 외식산업의 발달에 따라 대규모 발생 양상을 보이는 감염병은?

① 콜레라, 세균성이질, 장티푸스

② 백일해, 홍역, 디프테리아

③ 광견병, 브루셀라증, 탄저

④ 말라리아, 일본뇌염, 유행성 출혈열

**2** 유행성 이하선염이나 홍역 같은 전염성 질환이 몇 년을 주기로 유행하는 현상과 관계있는 것은?

① 집단 면역(herd immunity)

② 역학적 이행(epidemiologic transition)

③ 공동매개 전파(vector-borne transmission)

④ 유전적 감수성(genetic susceptibility)

---

**ANSWER** 1.① 2.①

**1** ① 대규모로 발생하는 감염병은 주로 소화기계 감염병으로 콜레라, 세균성이질, 장티푸스, 폴리오, 유행성 간염이 이에 속한다.
② 호흡기계 감염병이다.
③ 인수공통감염병이다.
④ 말라리아 원충, 바이러스 등에 의해 발생하는 감염병이다.

**2** 집단 면역은 어떤 인구집단의 면역상태를 말한다. 유행성 이하선염이나 홍역은 예방 접종을 하지 않았을 때 발생하는 전염성 질환이기 때문에 집단 면역과 관련이 있다.

**3** 다음 글에서 설명하는 것은?

> 특별한 중재를 받지 않아도 연구에 참여함으로써 행동에 변화를 유발하여 요인 자체의 변화를 가져오게 된다. 결과적으로 요인 – 결과 간 관련성에 영향을 미친다.

① 자발적 참여자 바이어스(volunteer bias)

② 호손 효과(Hawthorne effect)

③ 버크슨 바이어스(Berkson's bias)

④ 확인 바이어스(ascertainment bias)


**4** 정신보건법의 기본이념에 대한 설명으로 옳지 않은 것은?

① 모든 정신질환자는 최적의 치료와 보호를 받을 권리를 보장 받는다.

② 모든 정신질환자는 정신질환이 있다는 이유로 부당한 차별대우를 받지 아니한다.

③ 입원치료가 필요한 정신질환자에 대하여는 전문가의 판단이 최우선으로 고려되어야 한다.

④ 미성년자인 정신질환자에 대하여는 특별히 치료, 보호 및 필요한 교육을 받을 권리가 보장되어야 한다.


**ANSWER** 3.② 4.③

**3** 호손 효과 … 실험대상자들이 지켜보고 있다는 사실을 의식하게 됨으로써 그들의 전형적인 것과 다르게 행동하는 현상이다.

**4** 기본이념〈정신건강증진 및 정신질환자 복지서비스 지원에 관한 법률 제2조〉
㉠ 모든 국민은 정신질환으로부터 보호받을 권리를 가진다.
㉡ 모든 정신질환자는 인간으로서의 존엄과 가치를 보장받고, 최적의 치료를 받을 권리를 가진다.
㉢ 모든 정신질환자는 정신질환이 있다는 이유로 부당한 차별대우를 받지 아니한다.
㉣ 미성년자인 정신질환자는 특별히 치료, 보호 및 교육을 받을 권리를 가진다.
㉤ 정신질환자에 대해서는 입원 또는 입소가 최소화되도록 지역 사회 중심의 치료가 우선적으로 고려되어야 하며, 정신건강증진시설에 자신의 의지에 따른 입원 또는 입소가 권장되어야 한다.
㉥ 정신건강증진시설에 입원등을 하고 있는 모든 사람은 가능한 한 자유로운 환경을 누릴 권리와 다른 사람들과 자유로이 의견교환을 할 수 있는 권리를 가진다.
㉦ 정신질환자는 원칙적으로 자신의 신체와 재산에 관한 사항에 대하여 스스로 판단하고 결정할 권리를 가진다. 특히 주거지, 의료행위에 대한 동의나 거부, 타인과의 교류, 복지서비스의 이용 여부와 복지서비스 종류의 선택 등을 스스로 결정할 수 있도록 자기결정권을 존중받는다.
㉧ 정신질환자는 자신에게 법률적·사실적 영향을 미치는 사안에 대하여 스스로 이해하여 자신의 자유로운 의사를 표현할 수 있도록 필요한 도움을 받을 권리를 가진다.
㉨ 정신질환자는 자신과 관련된 정책의 결정과정에 참여할 권리를 가진다.

**5** 보균자의 특성에 대한 설명으로 옳은 것은?

① 추후 합병증 발생 가능성이 높다.

② 일반적으로 보균자 수가 환자 수보다 적다.

③ 본인이 조심하고 타인이 경계하기 때문에 전염 기회가 적다.

④ 활동에 제한이 없어 감염시킬 수 있는 영역이 넓다.

**6** 「노인장기요양보험법」에서 규정한 장기요양급여 중 재가급여가 아닌 것은?

① 방문간호

② 주·야간보호

③ 단기보호

④ 시설급여

**5** 보균자 … 어떤 종의 감염증 병원체를 체내에 보유 또는 배설하면서도 아무런 증상을 나타내지 않는 사람이다.

※ 보균자의 구분

   ⊙ 건강보균자 또는 무증상보균자: 불현성 감염을 거쳐 시종 임상증상을 나타내지 않고 병원체를 배출하는 것

   ⓒ 잠복기보균자: 발병전의 잠복기간 중에 이미 병원체를 배설하는 것

   ⓒ 회복기보균자 또는 병후보균자: 감염증에 이환하여 치유한 후에도 계속해서 배균하는 것

**6** 재가급여〈노인장기요양보험법 제23조(장기요양급여의 종류) 제1항〉

   ⊙ 방문요양: 장기요양요원이 수급자의 가정 등을 방문하여 신체활동 및 가사활동 등을 지원하는 장기요양급여

   ⓒ 방문목욕: 장기요양요원이 목욕설비를 갖춘 장비를 이용하여 수급자의 가정 등을 방문하여 목욕을 제공하는 장기요양급여

   ⓒ 방문간호: 장기요양요원인 간호사 등이 의사, 한의사 또는 치과의사의 지시서(이하 '방문간호지시서'라 한다)에 따라 수급자의 가정 등을 방문하여 간호, 진료의 보조, 요양에 관한 상담 또는 구강위생 등을 제공하는 장기요양급여

   ⓔ 주·야간보호: 수급자를 하루 중 일정한 시간 동안 장기요양기관에 보호하여 신체활동 지원 및 심신기능의 유지·향상을 위한 교육·훈련 등을 제공하는 장기요양급여

   ⓜ 단기보호: 수급자를 보건복지부령으로 정하는 범위 안에서 일정 기간 동안 장기요양기관에 보호하여 신체활동 지원 및 심신기능의 유지·향상을 위한 교육·훈련 등을 제공하는 장기요양급여

   ⓗ 기타재가급여: 수급자의 일상생활·신체활동 지원에 필요한 용구를 제공하거나 가정을 방문하여 재활에 관한 지원 등을 제공하는 장기요양급여로서 대통령령으로 정하는 것

**7** A요인 폭로군에서의 B질병 발생률은 20%이고, A요인에 폭로되지 않은 군에서의 B질병 발생률은 5%이다. B질병에 대한 A요인의 귀속위험도(attributable risk)는?

① 0.15

② 0.25

③ 0.75

④ 4.0

**8** 의료의 질 개선을 위한 제도적 접근의 영역과 이에 대한 사례로 옳은 것은?

① 구조측면 : 의료이용도 조사

② 과정측면 : 의료기관 신임제도

③ 과정측면 : 면허 및 자격부여 제도

④ 결과측면 : 합병증 지표 산출 공개

**9** 다음 중 제5차 국민건강증진종합계획의 주요 과제 6개 분과에 해당하지 않는 것은? [기출 변형]

① 건강생활 실천

② 정신건강 관리

③ 비감염성 질환 예방관리

④ 소득수준별 건강관리

---

**ANSWER** 7.① 8.④ 9.④

**7** 귀속위험도(=기여위험도)=폭로군 질병발생률－비폭로군 질병발생률=0.2-0.05=0.15

**8** 도나베디안의 의료의 질 평가 방법
ㄱ 구조 : 진료의 수단, 여건(시설, 장비, 진료 종사자의 수와 자질, 진료비 심사제도 등)
ㄴ 과정 : 의료진의 진료활동을 대상으로 치료과정이나 수술결정의 의사결정과정을 평가
ㄷ 결과 : 사망률, 합병증률, 감염률 등 결과지표를 산출하여 평가

**9** 제5차 국민건강증진종합계획의 주요 과제 6개 분과는 건강생활 실천, 정신건강관리, 비감염성 질환 예방관리, 감염 및 기후변화성 질환 예방관리, 인구집단별 건강관리, 건강친화적 환경구축이다.

**10** 다음 중 일차보건의료의 기본 개념에 해당하는 것만을 고른 것은?

> ㉠ acceptability(수용성) : 실질적이고 과학적이며, 사회적으로 받아들일 수 있는 방법으로 제공함
>
> ㉡ uniqueness(독특성) : 지역사회마다 고유한 특성을 반영하여 환경과 사회를 개발함
>
> ㉢ affordability(지불가능성) : 지역사회와 국가가 지불할 수 있는 비용으로 서비스를 제공함
>
> ㉣ specificity(구체성) : 필수 보건의료서비스 제공이라는 구체적인 사업범위를 정함

① ㉠㉡  ② ㉠㉢

③ ㉡㉣  ④ ㉢㉣

**11** 산업장에서 일정 기간 동안의 평균 종업원 수, 재해건수, 연 근로 시간 수를 알고 있는 경우 산출할 수 있는 산업재해 지표만을 묶은 것은?

① 건수율, 도수율

② 건수율, 재해일수율

③ 도수율, 강도율

④ 강도율, 중독률

----

**ANSWER** 10.② 11.①

**10** WHO에서 제시한 일차보건의료 접근법(4A)
㉠ Accessible(접근성) : 쉽게 이용 가능
㉡ Acceptable(수용가능성) : 쉽게 받아들일 수 있는 방법으로 사업 제공
㉢ Available(주민참여) : 적극적인 참여에 의해 사업이 이루어져야
㉣ Affordable(지불부담능력) : 지불능력에 맞는 보건의료수가로 사업이 제공

**11** ㉠ 도수율＝(재해건수/연노동시간수)×1,000,000
㉡ 건수율＝(재해건수/평균 실노동자)×1,000

**12** 「국민건강증진법」의 금연조치에 관한 설명으로 옳지 않은 것은?

① 초등학교 건물과 운동장은 모두 금연구역이다.

② 담배 제조자는 담배갑포장지 앞면·뒷면·옆면 등에 흡연의 위해성, 흡연습관에 따른 타르 흡입량, 발암성 물질 경고에 대한 광고를 부착해야 한다.

③ 담배 제조회사가 사회·문화·음악·체육 등의 행사를 후원할 때 후원자의 명칭은 사용할 수 있으나 담배광고를 하면 안 된다.

④ 담배에 관한 광고는 지정소매인의 영업소 내부와 외부에 광고물을 전시 혹은 부착할 수 있다.

---

**ANSWER** 12.④

**12** 지정소매인의 영업소 내부에서 보건복지부령으로 정하는 광고물을 전시(展示) 또는 부착하는 행위. 다만, 영업소 외부에 그 광고내용이 보이게 전시 또는 부착하는 경우에는 그러하지 아니하다〈국민건강증진법 제9조의4(담배에 관한 광고의 금지 또는 제한) 제1항 제1호〉.
① 「국민건강증진법」 제9조(금연을 위한 조치) 제4항 제6호
② 「국민건강증진법」 제9조의2(담배에 관한 경고문구 등 표시) 제1항
③ 「국민건강증진법」 제9조의4(담배에 관한 광고의 금지 또는 제한) 제1항 제4호
※ 담배에 관한 광고의 금지 또는 제한 … 담배에 관한 광고는 다음의 방법에 한하여 할 수 있다〈국민건강증진법 제9조의4 제1항〉.
  ㉠ 지정소매인의 영업소 내부에서 보건복지부령으로 정하는 광고물을 전시(展示) 또는 부착하는 행위. 다만, 영업소 외부에 그 광고내용이 보이게 전시 또는 부착하는 경우에는 그러하지 아니하다.
  ㉡ 품종군별로 연간 10회 이내(1회당 2쪽 이내)에서 잡지[「잡지 등 정기간행물의 진흥에 관한 법률」에 따라 등록 또는 신고되어 주 1회 이하 정기적으로 발행되는 제책(製冊)된 정기간행물 및 「신문 등의 진흥에 관한 법률」에 따라 등록된 주 1회 이하 정기적으로 발행되는 신문과 「출판문화산업 진흥법」에 따른 외국간행물로서 동일한 제호로 연 1회 이상 정기적으로 발행되는 것을 말하며, 여성 또는 청소년을 대상으로 하는 것은 제외한다]에 광고를 게재하는 행위. 다만, 보건복지부령으로 정하는 판매부수 이하로 국내에서 판매되는 외국정기간행물로서 외국문자로만 쓰여져 있는 잡지인 경우에는 광고게재의 제한을 받지 아니한다.
  ㉢ 사회·문화·음악·체육 등의 행사(여성 또는 청소년을 대상으로 하는 행사는 제외한다)를 후원하는 행위. 이 경우 후원하는 자의 명칭을 사용하는 외에 제품광고를 하여서는 아니 된다.
  ㉣ 국제선의 항공기 및 여객선, 그 밖에 보건복지부령으로 정하는 장소 안에서 하는 광고

**13** 다음 글에서 설명하는 의료서비스 지불방법은?

> 의료서비스 공급자의 생산성을 크게 높일 수 있고 의료의 기술발전을 가져올 수 있는 반면, 의료비 억제 효과는 낮고 과잉진료의 염려와 자원분포의 불균형을 초래할 가능성이 높다.

① 행위별수가제        ② 인두제

③ 총액계약제        ④ 포괄수가제

**14** 「국민건강보험법」에서 규정한 요양급여 대상이 아닌 것은?

① 질병        ② 부상

③ 교통사고        ④ 출산

............................................................................................................................................................

**ANSWER** 13.①   14.③

**13** ① 행위별수가제(Fee-for-Service) : 의사가 환자를 진료할 때마다 그 횟수에 따라 진료비를 지급하는 제도이다.
    ② 인두제(Capitation) : 자기의 환자가 될 가능성이 있는 일정지역의 주민 수에 일정금액을 곱하여 이에 상응하는 보수를 지급 받는 제도이다.
    ③ 총액계약제(Global Budget) : 보험자 측과 의사단체(보험의협회)가 국민에게 제공되는 의료서비스에 대한 진료비 총액을 추계하고 협의한 후, 사전에 결정된 진료비 총액을 지급하는 방식이다.
    ④ 포괄수가제(Case-Payment) : 환자에게 제공하는 진찰 · 검사 · 수술 · 투약 등 진료의 횟수와 상관없이 미리 정해진 진료비를 한꺼번에 지급하는 제도이다.

**14** 가입자와 피부양자의 질병, 부상, 출산 등에 대하여 요양급여를 실시한다〈국민건강보험법 제41조(요양급여) 제1항〉.

**15** 「감염병의 예방 및 관리에 관한 법률」에서 규정한 제1급감염병에 해당하는 것만을 고른 것은? [기출변형]

| | |
|---|---|
| ㉠ 페스트 | ㉡ 디프테리아 |
| ㉢ 세균성이질 | ㉣ A형간염 |

① ㉠㉡

② ㉠㉢

③ ㉡㉣

④ ㉢㉣

**16** 건강신념모형(health belief model)의 구성요소가 아닌 것은?

① 질병에 걸릴 가능성에 대한 감수성

② 질병결과에 대한 인지된 심각성

③ 질병에 대한 객관적 위협

④ 건강행위로부터 얻는 이익

---

**ANSWER** 15.① 16.③

**15** ㉢㉣ 제2급감염병

※ **제1급감염병** … 에볼라바이러스병, 마버그열, 라싸열, 크리미안콩고출혈열, 남아메리카출혈열, 리프트밸리열, 두창, 페스트, 탄저, 보툴리눔독소증, 야토병, 신종감염병증후군, 중증급성호흡기증후군(SARS), 중동호흡기증후군(MERS), 동물인플루엔자 인체감염증, 신종인플루엔자, 디프테리아

**16** **건강신념모형(health belief model)구성요소**

㉠ **지각된 감수성(Perceived Susceptability)** : 개인의 특정 질병에 걸릴 가능성에 대해 인지하고 있는 정도이다.

㉡ **지각된 심각성(Perceived Seriousness)** : 사람들이 특정 질병의 심각성에 대해 인지하는 정도이다.

㉢ **지각된 유익성(Perceived Benefits)** : 특정행위를 함으로써 오는 혜택에 대한 인지하는 정도이다.

㉣ **행위 수행에 대한 지각된 장애요인(Perceived Barriers)** : 사람들이 특정 행위를 수행하는데 부딪칠 어려움에 대한 인지하는 정도이다.

㉤ **행위를 위한 중재(Cues to Action)** : 사람들은 하여금 특정 행위를 참여하도록 자극을 줄 수 있는 중재이다.

**17** 상수의 수질검사에서 과망간산칼륨(KMnO4) 소비량으로 추정할 수 있는 것은?

① 물의 경도

② 미생물 오염

③ 유기물 종류

④ 유기물 오염 정도

**18** 방사선에 의한 생물학적 손상정도를 나타내는 전리방사선의 등가선량(equivalent dose) 단위는?

① Roentgen(R)

② Sievert(Sv)

③ Gray(Gy)

④ Rad(Rd)

**17** 과망간산칼륨 소비량은 다량의 유기물질이 포함된 하수, 공장배수, 분뇨 등의 혼입에 의해 증가한다. 따라서 소비량에 따라 유기물 오염 정도를 추정할 수 있다.

**18** ① Roentgen(R) : 방사선이 물질을 전리시킨 정도이다.
③ Gray(Gy) : 질량(kg)당 흡수한 방사선에너지(J)이다.
④ Rad(Rd) : 질량(kg)당 흡수한 방사선에너지(J)이다.

**19** 개인적 요인, 환경의 영향 및 행동 간의 역동적 상호작용의 결과로 설명되는 보건교육 이론은?

① 계획적 행위이론

② 사회인지이론

③ 합리적행동이론

④ 범이론적모형

**20** 세균성 식중독의 특성에 대한 설명으로 옳지 않은 것은?

① 잠복기가 비교적 짧다.

② 면역이 생기지 않는다.

③ 2차 감염이 주로 일어난다.

④ 여름철에 많이 발생한다.

**ANSWER** 19.② 20.③

**19** ① 계획적 행위이론 : 합리적 행위이론에 지각된 행위통제를 하며 행동한다는 이론이다.
③ 합리적 행동이론 : 인간은 합리적인 판단에 의해 행동한다는 이론이다.
④ 범이론적 모형 : 개인이 어떻게 건강행동을 시작하고 유지해 나가는가에 대한 행동변화의 원칙과 과정을 설명하는 통합적인 모형이다.

**20**

| 구분 | 세균성 식중독 | 바이러스성 식중독 |
|---|---|---|
| 특징 | 균에 의한 것 또는 균이 생산하는 독소에 의함 | 살아 있는 세포에 기생하여 식중독 유발 |
| 증식 | 온도, 습도, 영양성분 등이 적정하면 자체증식 가능 | 자체 증식이 불가능하며 반드시 숙주가 있어야 증식 가능 |
| 발병량 | 일정량(수백~수백만 개)이상의 균이 존재해야 발병 가능 | 소량(10~100개)개체로도 발병 가능 |
| 증상 | 설사, 구토, 복통, 메스꺼움, 발열, 두통 등 | 설사, 구토, 메스꺼움, 발열, 두통 등 |
| 치료 | 항생제 등을 사용하여 치료가 가능하며 일부 균의 백신이 개발되었음 | 일반적으로 치료법이나 백신이 없음 |
| 2차 감염(전염성) | 2차 감염 거의 없음 | 2차 감염됨 |

**1** 건강과 질병을 설명하는 한 가지 이론인 생의학적 모형(biomedical model)의 설명으로 옳은 것은?

① 정신과 신체가 분리될 수 없다는 일원론(一元論)을 주장한다.

② 질병을 주로 생물학적 구조와 기능의 이상(비정상)으로 해석한다.

③ 만성퇴행성 질환의 발생과 관리를 설명하는 데에 적합하다.

④ 지역과 문화가 다르면 의학지식과 기술이 달라진다는 특수성을 강조한다.

⑤ 인간과 질병을 사회·환경적 맥락에서 파악하려고 한다.

**2** 대규모 집단에 대한 집단검진(mass screening)시 고려해야 하는 사항으로 우선순위가 가장 낮은 것은?

① 대상 질환이 중요한 건강문제여야 한다.

② 질병을 발견하면 치료하거나 악화를 예방할 수 있어야 한다.

③ 비용−효과적이어야 한다.

④ 증상이 나타나기 전까지 어느 정도의 잠복기가 있어야 한다.

⑤ 검진 방법이 지나치게 복잡하지 않아야 한다.

**ANSWER** 1.② 2.⑤

**1** 생의학적 모형(biomedical model) … 질병에 대한 정의로 "질병을 일으키는 유기체인 특정 병원체(pathogen)인 세균, 박테리아 등에 인간이 폭로되어 일어나는 결과"라고 간주한다. 즉, 사람의 건강을 기계론적으로 이해하기 때문에 심리적·사회적인 요인은 고려하지 않으며 질병이란 순전히 물리적인(생물학적인)현상으로 파악한다. 그래서 인간미가 결여된 세부 전문적이고 진단 중심의 의학이라는 비판을 받기도 한다.

**2** 어떤 건강상의 문제에 대해서 위험 그룹의 발견을 위해, 많은 인원수에 대한 선별방식에 의한 집단검진을 시행할 경우 암처럼 대상 질환이 중요한 건강문제이어야 하며, 치료효과가 높아 비용 대비 효과가 높아야 한다. 또한 증상이 나타나기 전까지 어느 정도의 잠복기를 가져서 검진을 통해 발견할 수 있어야 한다.

**3** 인공수동면역에 해당하는 것은?

① 파상풍 항독소

② BCG 백신

③ 디프테리아 백신

④ 예방적 항결핵제

⑤ 타미플루

**ANSWER** 3.①

**3** 수동면역 … 다른 생체가 만든 항체가 받아들여 면역을 얻는 것으로 태아가 태반을 통하여 모체로부터 면역체를 받는 자연적 수동면역과 파상풍 항독소와 같은 인공적 수동면역의 방법이 있다. 만일 파상풍균에 감염되었다면 다량의 항체가 발생하는데 이를 다른 감염되지 않은 개체에게 투여함으로서 이 병원균에 대한 수동면역이 발생하게 된다. 주사 등을 통한 수동면역은 주사와 동시에 면역을 얻을 수 있지만, 일반적으로 지속기간이 짧고 면역의 정도도 약하다.

※ **후천적 면역** … 질병이환 후나 예방접종 등으로 얻는 면역으로 획득면역이라고도 한다.

㉠ 능동면역

| 구분 | 내용 |
|---|---|
| 인공능동면역 | 생균백신, 사균백신, 순환독소의 예방접종 후 생기는 면역 |
| 자연능동면역 | 질병이환 후 면역(장티푸스, 소아마비) |

㉡ 수동면역

| 구분 | 내용 |
|---|---|
| 자연수동면역 | 자기의 힘으로 생긴 면역이 아니고 다른 사람(모체)나 동물에서 만든 항체를 얻어서 생긴 면역 |
| 인공수동면역 | 회복기 혈청 항독소를 환자 또는 위험에 처해 있는 사람에게 주어 면역을 얻는 방법 |

㉢ 능동면역과 수동면역의 비교

| 구분 | 능동면역 | 수동면역 |
|---|---|---|
| 장점 | • 장기간 지속<br>• 비교적 강력한 면역력 획득<br>• 한 번 주사로 여러 질병 면역 획득 | • 효과가 빠름<br>• 치료용, 응급처치용으로 사용 가능 |
| 단점 | • 늦게 나타나는 효과<br>• 부작용 가능성 | • 짧은 지속 시간<br>• 비교적 약한 저항력 |

**4** 수질오염의 지표로 잘 쓰이지 않는 것은?

① 염소이온(Cl-)

② 용존산소(DO)

③ 생물학적 산소요구량(BOD)

④ 부유물질(SS)

⑤ 세균


**5** 소음성 난청의 특징으로 바르게 기술된 것은?

① 대부분 한쪽 귀에 나타난다.

② 주로 전음성(conductive) 난청이다.

③ 소음 노출을 중단하면 어느 정도 청력이 회복된다.

④ 지속적 노출보다는 단속적 노출이 더 큰 장해를 초래한다.

⑤ 주로 고음역에서 청력 손실이 더 심하다.


**ANSWER** 4.① 5.⑤

**4** 염소이온은 물속에 염화물이 녹아 있을 때의 염소분을 가리킨다. 염소이온은 심미적 영향물질로 자연환경 중에 해양에 염화물이 가장 많이 존재하고 있다. 일반적으로 수질오염의 지표로 사용되는 것은 생물학적 산소요구량(BOD), 용존산소(DO), 부유물질(SS), 세균, 화학적 산소요구량(COD), 탁도 등이 있다.

**5** 소음에 노출 된 후 충분한 휴식을 가지면 다시 청력이 회복되는 가역성 청력 손실을 일시적 청력 손실이라 하며, 시끄러운 작업환경, 이어폰 사용처럼 커다란 소리자극에 의해 생긴 청력의 이상을 소음성 난청이라 부른다. 보통 소음성 난청은 고음역(4kHz)에서 시작되는데 이 시기에는 큰 불편이 없이 지내지만 지속적인 소음에 노출 시에는 청각세포의 소실이 중음역(2~3kHz)까지 진행되면 일상 생활에서 불편을 초래하게 된다.

**6** 우리나라 국민건강증진종합계획(Health Plan) 2030의 목표는? [기출변형]

① 요람에서 무덤까지 질병 없는 세상 　　　② 온 국민이 함께 만드는 건강세상

③ 질병으로부터 해방과 국민 건강증진 　　④ 국민의료비의 절감과 평균수명 연장

⑤ 건강수명의 연장과 건강형평성의 제고

· · · · · · · · · · · · · · · · · · · · · · · · · · · · · · · · · · · · · · · · · · · · · · · · · · · · · · · · · · · · · · · · · · · · · · · · · · · · · · · ·

**ANSWER** 6.⑤

**6** 제5차 국민건강증진종합계획(HP 2030)

ⓐ 비전 : 모든 사람이 평생 건강을 누리는 사회

ⓑ 목표

• 건강수명 연장('18년 70.4세 → '30년 73.3세)

• 건강형평성 제고

－소득수준별 건강수명 격차 감소 ('18년 8.1세→ '30년 7.6세 이하)

－지역별 건강수명 격차 감소 ('18년 2.7세→ '30년 2.9세 이하)

ⓒ 기본원칙

• 국가와 지역사회의 모든 정책 수립에 건강을 우선적으로 반영

－건강의 사회적 결정요인(Social Determinants of Health)을 확인하고, 건강증진과 지속가능 발전을 도모하기 위한 다부처 · 다분야 참여 추진

－모든 정책에서 건강을 우선적으로 고려(Health in All Policies)하는 제도 도입 지향

• 보편적인 건강수준의 향상과 건강형평성 제고를 함께 추진

－중점과제별로 특히 취약한 집단 · 계층을 확인하고, 이들에게 편익이 돌아갈 수 있도록 정책목표와 우선순위 설정

• 모든 생애과정과 생활터에 적용

－영유아 · 아동 · 청소년 · 성인 · 노인 등 생애주기별 단계와 학교 · 군대 · 직장 등 생활터 내에서 적절한 건강 정책이 투입될 수 있도록 정책 설계

• 건강친화적인 환경 구축

－모든 사람이 자신의 건강과 안녕(well-being)을 위한 잠재력을 최대한 발휘할 수 있는 사회적 · 물리적 · 경제적 환경 조성

• 누구나 참여하여 함께 만들고 누릴 기회 보장

－전문가 · 공무원뿐만 아니라 일반 국민의 건강정책 의견 수렴 및 주도적 역할 부여

• 관련된 모든 부문이 연계하고 협력

－SDGs등 국제 동향과 국내 분야별 · 지역별 건강정책과의 연계성 확보, 향후 분야별 · 지역별 신규 계획 수립 시 지침으로 기능

ⓓ 사업분야

• 건강생활 실천 : 금연, 절주, 영양, 신체활동, 구강건강

• 정신건강 관리 : 자살예방, 치매, 중독, 지역사회 정신건강

• 비감염성질환 예방관리 : 심뇌혈관질환(심뇌혈관질환, 선행질환), 암, 비만, 손상

• 감염 및 기후변화성질환 예방관리 : 감염병 예방 및 관리(결핵, 에이즈, 의료 감염 · 항생제 내성, 예방행태개선 등을 포함), 감염병위기대비 대응(검역 · 감시, 예방접종 포함), 기후변화성 질환

• 인구집단별 건강관리 : 영유아, 아동 · 청소년, 여성, 노인, 장애인, 근로자, 군인

• 건강 친화적 환경 구축 : 건강친화적 법제도 개선, 건강정보 이해력 제고, 혁신적 정보기술의 적용, 지역사회 자원 확충 및 거버넌스 구축, 재원마련 및 운용

**7** 바람직한 보건의료가 갖추어야 할 조건으로 가장 거리가 먼 것은?

① 전문성                    ② 효과성

③ 효율성                    ④ 환자중심성

⑤ 형평성


**8** 한국의 지방보건행정조직을 설명한 것으로 적절한 것은? [기출변형]

① 보건소 기능 및 업무 등에 관하여 필요한 세부사항은 보건복지부령으로 정한다.

② 인구 규모에 따라 둘 이상의 보건소가 설치된 시·군·구도 있다.

③ 보건소는 보건복지부의 직접적인 지휘·감독을 받는다.

④ 특별시에도 보건소의 하부조직으로 보건지소와 보건진료소가 설치되어 있다.

⑤ 보건소는 취약계층에 대한 보건의료 서비스 제공을 주된 기능으로 한다.

---

**ANSWER** 7.① 8.②

**7** 바람직한 보건의료인이 가져야 할 조건으로는 효능성, 효과성, 환자 중심성, 효율성, 형평성과 안전성, 수용성, 시기의 적절성 등이 있다.

※ **양질의 보건의료서비스 요건(Myers)** … 보건의료서비스는 그 개념과 내용이 상호작용에 의해 생산, 공급되므로 상호조화를 이루고 적정화되어야 한다. 적정 보건의료서비스의 조건으로는 접근용이성, 질적 적절성, 연속성, 경제적 합리성 등이 있다.

ㄱ **접근 용이성(Accessibility)** : 보건의료서비스는 필요하면 언제든 언제 어디서 이용할 수 있도록 재정적, 지리적, 사회적 측면에서 주민이 필요한 보건의료서비스를 받는 데 장애를 받아서는 안 된다.

ㄴ **질적 적정성(Quality)** : 보건의료의 의학적 적정성과 보건의료의 사회적 적정성 등이 동시에 달성될 수 있어야 하며, 질적 우수성이 전제가 된다.

ㄷ **지속성(Continuity)** : 시간적·지리적으로 상관성을 갖고 적절히 연결되어야 하며, 의료기관들이 유기적인 관계를 가지고 협동적으로 오랫동안 지속되어야 한다.

ㄹ **효율성(Efficiency)** : 보건의료 목적을 달성하는 데 투입되는 자원의 양을 최소화하거나 일정한 자원의 투입으로 최대 목적을 달성할 수 있어야 한다.

**8** ① 보건소 기능 및 업무 등에 관하여 필요한 세부 사항은 대통령령으로 정한다〈지역보건법 제11조(보건소의 기능 및 업무) 제3항〉.

② 지역주민의 건강을 증진하고 질병을 예방·관리하기 위하여 시·군·구에 1개소의 보건소(보건의료원을 포함한다. 이하 같다)를 설치한다. 다만, 시·군·구의 인구가 30만 명을 초과하는 등 지역주민의 보건의료를 위하여 특별히 필요하다고 인정되는 경우에는 대통령령으로 정하는 기준에 따라 해당 지방자치단체의 조례로 보건소를 추가로 설치할 수 있다〈지역보건법 제10조(보건소의 설치) 제1항〉.

③ 동일한 시·군·구에 2개 이상의 보건소가 설치되어 있는 경우 해당 지방자치단체의 조례로 정하는 바에 따라 업무를 총괄하는 보건소를 지정하여 운영할 수 있다〈지역보건법 제10조(보건소의 설치) 제2항〉.

④ 보건진료소란 의사가 배치되어 있지 아니하고 계속하여 의사를 배치하기 어려울 것으로 예상되는 의료 취약지역에서 보건진료 전담공무원으로 하여금 의료행위를 하게 하기 위하여 시장·군수가 설치·운영하는 보건의료시설을 말한다〈농어촌 등 보건의료를 위한 특별조치법 제2조(정의) 제4호〉.

⑤ 보건소는 해당 지방단치단체의 관할 구역에서 건강 친화적인 지역사회 여건의 조성, 지역보건의료정책의 기획, 조사·연구 및 평가, 보건의료인 및 「보건의료기본법」 제3조 제4호에 따른 보건의료기관 등에 대한 지도·관리·육성과 국민보건 향상을 위한 지도·관리, 보건의료 관련기관·단체/학교/직장 등과의 협력체계 구축, 지역주민의 건강증진 및 질병예방·관리를 위 지역보건의료서비스의 제공의 기능 및 업무를 수행한다〈지역보건법 제11조(보건소의 기능 및 업무) 제1항〉.

**9** 일차보건의료(primary health care)의 접근 방법이라고 하기 어려운 것은?

① 예방을 중시

② 여러 부문 사이의 협조와 조정 강조

③ 일차진료의사의 역할이 핵심적임

④ 지역 특성에 맞는 사업

⑤ 지역사회 참여를 강조

---

**ANSWER** 9.③

**9** 1차 보건의료(Primary Health Care) … 전국민을 대상으로 하는 전체 보건의료 전달체계의 하부 기초 보건의료단위 및 기능을 수행하는 필수적인 보건의료로서 지역사회의 기본적 보건의료 욕구를 충족시켜야 한다. 일차보건의료는 지역주민이 처음 접촉하는 보건의료사업으로 예방적 기능을 중시한다. 일차보건의료는 일정 지역사회 내에서 보건의료요원과 주민의 적극적인 참여로 이루어지기 때문에 일차진료의사 역할이 핵심이라 보기는 어렵다.

※ 일차보건의료의 원칙

ㄱ 모든 인간에게 쉽고 평등하게 이용이 가능하여야 한다.

ㄴ 기본적인 건강요구에 기초하여야 한다.

ㄷ 적극적인 참여와 지속성이 요구된다.

ㄹ 지불능력에 맞는 의료수가가 적용되어야 한다.

ㅁ 보편적인 지역의 건강문제가 중심이 된다.

**10** 병원체가 생존하고 증식하면서 감수성 있는 숙주에 전파 시킬 수 있는 생태적 지위에 해당하는 사람, 동물, 곤충, 흙, 물 등을 말하는 것은 무엇인가?

① 감염원 ② 오염원
③ 병원소 ④ 개달물
⑤ 매개물

**10** 병원소 ⋯ 병원체가 생활, 증식하고 생존하여 질병을 전파할 수 있는 상태로 저장되는 장소를 말한다. 병원소는 인간병원소, 동물병원소, 토양, 곤충 등으로 구분된다.

㉠ 인간 병원소

| 구분 | 내용 |
|---|---|
| 환자 | 현성 감염자 |
| 무증상 감염자 | 불현성 감염자 |
| 보균자 | 잠복기, 보균자, 회복기 보균자, 건강 보균자 |

㉡ 동물 병원소

| 구분 | 질병 |
|---|---|
| 쥐 | 페스트, 발진열, 살모넬라증, 와일씨병, 서교증 등 |
| 소 | 결핵, 탄저, 파상열, 살모넬라증 |
| 돼지 | 살모넬라증, 파상열 |
| 양 | 탄저, 파상열, 보튤리즘 |
| 새 | 유행성 일본뇌염, 살모넬라증 |

㉢ 토양 : 파상풍, 보튤리즘, 구충증 등 아포형성균이 다수

㉣ 곤충

| 구분 | 질병 |
|---|---|
| 파리 | 장티푸스, 콜레라, 파라티푸스, 세균성 이질, 폴리오 |
| 모기 | 노염, 말라리아, 사상충, 뎅구열, 황열 등 |
| 이 | 발진티푸스, 재귀열 |
| 벼룩 | 발진열, 페스트 |

**11** 다음 중 병원관리에서 병상 이용의 효율성을 높이기 위해 숫자를 낮추는 것이 유리한 지표는?

① 병상이용률

② 병상점유율

③ 병상회전율

④ 평균재원일수

⑤ 100병상당 일평균 재원환자 수

········································································································································································

**ANSWER** 11.④

**11** 평균재원일수 … 환자가 평균 며칠 동안 입원하고 있는 지를 나타낸 값으로 병상 이용의 효율성을 높이기 위해서는 평균재원일
수가 낮은 것이 유리하다.

※ 병원관리 주요 지표

  ⊙ 병상이용률

    • 환자가 이용할 수 있도록 가동되는 병상이 실제 환자에 의해 이용된 비율을 가리킨다. 병원의 규모를 가장 잘 나타내는
지표로 병원의 투입요소와 밀접한 상관계수를 지닌다.

    • 병상이용률(%)$=\dfrac{총재원일수}{연가동병상수}\times100$

  ⊙ 병원이용률

    • 외래, 입원비율에 따라 가중치를 부여한 연외래 환자수와 연입원 환자수를 합한 후 연가동 병상수로 나눈 지표이다. 병원
들의 입원환자 대 오래환자 비율이 각기 상이하고 외래환자 진료수익이 총수익에서 차지하는 비중이 크기 때문에 병원
진료서비스의 양이나 투입, 시설의 활용도를 종합적으로 설명하는데 유익한 자료이다.

    • 병원이용률(%)$=\dfrac{총재원일수+연외래 환자수\times\dfrac{외래입원환자 1인 1일당 진료비}{입원환자 1인 1일당 진료비}}{연가동 병상수}\times100$

  ⊙ 병상회전율

    • 일정기간 중 병원에서 실제 입원과 퇴원한 환자수를 평균적으로 가동되는 병상 수로 나눈 지표이다. 병상회전율은 병원
의 수익성과 밀접한 관련이 있다.

    • 병상회전율(회)$=\dfrac{퇴원 실인원수}{연가동 병상 수}$

  ⊙ 평균재원일수

    • 입원환자의 총재원일수를 입원실인원으로 나누어 계산한 지표를 말한다. 일정기간 동안 입원한 환자가 진료과목 또는
환자종류별로 평균 며칠간 재원했는가를 설명해준다.

    • 평균재원일수(일)$=\dfrac{입원 연인원수}{입원 실인원수}=\dfrac{총 재원일수}{(퇴원실인원수+입원 실인원수)/2}$

**12** 레벨과 클라크(Leavell & Clark)의 질병의 자연사 5단계 중 예비적 조치로 악화방지 장해의 제한을 위한 치료를 실시하는 단계는?

① 비병원성기

② 초기병원성기

③ 불현성 감염기

④ 발현성 질환기

⑤ 회복기

**ANSWER** 12.④

**12** Leavelland Clark … 질병이 발생하여 종결될 때까지의 과정을 총 5단계로 구분하였다. 이에 따르면 예비적 조치로 악화방지 장해의 제한을 위한 치료를 실시하는 단계는 4단계인 발현성 질환기이다.

※ Leavelland Clark의 질병의 자연사 5단계

| 구분 | 내용 |
|------|------|
| 1단계 | • 비병원성기<br>• 숙주의 저항력, 환경요인이 숙주에게 유리하여 건강을 유지하는 단계 |
| 2단계 | • 조기병원성기<br>• 병인의 자극형성 단계 숙주의 면역강화 |
| 3단계 | • 조기질환기<br>• 병적 변화의 초기 단계, 조기진단 및 조기치료 |
| 4단계 | • 발현된 질환기<br>• 임상질환기, 질병치료로 악화방지 및 장애최소화 |
| 5단계 | • 회복기<br>• 질병치료 후 재활단계, 재활서비스, 사회복귀훈련 |

**13** 다음의 내용에서 알 수 있는 공기의 성분은?

---

- 성상은 무색, 무미, 무취의 맹독성 가스이며, 비중이 0.976으로 공기보다 가볍고, 불완전 연소시에 발생한다.
- 헤모글로빈과의 결합력은 산소와 헤모글로빈의 결합력보다 200~300배나 강하다.
- 이것이 헤모글로빈과 결합해 혈액의 산소운반능력을 상실케 하여 조직의 산소부족 질식사를 초래한다.

---

① $SO_2$

② $NO_2$

③ $CO_2$

④ CO

⑤ $H_2$

---

**ANSWER** 13.④

**13** 보기의 기체 성분은 일산화탄소(CO)이다.

※ 일산화탄소
  ㉠ 무색, 무취, 무미, 무자극의 맹독성 가스이다.
  ㉡ 비중이 공기와 거의 같아 혼합되기 쉽다.
  ㉢ 혈액 중 헤모글로빈과 결합해 HbCO를 형성하여 인체의 조직에 저산소증을 일으킨다. 이때, CO의 Hb에 대한 결합력은 $O_2$에 비해 약 250~300배가 강하므로 이것이 Hb의 산소운반 장애와 산소해리 장애를 일으켜 $O_2$ 부족을 초래하는 것이다.
  ㉣ **CO중독 치료**: 오염원으로부터 신속히 옮겨 안정과 보온을 시키고 인공호흡과 고압산소요법을 시행하기도 한다. 이 경우 5% 정도의 $CO_2$를 함유한 산소를 흡입하는 것이 효과적이다.
  ㉤ **HbCO량과 중독 증상**

| 구분 | 증상 | 구분 | 증상 |
|---|---|---|---|
| 10% 이하 | 무증상 | 60~70% 이상 | 의식상실 |
| 20% 이상 | 임상증상 발생 | 80% 이상 | 사망 |
| 40~50% 이상 | 두통 · 허탈 | | |

**14** 다음 내용은 무엇에 대한 설명인가?

> • 미국의 톰(E. C. Thom)이 1959년에 고안하여 발표한 체감 기후를 나타내는 지수
> • 값을 구하는 공식은 (건구온도℃+습구온도℃)×0.72+40.6
> • 실제로 이 지수는 복사열과 기류가 포함되어 있지 않아 여름철 실내의 무더위 기준으로 사용

① 지적온도                   ② 불쾌지수

③ 감각온도                 ④ 체감온도

⑤ 실내 쾌감대


**15** 교토의정서(Kyoto protocol)채택에 관한 설명으로 옳지 않은 것은?

① 2008~2012년의 5년간 온실가스 배출량을 1990년 배출량 대비 평균 5.2% 감축해야 한다.

② 1997년 12월 일본 교토에서 기후변화협약 제3차 당사국 총회에서 채택되었다.

③ 감축 대상가스는 이산화탄소($CO_2$), 아황산가스($SO_2$), 메탄($CH_4$), 아산화질소($N_2O$), 불화탄소(PFC), 수소화불화탄소(HFC), 불화유황($SF_6$) 등이다.

④ 의무이행 당사국의 감축 이행 시 신축성을 허용하기 위하여 배출권거래, 공동이행, 청정개발체제 등의 제도를 도입하였다.

⑤ 지구온난화 규제 및 방지의 국제협약인 기후변화협약의 구체적 이행 방안으로 선진국의 온실가스 감축 목표치를 규정하였다.


**ANSWER** 14.② 15.③

**14** 불쾌지수(discomfort index) … 생활기상지수의 한 종류로 기온과 습도의 조합으로 사람이 느끼는 온도를 표현한 것으로 온습도지수(THI)라고도 불린다. 불쾌감도 개인에 따라 약간의 차이가 있으며, 여름철 실내의 무더위의 기준으로서만 사용되고 있을 뿐, 복사나 바람 조건은 포함되어 있지 않기 때문에 그 적정한 사용에는 한계가 있다는 점에 유의하여야 한다.

**15** 교토의정서 … 지구 온난화의 규제 및 방지를 위한 국제 기후변화협약의 구체적 이행방안이다. 교토의정서를 비준한 국가는 이산화탄소를 포함한 여섯 종류의 온실 가스의 배출량을 감축하며 배출량을 줄이지 않는 국가에 대해서는 경제적인 측면에서 불리하게 작용될 수 있다. 감축대상은 이산화탄소, 메탄, 아산화질소, 과불화탄소, 수소화불화탄소, 육불화황이며 아황산가스는 대상이 아니다.

**16** A 집단에서 흡연과 폐암에 관한 코호트 조사를 한 결과 흡연자 200,000명 중 40명의 폐암환자가 발생하였고, 비흡연자 200,000명 중 4명의 폐암환자가 발생하였다면, 이 연구에서 흡연이 폐암에 미치는 상대위험도는?

① 2
② 4
③ 8
④ 10
⑤ 20

**17** 다음 내용 설명은 역학적 연구 방법 중 어디에 속하는가?

> • 연구시작 시점에서 과거의 관찰시점으로 거슬러 가서 관찰시점으로부터 연구시점까지의 기간 동안 조사
> • 질병발생 원인과 관련이 있으리라고 의심되는 요소를 갖고 있는 사람들과 갖고 있지 않는 사람들을 구분한 후 기록을 통하여 질병 발생을 찾아내는 방법

① 전향적 코호트연구(prospective cohort study)
② 후향적 코호트연구(retrospective cohort study)
③ 환자 – 대조군 연구(case – control study)
④ 단면조사 연구(cross – sectional study)
⑤ 사례군 연구(case series study)

---

**ANSWER** 16.④ 17.②

**16** 담배가 폐암에 미치는 영향을 알기 위한 상대위험비(RR ; Relative Risk)를 알기 위해서 표를 그려보면 다음과 같다.

| 구분 | 폐암 | 비폐암 | 합계 |
|---|---|---|---|
| 흡연 | 40 | 199,960 | 200,000 |
| 비흡연 | 4 | 199,996 | 200,000 |

위 표에 의하면, 흡연자의 폐암 발병률은 0.4%이며, 비흡연자의 폐암발병률은 0.04%임을 알 수 있다. 또한 비흡연자에 비하여 흡연자 그룹에서 폐암이 발생한 상대위험비는 10배임을 알 수 있다.

**17** 코호트란 같은 특성을 가진 집단을 의미하며 코호트연구란 특정 인구집단(코호트)을 일정 기간 추적하여 특정 질병에 대한 발생률과 시간경과에 따라 추적 관찰하여 특정 요인에 폭로유무에 따른 질병 발생률을 비교하는 역학적 연구방법을 말한다. 보기는 후향적 코호트연구로 과거의 관찰시점으로 거슬러 가서 관찰 시점으로부터 연구시점까지의 기간 동안 조사를 한다.

**18** 동일한 매개체에 의해 전파되는 감염병으로 묶인 것은?

① 말라리아, 일본뇌염, 사상충증
② 신증후군 출혈열, 뎅기열, 콜레라
③ 황열, 쯔쯔가무시증, 발진열
④ 페스트, 신증후군 출혈열, 일본뇌염
⑤ 발진티푸스, 장티푸스, 파라티푸스

**19** 한 여성이 일생 동안 여아를 몇 명이나 낳는지를 나타내는 출산력 지표는?

① 보통출생률
② 일반출산율
③ 연령별출산율
④ 합계출산율
⑤ 총재생산율

---

**ANSWER** 18.① 19.⑤

**18** ① 말라리아, 일본뇌염, 사상충증은 모두 모기를 매개체로 한다.
　　② 신증후군 출혈열은 쥐, 뎅기열은 모기(흰줄숲모기), 콜레라는 오염된 물과 음식물이 매개체이다.
　　③ 황열은 모기를 매개로 전파되며, 쯔쯔가무시증은 감염된 털진드기의 유충이며 발진열의 경우 쥐벼룩이 매개체이다.
　　⑤ 발진티푸스는 주로 이(Pediculus humanus corporis)를 매개로 전파되며 이의 대변으로 배설된 균이 구강점막이나 결막 혹은 비말 감염을 통해 전파될 수도 있다. 장티푸스는 장티푸스 환자나 병원체를 보유하고 있는 보균자의 대소변에 오염된 음식물이나 물에 의해 전파가 되고, 파라티푸스는 식수, 식품을 매개로 전파된다.

**19** 총재생산율(Total Reproduction Rate)은 재생산연령인 15세에서 49세의 여자가 그 연차의 연령별 출생율로 일생동안에 낳는 평균 여아수를 나타낸 값이다.
　　① 보통출생률이란 총 인구수 대비 1년간 출생자수의 비율을 나타낸다.
　　② 일반출산율은 총 출생아수를 해당 연도의 가임기 여성인구(15세부터 49세까지)로 나눈 수치를 말한다.
　　③ 연령별 출산율은 특정한 연도의 가임기 여성 15세부터 49세까지의 모(母)의 연령별 당해 연도의 출생아 수를 당해 연령의 여자인구로 나눈 비율을 말한다.
　　④ 합계출산율은 여성 1명이 평생 동안 낳을 수 있는 평균 자녀수를 가리킨다.

**20** 산업재해보상보험 급여의 종류에 대한 설명으로 옳은 것은?

① 요양급여는 업무상 사유로 부상을 당하거나 질병에 걸린 근로자에게 요양으로 취업하지 못한 기간에 대하여 지급

② 장해급여는 근로자가 업무상의 부상 또는 질병으로 진료, 요양을 요하는 경우에 진료비와 요양비를 지급

③ 유족급여는 근로자가 업무상의 사유로 사망했을 경우 유가족에게 연금 또는 일시금 지급

④ 상병보상연금은 근로자가 업무상의 사유로 부상을 당하거나 질병에 걸려 치유된 후 신체 등에 장해가 있는 경우 지급

⑤ 직업재활급여는 요양급여를 받은 자가 치유 이후에도 의학적으로 상시 또는 수시로 간병이 필요한 경우 재활급여비 지급

**ANSWER** 20.③

**20** ① 요양급여는 근로자가 업무상의 사유로 부상을 당하거나 질병에 걸린 경우에 그 근로자에게 지급한다. 요양급여는 제43조 제1항에 따른 산재보험 의료기관에서 요양을 하게 한다. 다만, 부득이한 경우에는 요양을 갈음하여 요양비를 지급할 수 있다〈산업재해보상보험법 제40조(요양급여) 제1항 및 제2항〉.

② 장해급여는 근로자가 업무상의 사유로 부상을 당하거나 질병에 걸려 치유된 후 신체 등에 장해가 있는 경우에 그 근로자에게 지급하는 급여이다〈산업재해보상보험법 제57조(장해급여) 제1항〉.

④ 상병보상연금이란 요양급여를 받는 근로자가 요양을 시작한 지 2년이 지난 날 이후에 그 부상이나 질병이 치유되지 아니한 상태이며 그 부상이나 질병에 따른 중증요양상태의 정도가 대통령령으로 정하는 중증요양상태등급 기준에 해당하고, 요양으로 인하여 취업하지 못하였을 경우에 휴업급여 대신 그 근로자에게 지급하는 것을 말한다〈산업재해보상보험법 제66조(상병보상연금) 제1항〉.

⑤ 직업재활급여는 업무상의 재해가 발생할 당시의 사업에 복귀한 장해급여자에 대하여 사업주가 고용을 유지하거나 직장적응훈련 또는 재활운동을 실시하는 경우에 각각 지급하는 직장복귀지원금, 직장적응훈련비 및 재활운동비 또는 장해급여 또는 진폐보상연금을 받은 자나 장해급여를 받을 것이 명백한 자로서 장해급여자 중 취업을 위하여 직업훈련이 필요한 자에 대하여 실시하는 직업훈련에 드는 비용 및 직업훈련수당을 말한다〈산업재해보상보험법 제72조(직업재활급여)〉.

**1** 보건복지부에서 제5차 국민건강증진종합계획(Health Plan 2030)을 발표하였다. 주요 내용 중 '건강생활 실천' 분야로 옳은 것만 묶인 것은? [기출변형]

① 금연, 건강검진

② 암관리, 운동

③ 신체활동, 절주

④ 비만, 정신보건

**2** 인구증가율을 가장 정확하게 나타낸 것은?

① $\dfrac{\text{출생수}}{\text{사망수}} \times 100$

② $\dfrac{\text{연말인구} - \text{연초인구}}{\text{연초인구}} \times 1{,}000$

③ $\dfrac{\text{자연증가} - \text{사회증가}}{\text{인구}} \times 1{,}000$

④ $\dfrac{\text{자연증가} + \text{사회증가}}{\text{인구}} \times 1{,}000$

---

**ANSWER** 1.③ 2.④

**1** 건강생활 실천 확산 분야의 중점과제로는 금연, 절주, 영양, 신체활동, 구강건강이 있다.

**2** 인구증가율은 자연증가(출생률－사망률)에 사회증가(전입율－전출율)를 더한 값을 인구로 나누고 1,000을 곱해서 구할 수 있다.

**3** 건강행위 변화를 위한 보건교육이론 중 '개인차원'의 교육이론이 아닌 것은?

① 건강신념모형(Health Belief Model)

② 프리시드-프로시드 모형(PRECEDE-PROCEED Model)

③ 귀인이론(Attribution Theory)

④ 범이론적 모형(Transtheoretical Model)

**4** 신맬더스주의를 더욱 발전시켜 인구의 과잉을 식량에게만 국한할 것이 아니라 생활수준에 둠으로써 주어진 여건 속에서 최고의 생활수준을 유지할 때에 실질소득을 최대로 할 수 있다는 적정인구론을 주장한 사람은?

① J.R. Malthus

② Francis Place

③ J. Frank

④ E. Cannan

--------------------------------------------------------------------------------

**ANSWER** 3.② 4.④

**3** 프리시드-프로시드 모형은 건강행동과 환경적 요인에 대해 설명한 이론으로 개인차원의 교육이론으로 보기 어렵다.

**4** E. Cannan의 적정인구론 … 신맬더스주의를 더욱 발전시켜 인구의 과잉을 식량에게만 국한할 것이 아니라 생활수준에 둠으로써 주어진 여건 속에서 최고의 생활수준을 유지할 때에 실질소득을 최대로 할 수 있다는 적정인구론을 주장하였다.

**5** 다음 중 만성질환의 특징으로 올바르게 기술한 것을 모두 고르면?

> ㉠ 만성질환은 일반적으로 다양한 위험요인이 복잡하게 작용하여 발생한다.
> ㉡ 제2형 당뇨병은 성인형 당뇨병으로 불리며, 주로 인슐린 저항성이 생겨 발생한다.
> ㉢ 본태성 고혈압 환자보다 속발성 고혈압 환자가 더 많다.
> ㉣ 2021년 기준 우리나라 10대 사망원인 1위는 암이다.

① ㉠, ㉢
② ㉠, ㉡, ㉢
③ ㉠, ㉡, ㉣
④ ㉠, ㉡, ㉢, ㉣


**6** 다음 내용으로 알 수 있는 것은?

> 어느 학자의 연구에 의하면 강물을 여과없이 공급하는 것보다 여과하여 공급하는 것이 장티푸스와 같은 수인성 감염병 발생률을 감소시킬 뿐만 아니라 일반 사망률도 감소시킨다는 결과를 가져왔다.

① 밀스-라인케(Mills-Reincke) 현상

② 하인리히(Heinrich) 현상

③ 스노우(Snow) 현상

④ 코흐(Koch) 현상

---

**ANSWER** 5.③ 6.①

**5**　㉢ 속발성 고혈압 환자보다 본태성(원인 불명) 고혈압 환자가 더 많다.
　　㉣ 2021년 기준 10대 사망원인으로는 암, 심장 질환, 폐렴, 뇌혈관 질환, 자살, 당뇨병, 알츠하이머병, 간 질환, 패혈증, 고혈압성 질환 순이다.

**6**　제시된 내용은 밀스-라인케(Mills-Reincke) 현상에 대한 설명이다.

**7** 흡연과 폐암과의 관련성을 알아보기 위해 폐암군 100명과 정상군 100명을 조사하여 과거 흡연력에 대해 조사하였다. 이 조사를 통해 흡연과 폐암과의 관계를 밝혀냈다면 이때 사용된 역학적 연구방법은 무엇인가?

① 후향성연구                          ② 단면연구

③ 전향성연구                          ④ 사례연구

**8** 다음 내용으로 알 수 있는 시간적 현상(time factor)은?

- 외국에서 신종 H7N9형 조류인플루엔자(AI) 감염자가 계속 확산
- 국내 외국 여행객을 통해 국내 반입 가능
- 한국에 조류인플루엔자(AI)가 들어와 돌연 국내에 유행

① 추세변화(secular trend)

② 계절변화(seasonal trend)

③ 범발적 변화(pandemic trend)

④ 불규칙변화(irregular trend)

**ANSWER** 7.① 8.④

**7** 후향성연구 … 역학조사분류의 한 방법으로 조사내용이 그 시점보다도 과거의 일인 경우 후향성연구에 해당한다.

**8** 불규칙변화는 돌연 유행을 의미한다. 외래 감염병이 국내에 침입하여 돌발적으로 유행을 하는 것을 의미한다. 조류인플루엔자, 콜레라 등이 있다.

**9** 환자–대조군 연구결과인 다음 표를 이용하여 교차비(odds ratio)를 산출할 때, 계산식으로 옳은 것은?

| 질병여부<br>노출여부 | 환자 | 비환자 | 합계 |
|---|---|---|---|
| 노출 | A | D | G |
| 비노출 | B | E | H |
| 합계 | C | F | I |

① A/G−B/H

② AH/BG

③ AE/BD

④ AF/CD

**10** 심한 설사로 탈수 상태와 위 경련 등 전신 증상을 보이고, 동남아시아에서 많이 발병하며, 전파되는 제1급 감염병이자 검역감염병인 질병은?

① 콜레라

② 장티푸스

③ 파라티푸스

④ 장출혈성대장균감염증

----

**9** 교차비(odds ratio)는 상호 대응하는 배타적 두 사건 간의 관계에 활용한다.

교차비를 구하는 공식은 $\dfrac{\text{노출 환자}}{\text{노출 비환자}} \div \dfrac{\text{비노출 환자}}{\text{비노출 비환자}}$ 이다.

**10** 심한 설사로 탈수 상태와 위경련 등 전신 증상을 보이고, 동남아시아에서 많이 발병하며, 전파되는 제1급 감염병이자 검역감염병인 질병은 콜레라이다.

※ 검역감염병 … 콜레라, 페스트, 황열, 중증 급성호흡기 증후군(SARS), 동물인플루엔자 인체감염증, 신종인플루엔자, 중동 호흡기 증후군(MERS), 에볼라바이러스병 등의 감염병으로서 외국에서 발생하여 국내로 들어올 우려가 있거나 우리나라에서 발생하여 외국으로 변질 우려가 있어 질병관리청장이 긴급 검역조치가 필요하다고 인정하여 고시하는 감염병이다〈검역법 제2조(정의) 제1호〉.

**11** 후천성면역결핍증 또는 그것과 관련된 요인에 대한 설명으로 옳은 것은?

① 한국에서는 동성 간 성접촉에 의한 감염자가 이성 간 성접촉에 의한 감염자보다 많다.

② 합병증보다는 감염 그 자체가 주 사망원인이다.

③ 차별을 막기 위해 익명 검사(anonymous testing)를 활용할 수 없다.

④ 항HIV제제 병합요법은 HIV의 전파력을 억제시킬 수 있다.

**12** 유행병 조사의 과정과 주의 사항에 대한 설명으로 옳은 것은?

① 유행병이 발생한 후 유행 여부의 판단과 크기를 측정하여야 한다. 이때 비슷한 질환군이면 동일질환 여부 확인은 중요하지 않다.

② 유행질환을 조사할 때는 먼저 원인 물질이 무엇인지에 대한 분석역학 조사를 시행한 후 차분하게 기술역학 조사를 시행한다.

③ 유행병의 지리적 특성을 파악하는 것은 유행의 원인을 추정하는 데 도움이 되므로 지도에 감염병 환자를 표시하는 점지도(spot map) 작성이 필요하다.

④ 역학조사의 시작은 이미 질병 유행이 모두 일어난 시점에 시작되기 때문에 시간적으로 전향적 조사라는 특성을 가진다.

---

**ANSWER** 11.④ 12.③

**11** ① 우리나라에서는 동성 간 성접촉보다 이성 간 성접촉에 의한 감염자가 많다.
② 감염 그 자체보다는 합병증이 주 사망원인이다.
③ 차별을 막기 위해 익명 검사를 활용할 수 있다.

**12** ① 비슷한 질환군도 동일질환 여부 확인을 해야 한다.
② 기술역학 조사는 추이를 보는 것으로 분석역학 조사와는 다른 분야이다.
④ 역학조사는 일반적으로 후향적 조사라는 특성을 가진다.

**13** 인체의 고온순환(acclimatization) 현상으로 옳지 않은 것은?

① 땀 분비 감소
② 맥박수의 감소
③ 땀의 염분농도 감소
④ 심박출량 증가

**14** 다음 온실가스 중 온난화지수가 가장 높은 것은?

① 이산화탄소($CO_2$)
② 메탄($CH_4$)
③ 아산화질소($N_2O$)
④ 육불화황($SF_6$)

**15** 다음 중 한국인 영양섭취기준에 대한 설명으로 옳지 않은 것은?

① 평균필요량은 건강한 사람들의 50%에 해당하는 사람들의 1일 필요량을 충족시키는 값이다.
② 권장섭취량은 대다수 사람의 필요 영양섭취량을 말하는 것으로 평균필요량에 2배의 표준편차를 더해서 계산된 수치이다.
③ 충분섭취량은 권장섭취량에 안전한 양을 더한 값이다.
④ 상한섭취량은 인체 건강에 독성이 나타나지 않는 최대 섭취량이다.

**16** 보건의료체계의 운영을 위한 것으로 기획, 행정, 규제, 법률 제정으로 분류할 수 있는 것은?

① 관리
② 경제적 지원
③ 의료서비스 제공
④ 자원의 조직화

---

**ANSWER** 13.① 14.④ 15.③ 16.①

**13** 땀 분비 양은 동일하지만 땀의 염분농도가 감소한다.

**14** 온난화지수(GWP) … 단위 질량당 온난화 효과를 지수화한 것으로 이산화탄소가 1이면 메탄은 21, 아산화질소는 310, 육불화황은 23,900이다.

**15** 충분섭취량은 필요량에 대한 정확한 값을 알 수 없을 때 역학조사를 통해 건강한 사람들의 먹는 양을 평균적으로 계산한 것이다.

**16** 보건의료전달체계 중 관리의 세부 내용에 기획, 행정, 규제, 법률 제정이 포함된다.

**17** 상관계수(r)에 관하여 옳지 않은 것은?

① 상관계수는 변수의 선형관계를 나타내는 지표이다.

② r = − 1인 때는 역상관이라 하고, 2개의 변수가 관계없음을 의미한다.

③ 상관계수의 범위는 − 1 ≤ r ≤ 1이다.

④ r = 1인 경우는 순상관 또는 완전상관이라 한다.

**18** 식품위해요소중점관리기준(HACCP)에 대한 설명으로 옳지 않은 것은?

① 식품 생산과 소비의 모든 단계의 위해요소를 규명하고 이를 중점관리하기 위한 예방적 차원의 식품위생 관리방식이다.

② 국내에 HACCP 의무적용대상 식품군은 없다.

③ HACCP시스템이 효율적으로 가동되기 위해서는 GMP와 SSOP가 선행되어야 한다.

④ 1960년대 미항공우주국(NASA)에서 안전한 우주식량을 만들기 위해 고안한 식품위생관리방법이다.

**ANSWER** 17.② 18.②

**17** r=−1인 때는 역상관이라 하고, 2개의 변수가 음의 상관관계에 있음을 의미한다.

**18** 식품안전관리인증기준 대상 식품〈식품위생법 시행규칙 제62조 제1항〉
ⓐ 수산가공식품류의 어육가공품류 중 어묵·어육소시지
ⓑ 기타수산물가공품 중 냉동 어류·연체류·조미가공품
ⓒ 냉동식품 중 피자류·만두류·면류
ⓓ 과자류, 빵류 또는 떡류 중 과자·캔디류·빵류·떡류
ⓔ 빙과류 중 빙과
ⓕ 음료류[다류(茶類) 및 커피류는 제외한다]
ⓖ 레토르트식품
ⓗ 절임류 또는 조림류의 김치류 중 김치(배추를 주원료로 하여 절임, 양념혼합과정 등을 거쳐 이를 발효시킨 것이거나 발효시키지 아니한 것 또는 이를 가공한 것에 한한다)
ⓘ 코코아가공품 또는 초콜릿류 중 초콜릿류
ⓙ 면류 중 유탕면 또는 곡분, 전분, 전분질원료 등을 주원료로 반죽하여 손이나 기계 따위로 면을 뽑아내거나 자른 국수로서 생면·숙면·건면
ⓚ 특수용도식품
ⓛ 즉석섭취·편의식품류 중 즉석섭취식품
ⓜ 즉석섭취·편의식품류의 즉석조리식품 중 순대
ⓝ 식품제조·가공업의 영업소 중 전년도 총 매출액이 100억 원 이상인 영업소에서 제조·가공하는 식품

**19** 다음 보기 중 합계출산율의 개념을 바르게 설명한 것은?

① 해당 지역인구 1,000명당 출생률

② 가임 여성인구(15-49세) 1,000명당 출생률

③ 여성 1명이 가임기간(15-49세) 동안 낳은 평균 여아 수

④ 여성 1명이 가임기간(15-49세) 동안 낳은 평균 자녀 수


**20** 국제 환경협약에 대한 내용 설명으로 옳은 것은?

① 바젤협약은 유해 폐기물의 수출입과 처리를 규제할 목적으로 맺은 협약

② 기후변화 방지협약은 오존층 파괴 물질인 염화불화탄소의 생산과 사용 규제 목적의 협약

③ 몬트리올 의정서는 지구 온난화를 일으키는 온실가스 배출량을 억제하기 위한 협약

④ 람사협약은 폐기물의 해양투기로 인한 해양오염 방지를 위한 국제협약

---

**ANSWER** 19.④  20.①

**19** 합계출산율은 출산력을 나타내는 국제적인 지표이다.
① 조출생률
② 일반 출산율
③ 총재생산율

**20** ② 기후변화 방지협약은 지구 온난화를 일으키는 온실가스 배출량을 억제하기 위한 협약이다.
③ 몬트리올 의정서는 오존층 파괴 물질인 염화불화탄소의 생산과 사용 규제 목적의 협약이다.
④ 람사협약은 습지대 보호와 관련된 협약이다.

**1** 보건복지부에서 발표한 제5차 국민건강증진종합계획(Health Plan 2030)의 사업분야 중 '정신건강 관리' 분야의 내용으로 옳지 않은 것은? [기출변형]

① 자살예방                    ② 조현병

③ 치매                        ④ 지역사회 정신건강


**2** 비례사망지수(proportional mortality indicator, PMI)에 대한 설명으로 옳지 않은 것은?

① 보건환경이 양호한 선진국에서는 비례사망지수가 높다.

② 연간 총 사망자 수에 대한 그 해 50세 이상의 사망자 수의 비율이다.

③ 국가간 보건수준을 비교하는 지표로 사용된다.

④ 비례사망지수가 높은 것은 평균수명이 낮은 것을 의미한다.


**3** 물 속의 유기물질 등이 산화제에 의해 화학적으로 분해될 때 소비되는 산소량으로, 폐수나 유독물질이 포함된 공장폐수의 오염도를 알기 위해 사용하는 것은?

① 용존산소량(DO)              ② 생물화학적 산소요구량(BOD)

③ 부유물질량(SS)              ④ 화학적 산소요구량(COD)

---

**ANSWER** 1.② 2.④ 3.④

**1** 국민건강증진종합계획(HP) 2030 정신건강 관리 분야에는 자살예방, 치매, 중독, 지역사회 정신건강이 있다.

**2** 비례사망지수(PMI)는 연간 총 사망자수에 대한 50세 이상의 사망자수를 퍼센트(%)로 표시한 지수로, 비례사망지수가 높은 것은 건강수준이 좋음을 의미한다.

**3** 화학적 산소요구량은 물속의 유기물질 등이 산화제에 의해 화학적으로 분해될 때 소비되는 산소량으로, 폐수나 유독물질이 포함된 공장폐수의 오염도를 알기 위해 사용한다.

**4** Leavell과 Clark 교수의 질병예방 활동에서 40세 이상 여성을 대상으로 유방암 검진을 위한 유방조영술(mammography)을 시행한 것은 몇 차 예방인가?

① 일차예방

② 이차예방

③ 삼차예방

④ 사차예방

**5** 다음 중 영아사망과 신생아사망 지표에 대한 설명으로 옳은 것은?

① 영아후기사망은 선천적인 문제로, 예방이 불가능하다.

② 영아사망률과 신생아사망률은 저개발국가일수록 차이가 적다.

③ $\alpha$-index가 1에 가까울수록 영유아 보건 수준이 낮음을 의미한다.

④ 영아사망은 보건관리를 통해 예방 가능하며 영아사망률은 각 국가 보건수준의 대표적 지표이다.

---

**ANSWER** 4.② 5.④

**4**  Leavell과 Clark 교수의 질병예방 활동

| 질병의 과정 | 무병기 | 전병기 | 증병기 | 진병기 | 정병기 |
|---|---|---|---|---|---|
| | I | II | III | IV | V |
| 예비적 조치 | 적극적 예방<br>환경위생<br>건강증진 | 소극적 예방<br>특수예방<br>예방접종 | 중증의 예방<br>조기진단, 치료<br>집단검진 | 집단과 치료 | 무능력의 예방<br>재활<br>사회생활 복귀 |
| 예방차원 | 1차적 예방 | | 2차적 예방 | | 3차적 예방 |

**5**  ① 영아후기사망은 환경적 문제의 비중이 더 크므로 어느 정도 예방 가능하다.

② 영아사망률과 신생아사망률은 저개발국가일수록 차이가 크다.

③ $\alpha$-index는 생후 1년 미만의 사망수(영아사망수)를 생후 28일 미만의 사망수(신생아사망수)로 나눈 값이다. 유아사망의 원인이 선천적 원인만이라면 값은 1에 가깝다.

**6** 인구집단을 대상으로 건강관련 문제를 연구하기 위한 단면 연구(cross-sectional study)에 대한 설명으로 옳은 것은?

① 병원 또는 임상시험 연구기관 등에서 새로운 치료제나 중재 방법의 효과를 검증하는 방법이다.

② 장기간 관찰로 추적이 불가능한 대상자가 많아지면 연구를 실패할 가능성이 있다.

③ 코호트연구(cohort study)에 비하여 시간과 경비가 절감되어 효율적이다.

④ 적합한 대조군의 선정이 어렵다.

**7** 보건교육 방법 중 참가자가 많을 때 여러 개 분단으로 나누어 토의한 후 다시 전체 회의를 통해 종합하는 방법으로 진행하는 것은?

① 집단토의(group discussion)

② 패널토의(panel discussion)

③ 버즈세션(buzz session)

④ 심포지엄(symposium)

---

**ANSWER** 6.③ 7.③

**6** 횡단적 단면연구(cross-sectional study)
  ㉠ 개념 : 여러 가지 생활의 단계나 상이한 환경에 있는 사람들에 관한 자료를 모으기 위하여 어느 시점에서 다양한 모집단을 검토하는 방법이다. 이러한 방법은 발전과정과 변화하는 환경의 영향을 관찰하기 위하여 시간이 흐름에 따라 집단을 조사하는 종단적 연구(longitudinal studies)와는 대조된다.
  ㉡ 장점 : 신속하며 변화하는 자원이나 연구 팀에 의존하지 않고 시간의 경과로부터 초래되는 외생적 변수를 감소시킨다.
  ㉢ 단점 : 불리한 점은 변동에 대해서는 어떠한 설명도 할 수 없다.

**7** 버즈세션 … 전체구성원을 4~6명의 소그룹으로 나누고 각각의 소그룹이 개별적으로 토의를 한 이후에 각 그룹의 결론을 패널 형식으로 토론하고 최후의 리더가 전체적인 결론을 내리는 토의법이다. 많은 사람이 시간이 별로 걸리지 않는 회의나 토론을 해야 할 때 주로 사용한다.

**8** 「학교보건법 시행령」상 보건교사의 직무내용으로 보기 어려운 것은?

① 학교보건계획의 수립

② 학교 환경위생의 유지·관리 및 개선에 관한 사항

③ 학교 및 교직원의 건강진단과 건강평가

④ 각종 질병의 예방처치 및 보건지도

**9** 강도율에 대한 설명 중 옳지 않은 것은?

① 산업재해의 경중을 알기 위해 사용

② 근로시간 1,000시간당 발생한 근로손실일수

③ 인적 요인보다는 환경적 요인으로 발생되는 재해를 측정

④ 근로손실일수를 계산할 때, 사망 및 영구 전노동불능은 7,500일로 계산

---

**ANSWER** 8.③ 9.③

**8** 보건교사의 직무〈학교보건법 시행령 제23조 제4항 제3호〉

㉠ 학교보건계획의 수립

㉡ 학교 환경위생의 유지·관리 및 개선에 관한 사항

㉢ 학생과 교직원에 대한 건강진단의 준비와 실시에 관한 협조

㉣ 각종 질병의 예방처치 및 보건지도

㉤ 학생과 교직원의 건강관찰과 학교의사의 건강상담, 건강평가 등의 실시에 관한 협조

㉥ 신체가 허약한 학생에 대한 보건지도

㉦ 보건지도를 위한 학생가정 방문

㉧ 교사의 보건교육 협조와 필요시의 보건교육

㉨ 보건실의 시설·설비 및 약품 등의 관리

㉩ 보건교육자료의 수집·관리

㉪ 학생건강기록부의 관리

㉫ 다음의 **의료행위**(간호사 면허를 가진 사람만 해당한다)

• 외상 등 흔히 볼 수 있는 환자의 치료

• 응급을 요하는 자에 대한 응급처치

• 부상과 질병의 악화를 방지하기 위한 처치

• 건강진단결과 발견된 질병자의 요양지도 및 관리

• 위의 의료행위에 따르는 의약품 투여

㉬ 그 밖에 학교의 보건관리

**9** 강도율 … 재해발생률을 표시하는 방법 중 하나로, 재해규모의 정도를 표시한다. 근로시간 1,000시간당 근로손실일수를 나타낸 것으로, '총근로손실일수÷총근로시간수×1000'의 식으로 산출한다. 소수점 이하 세 자리에서 반올림하여 구하는데, 수치가 낮으면 중상재해가 적고 높으면 중상재해가 많음을 뜻한다.

**10** 정수방법 중 여과법에 대한 설명으로 옳은 것은?

① 완속여과의 여과속도는 3m/day이고, 급속여과의 여과속도는 120m/day 정도이다.

② 급속여과의 생물막 제거법은 사면교체이고, 완속여과의 생물막 제거법은 역류세척이다.

③ 원수의 탁도·색도가 높을 때는 완속여과가 효과적이다.

④ 완속여과에 비해 급속여과의 경상비가 적게 든다.

**11** 당뇨환자를 발견하기 위한 집단검진으로 공복 시 혈당검사를 하려고 한다. 검사의 정확도(Validity)를 높이기 위하여 혈당측정 검사도구가 갖추어야 할 조건은?

① 높은 감수성(susceptibility)

② 높은 민감도(sensitivity)

③ 낮은 양성예측도(positive predictive value)

④ 낮은 특이도(specificity)

**ANSWER** 10.① 11.②

**10** ② 급속여과의 생물막 제거법은 역류세척이고, 완속여과의 생물막 제거법은 사면교체이다.
③ 원수의 탁도·색도가 높을 때는 급속여과가 효과적이다.
④ 급속여과는 건설비는 적게 들지만 경상비가 많이 들고, 완속여과는 건설비는 많이 들지만 경상비가 적게 든다.

**11** 민감도는 병이 있는 사람을 병이 있다고 판정할 수 있는 능력이다. 검사의 정확도를 높이기 위해서는 혈당측정 검사도구가 높은 민감도를 갖추어야 한다.

**12** 사회보험과 민간보험을 비교한 것이다. ㉠~㉣을 올바른 내용으로 나열한 것은?

| 구분 | 민간보험 | 사회보험 |
|---|---|---|
| 목적 | 개인적 필요에 따른 보장 | 기본적 수준 보장 |
| 가입방식 | ㉠ | ㉡ |
| 수급권 | ㉢ | ㉣ |
| 보험료 부담방식 | 주로 정액제 | 주로 정률제 |

|  | ㉠ | ㉡ | ㉢ | ㉣ |
|---|---|---|---|---|
| ① | 임의가입 | 강제가입 | 법적 수급권 | 계약적 수급권 |
| ② | 임의가입 | 강제가입 | 계약적 수급권 | 법적 수급권 |
| ③ | 강제가입 | 임의가입 | 계약적 수급권 | 법적 수급권 |
| ④ | 강제가입 | 임의가입 | 법적 수급권 | 계약적 수급권 |

**13** 국민의료비에 관한 설명 중 옳은 것은?

① 보건의료와 관련하여, 소비하고 투자한 총 지출을 의미한다.
② 국제비교를 위하여 직접 조사를 통해 얻어지는 수치이다.
③ 의료비 지출이 증가하면 후생수준도 반드시 높아진다.
④ 국민의료비를 산출할 때, 개인의료비는 제외된다.

**ANSWER** 12.② 13.①

**12** 민간보험과 사회보험

| 구분 | 민간보험 | 사회보험 |
|---|---|---|
| 목적 | 개인적 필요에 따른 보장 | 기본적 수준 보장 |
| 가입방식 | ㉠ 임의가입 | ㉡ 강제가입 |
| 수급권 | ㉢ 계약적 수급권 | ㉣ 법적 수급권 |
| 보험료 부담방식 | 주로 정액제 | 주로 정률제 |

**13** ② 국제비교에는 경상의료비를 사용한다.
③ 의료비 지출이 증가한다고 후생수준도 반드시 높아지는 것은 아니다.
④ 국민의료비는 개인의료비, 집합보건의료비, 자본형성으로 구성된다.
※ **국민의료비** … 한 나라 국민이 한 해 동안 보건의료를 위해 지출하는 화폐적 지출의 총합으로 의료서비스 및 재화, 공중보건 및 예방프로그램, 그리고 행정에 대한 공공재원 및 민간재원(가구포함) 지출을 포함한다.

**14** 「지역보건법」상 보건소의 기능 및 업무 중 지역주민의 건강증진과 질병예방·관리를 위한 지역보건의료 서비스 제공에 대한 내용으로 옳지 않은 것은?

① 감염병의 예방 및 관리      ② 모성과 영유아의 건강유지·증진

③ 건강보험에 관한 사항      ④ 정신건강증진 및 생명존중에 관한 사항

**15** 다음과 같은 인구구조를 가진 지역사회의 노년부양비는?

| 연령별 인구수 | |
|---|---|
| • 0~14세 : 300명 | • 15~44세 : 600명 |
| • 45~64세 : 400명 | • 65~74세 : 90명 |
| • 75세 이상 : 30명 | |

① 20.0%      ② 13.3%

③ 12.0%      ④ 9.23%

---

**ANSWER** 14.③ 15.③

**14** 보건소의 기능 및 업무〈지역보건법 제11조 제1항〉

㉠ 건강 친화적인 지역사회 여건의 조성

㉡ 지역보건의료정책의 기획, 조사·연구 및 평가

㉢ 보건의료인 및 「보건의료기본법」에 따른 보건의료기관 등에 대한 지도·관리·육성과 국민보건 향상을 위한 지도·관리

㉣ 보건의료 관련기관·단체, 학교, 직장 등과의 협력체계 구축

㉤ 지역주민의 건강증진 및 질병예방·관리를 위한 다음 각 목의 지역보건의료서비스의 제공

• 국민건강증진·구강건강·영양관리사업 및 보건교육

• 감염병의 예방 및 관리

• 모성과 영유아의 건강유지·증진

• 여성·노인·장애인 등 보건의료 취약계층의 건강유지·증진

• 정신건강증진 및 생명존중에 관한 사항

• 지역주민에 대한 진료, 건강검진 및 만성질환 등의 질병관리에 관한 사항

• 가정 및 사회복지시설 등을 방문하여 행하는 보건의료 및 건강관리사업

• 난임의 예방 및 관리

**15** 노년부양비는 생산가능인구 100명이 부담해야 하는 65세 이상 인구의 수를 의미한다.

노년부양비＝(고령인구/생산가능인구)×100으로 구한다.

따라서 $\frac{(90+30)}{(600+400)} \times 100 = \frac{120}{1000} \times 100 = 12\%$ 이다.

**16** 근로자에 대한 건강진단 결과의 건강관리구분 판정기준에 대한 설명으로 옳지 않은 것은?

① A : 정상자

② R : 질환의심자

③ D1 : 직업병 유소견자

④ C2 : 직업병 요관찰자

**17** 「학교보건법 시행규칙」상 교실 내 환경요건에 적합하지 않은 것은?

① 조도 – 책상면 기준으로 200Lux

② 1인당 환기량 – 시간당 25m$^3$

③ 습도 – 비교습도 50%

④ 온도 – 난방온도 섭씨 20도

**18** 다음 중 식중독을 일으키는 식품과 원인물질이 맞게 짝지어진 것은?

① 고사리 – 아미그달린

② 청매 – 솔라닌

③ 목화 – 프타퀼로시드

④ 독미나리 – 시쿠톡신

---

**ANSWER** 16.④  17.①  18.④

**16** C2는 일반질병 요관찰자이다.

**17** 교실의 조명도는 책상면을 기준으로 300Lux 이상이 되도록 해야 한다<학교보건법 시행규칙 별표2>.
② 환기용 창 등을 수시로 개방하거나 기계식 환기설비를 수시로 가동하여 1인당 환기량이 시간당 21.6세제곱미터 이상이 되도록 할 것
③ 비교습도는 30퍼센트 이상 80퍼센트 이하로 할 것
④ 실내온도는 섭씨 18도 이상 28도 이하로 하되, 난방온도는 섭씨 18도 이상 20도 이하, 냉방온도는 섭씨 26도 이상 28도 이하로 할 것

**18** ① 아미그달린은 살구씨와 복숭아씨 속에 들어 있는 성분이다.
② 솔라닌은 감자에 함유된 독성물질이다.
③ 프타퀼로사이드는 고사리에 들어 있는 성분이다.

**19** 다음 중 감마 글로불린($\gamma$-globulin) 또는 항독소(antitoxin) 등의 인공제제를 주입하여 생긴 면역은?

① 인공피동면역(artificial passive immunity)

② 인공능동면역(artificial active immunity)

③ 자연피동면역(natural passive immunity)

④ 자연능동면역(natural active immunity)

**20** 보건소의 지리적 접근도가 낮아 주민들의 보건소 이용률이 감소하였다. 중앙정부의 재정적 지원으로 보건 지소를 설치하여 취약지역 주민에 대한 보건서비스를 강화하였다면 이는 SWOT분석에서 무슨 전략인가?

① SO전략(strength-opportunity strategy)

② WO전략(weakness-opportunity strategy)

③ ST전략(strength-threat strategy)

④ WT전략(weakness-threat strategy)

**ANSWER** 19.① 20.②

**19** 면역의 종류
 ㉠ 선천적 면역 : 선천적으로 체내에 그 병에 대한 저항성을 가지고 있는 상태이다.
 ㉡ 인공능동면역 : 예방접종을 통해 항체를 형성하는 것(백신, 톡소이드)이다.
 ㉢ 인공수동(피동)면역 : 이물질에 노출 없이 감마글로불린 주사로 항체를 공급받는 것이다.
 ㉣ 자연능동면역 : 질병을 앓고 난 후 면역을 획득하는 것이다.
 ㉤ 자연수동(피동)면역 : 태아가 태반을 통해 모체로부터 항체를 획득하는 것

**20** 지리적 약점을 보완하여 보건서비스를 강화하였으므로 WO전략에 해당한다.
 ※ SWOT 분석 … 내부 환경과 외부 환경을 분석하여 강점(strength), 약점(weakness), 기회(opportunity), 위협(threat) 요인을 규정하고 이를 토대로 경영 전략을 수립하는 기법
  ㉠ SO전략(강점-기회 전략) : 강점을 살려 기회를 포착하는 것이다.
  ㉡ ST전략(강점-위협 전략) : 강점을 살려 위협을 회피하는 것이다.
  ㉢ WO전략(약점-기회 전략) : 약점을 보완하여 기회를 포착하는 것이다.
  ㉣ WT전략(약점-위협 전략) : 약점을 보완하여 위협을 회피하는 것이다.

**1** 우리나라의 공중보건 및 의료제도를 규정하는 다양한 법 가운데 가장 최근에 제정된 법은?

① 보건소법
② 공공보건의료에 관한 법률
③ 농어촌 등 보건의료를 위한 특별조치법
④ 국민건강증진법

**2** 다음 코호트 연구(Cohort study)에서 상대위험도(relative risk)는?

(단위 : 명)

| 고혈압 | 질병 | | 계 |
| --- | --- | --- | --- |
| | 뇌졸중 걸림 | 뇌졸중 안 걸림 | |
| 고혈압 상태 계속 | 80 | 4,920 | 5,000 |
| 정상혈압 | 20 | 4,980 | 5,000 |
| 계 | 100 | 9,900 | 10,000 |

① 0.25
② 0.99
③ 4
④ 1

.....................................................................................................

**ANSWER** 1.② 2.③

**1** 보건소법(1956년) → 농어촌 등 보건의료를 위한 특별조치법(1980년) → 국민건강증진법(1995년) → 공공보건의료에 관한 법률(2000년)

**2**
$$상대위험도 = \frac{질병요인\ 있는\ 집단에서의\ 질병\ 발생률}{질병요인\ 없는\ 집단에서의\ 질병\ 발생률} = \frac{\dfrac{80}{5,000}}{\dfrac{20}{5,000}} = 4$$

**3** 질병 발생이 어떤 요인과 연관되어 있는지 그 인과관계를 추론하는 것은 매우 중요하다. 다음 〈보기〉에서 의미하는 인과관계는?

---
〈보기〉
---

서로 다른 지역에서 다른 연구자가 동일한 가설에 대하여 서로 다른 방법으로 연구하였음에도 같은 결론에 이르렀다.

① 연관성의 강도
② 생물학적 설명 가능성
③ 실험적 입증
④ 연관성의 일관성

............................................................

**ANSWER** 3.④

**3** 연관성의 강도와 일관성
 ㉠ 강도 : 연관성의 강도는 연관성의 크기로, 두 변수 간에 연관성이 크다는 것은 인과관계를 주장하는데 충분한 조건이 될 수는 없지만 그 정도가 커지면 인과관계의 가능성이 높아진다.
 ㉡ 일관성 : 연관성의 일관성은 서로 다른 상황에서 이루어진 여러 연구에서 두 변수 간 연관관계에서 일관성이 있다면 그 관계가 인과적인 관계일 가능성이 높아진다.
 ※ 연관성이 인과적인지를 판단하는 기준
   ㉠ 시간적 선후관계
   ㉡ 연관성의 강도
   ㉢ 용량–반응 관계
   ㉣ 결과의 반복성
   ㉤ 생물학적 개연성
   ㉥ 다른 가능한 해석에 대한 고려
   ㉦ 실험적 입증
   ㉧ 기존 지식과의 일치
   ㉨ 연관성의 특이성
   ㉩ 연관성의 일관성

**4** 산업재해의 정도를 분석하는 여러 지표 중 '연근로시간 100만 시간당 몇 건의 재해가 발생하였는가'를 나타내는 지표는?

① 강도율                      ② 도수율

③ 평균손실일수             ④ 건수율

**5** 다음 〈보기〉에서 설명하는 수인성 감염질환으로 가장 옳은 것은?

---
〈보기〉

- 적은 수의 세균으로 감염이 가능하여 음식 내 증식 과정 없이 집단 발병이 가능하다.
- 최근 HACCP(위해요소 중점 관리기준) 도입 등 급식위생 개선으로 감소하고 있다.
---

① 콜레라                      ② 장티푸스

③ 세균성이질              ④ 장출혈성대장균감염증

**ANSWER** 4.② 5.③

**4**

② 도수율 $= \dfrac{\text{재해건수}}{\text{총근로시간수}} \times 1{,}000{,}000$

① 강도율 $= \dfrac{\text{총근로손실일수}}{\text{총근로시간수}} \times 1{,}000$

③ 평균손실일수 $= \dfrac{\text{손실작업일수}}{\text{재해건수}}$

④ 건수율 $= \dfrac{\text{재해건수}}{\text{평균작업자수}} \times 1{,}000$

**5** 세균성이질 … 시겔라(Shigella) 균에 의한 장관계 급성감염성 질환으로 제2급감염병이다. 환자 또는 보균자가 배출한 대변을 통해 구강으로 감염되며, 매우 적은 양(10~100개)의 세균으로도 감염을 일으킨다.

**6** 식품의 변질 방지를 위하여 사용하는 저장법 중 가열법과 가장 거리가 먼 것은?

① 저온 살균법
② 고온 단시간 살균법
③ 초 고온법
④ 훈연법

**7** 다음은 감염병의 중증도에 따른 분류이다. 이때, 수식 '[(B+C+D+E)/(A+B+C+D+E)]×100'에 의해 산출되는 지표는?

| | | | | 총 감수성자(N) |
|---|---|---|---|---|
| 감염(A+B+C+D+E) | | | | |
| 불현성감염(A) | 현성감염(B+C+D+E) | | | |
| | 경미한 증상(B) | 중증도 증상(C) | 심각한 증상(D) | 사망(E) |

① 감염력(infectivity)
② 이차발병률(secondary attack rate)
③ 병원력(pathogenicity)
④ 치명률(case fatality rate)

---

**ANSWER** 6.④ 7.③

**6** ④ 훈연법 : 식품에 훈연을 하여 특유의 풍미와 보존성을 주는 가공법이다.
　① 저온 살균법 : 60℃의 가열온도에서 30분간 열처리하는 재래적인 저온 장시간 살균법이다.
　② 고온 단시간 살균법(순간 고온 살균법) : 72~75℃에서 15~20초 가열처리하여 병원성균을 사멸시키는 방법이다.
　③ 초 고온 살균법 : 130~135℃에서 수 초 동안 가열하여 미생물을 사멸시키는 방법이다.

**7** 병원력(pathogenicity) ⋯ 숙주에게 감염되어 알아볼 수 있는 질병을 일으키는 능력으로 병원체의 증식속도, 증식하면서 나타난 숙주세포의 영향, 독소생성의 정도 등이다. 전체 감염자 중 현성감염자의 비율로 구한다.

**8** 다음 중 생명표(life table)에 대한 설명으로 가장 옳지 않은 것은?

① 생명표란 미래 사회변화를 예측하여 태어날 출생 집단의 규모를 예측하고, 몇 세까지 생존하는지를 정리한 표이다.

② 생명표는 보험료율, 인명피해 보상비 산정과 장래 인구 추계에도 활용된다.

③ 생명표는 보건 · 의료정책 수립 및 국가 간 경제, 사회, 보건 수준에 대한 비교자료로도 활용될 수 있다.

④ 생명표는 추계인구, 주민등록연앙인구, 사망신고자료 등을 토대로 산정하게 된다.

**9** 만성질환은 발생률 감소, 유병률 감소, 장애 감소 등 모든 단계에 걸치는 포괄적인 예방이 중요하다. 다음 영양과 관련된 만성질환의 예방 사례 중 '이차예방'에 해당하는 것은?

① 심혈관질환 가족력이 있는 사람들의 콜레스테롤 선별검사

② 신장병 환자의 합병증 예방을 위한 영양 의학적 치료

③ 지역 성인교육센터의 영양 강좌

④ 직장 점심식사에서 저지방식 제공

**ANSWER** 8.① 9.①

**8** 생명표(life table)는 현재와 같은 사망 수준이 계속된다는 가정에서 특정 연령대의 사람이 몇 년을 더 살 수 있는지 보여주는 것이다.

**9** ② 3차 예방 ③④ 1차 예방

※ 예방활동
  ㉠ 1차 예방 : 숙주의 감수성을 변화시키거나 감수성이 있는 사람들이 위험인자에 폭로되는 기회를 경감시킴으로써 질병의 발생을 미연에 방지하는 것을 목적으로 한다. 건강증진과 특이적 예방이 있다.
  ㉡ 2차 예방 : 환자의 조기발견과 조기치료를 그 내용으로 한다. 많은 만성질환에 있어서 이환을 완전하게 저지하기 어렵기 때문에 2차 예방에 중점을 두게 된다.
  ㉢ 3차 예방 : 발증한 질환의 악화를 방지하고 기능장해가 남지 않도록 임상적 대책을 마련하는 능력저하 방지와 사회복귀를 하기 위한 재활의 단계가 있다.

**10** 오존층의 파괴로 가장 많이 증가하는 것으로 알려져 있는 질병은?

① 알레르기천식                    ② 폐암
③ 백혈병                          ④ 피부암


**11** 다음 〈보기〉에서 설명하는 먹는 물 수질 검사항목으로 가장 옳은 것은?

---
〈보기〉
---

값이 높을 경우 유기성 물질이 오염된 후 시간이 얼마 경과하지 않은 것을 의미하며, 분변의 오염을 의심할 수 있는 지표이다.

① 수소이온                       ② 염소이온
③ 질산성 질소                    ④ 암모니아성 질소


**12** 다음 중 보통 광물질의 용융이나 산화 등의 화학반응에서 증발한 가스가 대기 중에서 응축하여 생기는 0.001~1㎛의 고체입자는?

① 분진(dust)                     ② 훈연(fume)
③ 매연(smoke)                    ④ 액적(mist)

----

**ANSWER** 10.④  11.④  12.②

**10** 오존층이 파괴되면서 자외선이 그대로 지표에 도달하여 사람들에게 피부암, 백내장, 면역 결핍증 등을 유발시킨다.

**11** 암모니아성 질소는 주로 동물의 배설물이 원인이며, 그 자체는 위생상 무해이지만 병원성 미생물을 많이 수반할 염려가 있기 때문에 음료수의 수질 기준(0.5mg/L를 넘지 않아야 함)에 포함되고 있다.

**12** 대기오염물질
　㉠ 입자상물질 : 입자크기가 1㎛에서 100㎛ 정도의 먼지(dust), 0.03㎛에서 0.3㎛의 납산화물입자인 훈연(fume)과 0.5㎛에서 3 ㎛의 액체입자인 미스트(mist), 크기가 0.01㎛의 매연(smoke)과 1㎛의 검댕(soot) 등이 있다.
　㉡ 가스상물질 : 가스상물질은 연소, 분해, 화학반응 등에서 발생되는 일산화탄소($CO$), 아황산가스($SO_2$), 질소산화물($NOx$), 암모니아($NH_3$), 염화수소($HCl$), 염소($Cl_2$), 포름알데하이드($HCHO$), 플루오르($F_2$), 다이옥신(dioxin), 휘발성 유기화학물질($VOCs$) 등이 있다.

**13** 다음 감염병 중 모기를 매개체로 한 감염병으로 옳지 않은 것은?

① 뎅기열
② 황열
③ 웨스트나일열
④ 발진열

**14** 우리나라는 아직도 연간 결핵감염률이 높은 후진국형 모습에서 벗어나지 못하고 있다. 폐결핵의 특성에 대한 설명으로 가장 옳지 않은 것은?

① 결핵균은 환자가 기침할 때 호흡기 비말과 함께 나오며, 비말의 수분 성분이 마르면 공기매개전파의 가능성은 거의 없다.
② 환자관리를 위해서 객담도말양성은 결핵전파의 중요한 지표이지만, 민감도가 50% 미만으로 낮은 단점이 있다.
③ 대부분의 2차 전파는 치료 전에 이루어지며, 일단 약물 치료를 시작하면 급격히 감염력이 떨어진다.
④ 결핵균에 감염이 되면 약 10%는 발병하고 90%는 잠재감염으로 남게 되며, 폐결핵이 발병해도 초기에는 비특이적 증상으로 조기발견이 어렵다.

**15** 서울특별시는 '대사증후군 오락(5樂) 프로젝트'를 통해 건강생활 실천과 질병을 예방하고자 하는 사업을 추진 중이다. 다음 중 대사증후군의 진단기준으로 옳지 않은 것은?

① 허리둘레
② 지방간
③ 고혈당
④ 중성지방

---

**ANSWER** 13.④ 14.① 15.②

**13** 발진열 … 동양쥐벼룩을 통해 전염되며 리케치아균이 섞인 벼룩의 분변이 벼룩이 물어서 생긴 병변을 오염시켜 감염되는 리케치아 감염병의 일종이다.

**14** 결핵 … 결핵균을 보유한 환자가 기침을 할 때 공기 중으로 균이 포함된 비말핵(기침이나 재채기를 할 때 나온 작은 분비물에서 수분이 증발한 상태)을 배출하고, 주위 사람들이 이 공기로 숨을 쉴 때 그 비말핵이 폐로 들어가면서 결핵균이 감염된다.

**15** 대사증후군 … 허리둘레, 혈압, 공복혈당, 중성지방, 고밀도지단백콜레스테롤(HDL)의 수치가 진단기준이 된다. 서울특별시 대사증후군 오락프로젝트에서는 허리둘레, 혈압, 공복혈당, 중성지방, 고밀도지단백콜레스테롤(HDL)의 5가지 수치를 토대로 건강체크를 한다.

**16** 다음 전리방사선 중 인체의 투과력이 가장 약한 것은?

① 알파선
② 베타선
③ 감마선
④ 엑스선


**17** 다음 〈보기〉에서 설명하고 있는 기관은?

─────── 〈보기〉 ───────

- 도시 취약지역 주민의 보건의료서비스 필요를 충족시키기 위함
- 「지역보건법 시행령」 제11조에 따라 지방자치단체의 조례로 읍·면·동마다 1개씩 설치 가능(보건소가 설치된 읍·면·동은 제외)
- 진료수행은 불가하며, 질병예방 및 건강증진을 위해 지역에 특화된 통합건강증진사업으로 추진
- 기획단계부터 건강문제를 해결하는 주체로서 지역주민의 참여를 통해 운영

① 보건지소
② 보건진료소
③ 보건의료원
④ 건강생활지원센터

................................................................................................................

**ANSWER** 16.① 17.④

**16** 알파선은 주로 자연에 존재하는 방사선 물질로부터 방출되는데, 투과력이 아주 약해 간단히 차단할 수 있다.

**17** 지방자치단체는 보건소의 업무 중에서 특별히 지역주민의 만성질환 예방 및 건강한 생활습관 형성을 지원하는 건강생활지원센터를 대통령령으로 정하는 기준에 따라 해당 지방자치단체의 조례로 설치할 수 있다〈지역보건법 제14조(건강생활지원센터의 설치)〉.
※ 법 제14조에 따른 건강생활지원센터는 읍·면·동(보건소가 설치된 읍·면·동은 제외한다)마다 1개씩 설치할 수 있다〈지역보건법 시행령 제11조(건강생활지원센터의 설치)〉.

**18** 다음 중 신생아가 모유 수유를 통해서 얻을 수 있는 면역의 형태로 옳은 것은?

① 자연능동면역　　　　　　　　　　② 인공능동면역

③ 자연수동면역　　　　　　　　　　④ 인공수동면역


**19** 지역보건사업의 기획 단계에 있어 '문제의 크기', '문제의 심각도', '사업의 해결 가능성', '주민의 관심'과 같은 점을 고려하는 단계는?

① 지역사회 현황분석　　　　　　　　② 우선순위의 결정

③ 목적과 목표 설정　　　　　　　　④ 사업의 평가


**20** 보건지표(health indicator)에 대한 설명으로 옳지 않은 것은?

① 일반 출산율은 가임여성인구 1,000명당 출산율을 의미한다.

② 주산기 사망률은 생후 4개월까지의 신생아 사망률을 의미한다.

③ 영아 사망률은 한 국가의 보건 수준을 나타내는 가장 대표적인 지표이다.

④ $\alpha$-index는 1에 가까워질수록 해당 국가의 보건 수준이 높다고 할 수 있다.

---

**ANSWER** 18.③  19.②  20.②

**18** 면역 구분

| 구분 | | | 내용 |
|---|---|---|---|
| 선천적 면역 | | | 종속 면역, 인종 면역, 개인 특이성 |
| 후천적 면역 | 능동면역 | 자연동 | 질병 감염 후 얻은 면역(병후면역 : 홍역, 천연두 등) |
| | | 인공능동 | 예방접종으로 얻어지는 면역(결핵, B형 간염 등) |
| | 수동면역 | 자연수동 | 모체로부터 태반이나 유즙을 통해 얻은 면역 |
| | | 인공수동 | 동물 면역 혈청 및 성인 혈청 등 인공제제를 접종하여 얻은 면역 |

**19** Bryant의 우선순위 결정기준 … '문제의 크기, 문제의 심각도, 사업의 기술적 해결 가능성, 주민의 관심도'이다.

**20** 주산기 사망률은 임신 제28주 이후의 후기 사산수와 생후 1주 미만의 조기신생아 사망을 각각 출생천대의 비율로 표시한 것의 합이다.

**1** 지방보건 행정조직 중에서 보건소의 기능과 역할에 대한 설명으로 가장 옳은 것은?

① 보건의료기관 등에 대한 지도와 관리

② 지역보건의료에 대한 재정적 지원

③ 보건의료인력 양성 및 확보

④ 지역보건의료 업무 추진을 위한 기술적 지원

**2** 영양상태의 평가방법 중 간접적 방법에 해당하는 것은?

① 임상적 검사　　　　　　　　　② 식품섭취조사

③ 신체계측조사　　　　　　　　　④ 생화학적 검사

---

**ANSWER** 1.① 2.②

**1** 보건소의 기능 및 업무〈지역보건법 제11조 제1항〉
　㉠ 건강 친화적인 지역사회 여건의 조성
　㉡ 지역보건의료정책의 기획, 조사·연구 및 평가
　㉢ 보건의료인 및 「보건의료기본법」에 따른 보건의료기관 등에 대한 지도·관리·육성과 국민보건 향상을 위한 지도·관리
　㉣ 보건의료 관련기관·단체, 학교, 직장 등과의 협력체계 구축
　㉤ 지역주민의 건강증진 및 질병예방·관리를 위한 다음 각 목의 지역보건의료서비스의 제공
　　• 국민건강증진·구강건강·영양관리사업 및 보건교육
　　• 감염병의 예방 및 관리
　　• 모성과 영유아의 건강유지·증진
　　• 여성·노인·장애인 등 보건의료 취약계층의 건강유지·증진
　　• 정신건강증진 및 생명존중에 관한 사항
　　• 지역주민에 대한 진료, 건강검진 및 만성질환 등의 질병관리에 관한 사항
　　• 가정 및 사회복지시설 등을 방문하여 행하는 보건의료 및 건강관리사업
　　• 난임의 예방 및 관리

**2** ①③④ 직접적 방법

**3  특수건강진단을 받아야 하는 근로자는?**

① 1달에 7~8일간 야간작업에 종사할 예정인 간호사

② 장시간 컴퓨터작업을 하는 기획실 과장

③ 하루에 6시간 이상 감정노동에 종사하는 텔레마케터

④ 당뇨 진단으로 인해 작업전환이 필요한 제지공장 사무직 근로자


**4  다음의 정신장애에 대한 설명에 해당하는 것은?**

> • 현실에 대한 왜곡된 지각
> • 망상, 환각, 비조직적 언어와 행동
> • 20~40세 인구에서 호발하며, 만성적으로 진행
> • 부모 중 한명이 이환된 경우 자녀의 9~10%에서 발병

① 조울병(manic depressive psychosis)

② 신경증(neurosis)

③ 인격장애(personality disorder)

④ 정신분열증(schizophrenia)

......................................................................................................................................

**ANSWER** 3.①  4.④

**3**  특수건강진단 등<산업안전보건법 제130조 제1항>
　㉠ 고용노동부령으로 정하는 유해인자에 노출되는 업무에 종사하는 근로자
　㉡ 건강진단 실시 결과 직업병 소견이 있는 근로자로 판정받아 직업 전환을 하거나 직업 장소를 변경하여 해당 판정의 원인이 된 특수건강진단대상업무에 종사하지 아니하는 사람으로서 해당 유해인자에 대한 건강진단이 필요하다는 「의료법」 제2조에 따른 의사의 소견이 있는 근로자
　※ 고용노동부령으로 정하는 유해인자 … 「산업안전보건법 시행규칙」 별표22에 따른 화학적 인자, 분진, 물리적 인자, 야간작업

**4**  ④ 정신분열증 : 망상, 환청, 와해된 언어, 정서적 둔감 등의 증상과 더불어 사회적 기능에 장애를 일으킬 수도 있는 정신질환으로 조현병이라고도 한다.
　① 조울병 : 기분 장애의 대표적인 질환 중 하나로 기분이 들뜨는 조증이 나타나기도 하고, 기분이 가라앉는 우울증이 나타나기도 한다는 의미에서 '양극성 장애'라고도 한다.
　② 신경증 : 내적인 심리적 갈등이 있거나 외부에서 오는 스트레스를 다루는 과정에서 무리가 생겨 심리적 긴장이나 증상이 일어나는 인격 변화를 말한다.
　③ 인격장애 : 인격이란 일상생활 가운데 드러나는 개인의 정서적이고 행동적인 특징의 집합체인데, 인격의 양상이 고정되어 환경에 적응하지 못하고 사회적이나 직업적 기능에서 심각한 장애를 가져오거나 본인 스스로 괴롭게 느낀다면 인격장애로 판단하게 된다.

**5** 다음 중 온열조건의 종합작용에 대한 설명으로 옳지 않은 것은?

① 감각온도는 기온, 기습, 기류 등 3인자가 종합하여 인체에 주는 온감을 말하며, 체감온도, 유효온도, 실효온도라고도 한다.

② 불쾌지수는 기후상태로 인간이 느끼는 불쾌감을 표시한 것인데, 이 지수는 기온과 습도의 조합으로 구성되어 있어 온습도지수라고 한다.

③ 카타(Kata) 온도계는 일반 풍속계로는 측정이 곤란한 불감기류와 같은 미풍을 카타 냉각력을 이용하여 측정하도록 고안된 것이다.

④ 습구흑구온도지수(WBGT)는 고온의 영향을 받는 실내 환경을 평가하는 데 사용하도록 고안된 것으로 감각온도 대신 사용한다.

**6** 다음 중 현재 런던형 스모그와 로스앤젤레스형 스모그의 기온역전의 종류를 바르게 연결한 것은?

① 런던형 – 방사성(복사성) 역전, 로스앤젤레스형 – 전성성 역전

② 런던형 – 방사성(복사성) 역전, 로스앤젤레스형 – 침강성 역전

③ 런던형 – 침강성 역전, 로스앤젤레스형 – 방사성(복사성) 역전

④ 런던형 – 침강성 역전, 로스앤젤레스형 – 이류성 역전

---

**ANSWER** 5.④ 6.②

**5** 습구흑구온도지수(WBGT : Wet Bulb Globe Thermometer Index) ⋯ 1950년대 중반 미군에 의해 열대지방의 고온장애를 예방하기 위하여 태양복사열이 있는 옥외환경 측정에 적합하도록 특수목적용으로 고안되었다. 현재 우리나라 군에서 하계 교육훈련 시 흑구온도계로부터 산출한 온도지수를 고려하여 훈련시간을 조정하는 자료로 사용되고 있다.

**6** 스모그
  ㉠ 런던형 스모그 : 공장이나 가정의 난방 시설에서 나오는 오염 물질로 만들어지는 검은색 스모그로 겨울철에 나타난다. → 방사성 역전, 이른 아침에 발생, 아황산 가스
  ㉡ 로스앤젤레스형 스모그 : 동차 배기가스에서 나오는 이산화질소와 탄화수소가 자외선과 반응해 유독한 화합물인 오존을 만드는데, 이 오존이 로스앤젤레스형 스모그를 일으킨다. → 침강성 역전, 낮에 발생, 광화학 반응

**7** 다음의 보건통계 자료마련을 위한 추출방법에 해당하는 것은?

> 모집단이 가진 특성을 파악하여 성별, 연령, 지역, 사회적, 경제적 특성을 고려하여 계층을 나눠서 각 부분집단에서 표본을 무작위로 추출하는 방법

① 층화표본추출법
② 계통적 표본추출법
③ 단순무작위 추출법
④ 집락표본추출법


**8** 다음은 공중보건학의 발전과정 중 어디에 해당하는가?

> • 라마지니(Ramazzini)의 직업병에 대한 저서가 출간되어 산업보건의 기초를 마련
> • 제너(Jenner)의 우두접종법 개발

① 확립기                          ② 여명기
③ 중세기                          ④ 발전기

---

**ANSWER** 7.① 8.②

**7** ① 층화표본추출법 : 모집단을 동질적인 속성을 가지는 층으로 구분하여 무작위로 추출하는 방법이다.
② 계통적 표본추출법 : 출구조사에서 주로 사용되는 방법이다. 일련번호를 부여하여 추출한 표본을 기준으로 무작위로 표본을 추출하는 방법이다.
③ 단순무작위 추출법 : 모집단의 모든 개체를 무작위로 직접 추출하는 것이다.
④ 집락표본추출법 : '집락' 내에서 무작위로 추출된 구성원의 무작위로 표본을 추출하는 방법이다.

**8** 제너의 「우두접종법 개발(1798)」과 라마지니의 「직업인의 질병(1700)」 발간은 공중보건의 사상이 싹튼 시기인 여명기의 일이다. 1848년에 세계 최초의 공중보건법이 제정되었다.
　※ 공중보건학의 발전과정
　　㉠ 고대기(기원전~서기 500년)
　　㉡ 중세기(500~1500년)
　　㉢ 여명기(1500~1850년)
　　㉣ 확립기(1850~1900년)
　　㉤ 발전기(1900년 이후)

**9** 다음 중 기생충의 분류와 이에 해당하는 기생충들의 연결이 바르지 않은 것은?

① 흡충류 - 요코가와 흡충, 만손주혈충

② 선충류 - 고래회충, 트리코모나스

③ 조충류 - 광절열두조충, 왜소조충

④ 원충류 - 말라리아 원충, 리슈마니아

**10** 건강증진에 대한 정의로 옳은 것은?

① 협의의 건강증진은 적당한 운동, 영양, 휴식과 스트레스 관리를 통한 저항력을 길러주는 것이다.

② 오타와(Ottawa) 헌장의 건강증진은 건강교육, 건강보호, 질병예방 등을 통한 좋은 습관을 유지하는 것이다.

③ 광의의 건강증진은 비병원성기에 1차적 예방수단을 강구하는 것이다.

④ 다우니(Downie) 등에 의하면 건강증진은 사람들이 자기건강에 대한 관리를 증가시켜 건강을 개선할 수 있도록 하는 과정이다.

---

**ANSWER** 9.② 10.①

**9** 트리코모나스는 편모충류에 해당한다.

**10** ② 오타와 헌장은 건강증진을 사람들이 건강에 대한 스스로의 관리능력을 높이고 자신의 건강을 향상시킬 수 있도록 하는 과정이라고 정의하고 있다.

③ 일차적 예방에 국한된 건강증진의 개념은 협의의 건강증진이다. 광의의 건강증진은 예방학적, 환경보호적, 행동과학 및 보건교육적 수단을 강구하는 것이다.

④ 다우니 등은 건강증진 모형을 통하여 예방사업, 예방적 보건교육, 예방적 건강 보호, 예방적 건강 보호를 위한 보건교육, 적극적 보건교육, 적극적 건강 보호, 적극적 건강 보호를 목적으로 하는 보건교육의 건강증진의 일곱 가지 영역을 제시했다.

**11** 리벨과 크락(Leavell & Clark, 1965)이 제시한 질병의 자연사 5단계 중에서 '병원체에 대한 숙주의 반응이 시작되는 조기 병적 변화기'에 해당하는 단계에서 건강행동으로 가장 적절한 것은?

① 예방접종
② 환경위생 개선
③ 치료 및 재활
④ 조기진단

**11** 질병의 자연사 … 질병이라는 현상을 하나의 시간적 흐름속에서 파악하려는 개념으로 리벨과 크락은 예방대책과의 연관으로 이 개념을 사용하고 임상의학과 공중위생의 공통의 틀을 만들어 냈다.

㉠ 1단계 : 병인, 숙주 및 환경이 상호작용함으로써 저항력이나 환경요인이 숙주에게 유리하게 작용하여 병인의 자극을 극복할 수 있는 상태로서 건강이 유지되는 기간이다.

㉡ 2단계 : 병인의 자극이 시작되기 시작되는 질병 전기이다. 질병저항력이 요구되는 시기이다.

㉢ 3단계 : 숙주의 반응이 시작되는 초기의 병적 변화기(잠복기, 자각증상 없는 초기단계)이다.

㉣ 4단계 : 임상적 증상이 나타나는 시기로 적절한 치료가 필요한 시기이다.

㉤ 5단계 : 재활의 단계로서 회복기에 있는 환자이다.

※ 단계별 예방

| 구분 | 1단계 | 2단계 | 3단계 | 4단계 | 5단계 |
|---|---|---|---|---|---|
| 질병의 발생 | 병인/숙주/환경의 균형 | 병인 자극 형성 | 자극에 숙주 반응 | 질병 | 회복, 장애, 사망 |
| 예비 조치 | 건강 증진 | 특수 예방 | 조기발견, 조기치료 | 치료 | 재활 |
| 예방 수준 | 적극적 | 소극적 | 중증화 예방 | 진단, 치료 | 악화 예방 |
| 예방 | 1차 예방 | | 2차 예방 | | 3차 예방 |

**12** 다음은 어떤 식중독에 대한 설명인가?

- 통조림, 소시지 등이 혐기성 상태에서 A, B, C, D, E형이 분비하는 신경독소
- 잠복기 12~36시간이나 2~4시간 이내 신경증상이 나타날 수 있음
- 증상으로 약시, 복시, 연하곤란, 변비, 설사, 호흡곤란
- 감염원은 토양, 동물의 변, 연안의 어패류 등

① 살모넬라 식중독

② 포도알균(포도상구균) 식중독

③ 보툴리누스 식중독

④ 독버섯 중독


**13** 다음 중 건강보험제도의 특성에 대한 설명으로 옳지 않은 것은?

① 일정한 법적 요건이 충족되면 본인 의사에 관계없이 강제 적용된다.

② 소득수준 등 보험료 부담능력에 따라 차등적으로 부담한다.

③ 부과수준에 따라 관계법령에 의해 차등적으로 보험급여를 받는다.

④ 피보험자에게는 보험료 납부의무가 주어지며, 보험자에게는 보험료 징수의 강제성이 부여된다.

--------------------------------------------------------------------------------

**ANSWER** 12.③  13.③

**12** 제시된 내용은 보툴리누스 식중독에 대한 설명이다. 보툴리누스 식중독은 독소형 식중독의 하나로 Clostridium botulinum균이 증식하면서 생산한 단백질계의 독소물질을 섭취하여 일어나는 식중독이다.
　① **살모넬라 식중독** : 쥐티프스균(Salmonella typhimurium), 장염균(S. enteritidis) 등의 살모넬라 속에 의한 감염형 식중독으로 급성위장염의 증상을 보인다.
　② **포도알균 식중독** : Staphylococcus aureus가 식품 속에서 증식하여 산생하는 enterotoxin을 사람이 섭취함으로써 발생하는 전형적인 독소형 식중독으로 발증까지의 잠복시간은 2~6시간으로 짧고 복통, 구역질, 구토, 설사 등을 주증상으로 한다.
　④ **독버섯 중독** : 독버섯을 먹었을 때 일으키는 중독 증상으로 보통 독버섯을 먹은 뒤 30분~3시간 사이에 발생한다.

**13** 건강보험제도는 납부하는 보험료 다소와 관계없이 동일하게 급여를 받는다.

**14** 산업장에서 발생할 수 있는 중독과 관련된 질환에 대한 설명으로 가장 옳은 것은?

① 수은 중독은 연빈혈, 연선, 파킨슨증후군과 비슷하게 사지에 이상이 생겨 보행장애를 일으킨다.

② 납 중독은 빈혈, 염기성 과립적혈구수의 증가, 소변 중의 코프로폴피린(corproporphyrin)이 검출된다.

③ 크롬 중독은 흡입 시 위장관계통 증상, 복통, 설사 등을 일으키고, 만성 중독 시 폐기종, 콩팥장애, 단백뇨 등을 일으킨다.

④ 카드뮴 중독은 호흡기 장애, 비염, 비중격의 천공, 적혈구와 백혈구 수의 감소(조혈장애) 등을 가져온다.

**15** 법정감염병에 관한 사항으로 가장 옳은 것은? [기출변형]

① 군의관은 소속 의무부대장에게 보고하며, 소속 의무부대 장은 국방부에 신고한다.

② 의사, 한의사는 소속 의료기관의 장에게 보고하며, 의료기관의 장은 관할 보건소장에게 신고한다.

③ 지체 없이 신고해야 하는 감염병은 제1급부터 제3급까지의 감염병이다.

④ 4급 감염병 종류에는 임질, 수족구병, 큐열 등이 있으며, 7일 이내에 신고해야 한다.

---

**ANSWER** 14.② 15.②

**14** ① 수은 중독 : 발열, 오한, 오심, 구토, 호흡 곤란, 두통, 폐부종, 청색증, 양측성 폐침윤(급성) / 구강염증, 진전(떨림), 정신적 변화(만성)

③ 크롬 중독 : 궤양, 비중격천공, 호흡기 장애, 신장 장애

④ 카드뮴 중독 : 뼈가 연화하여 변형·골절, 단백뇨 등의 신장 장애

**15** ① 육군, 해군, 공군 또는 국방부 직할 부대에 소속된 군의관은 소속 부대장에게 보고하여야 하고, 보고를 받은 소속 부대장은 관할 보건소장에게 신고하여야 한다〈감염병의 예방 및 관리에 관한 법률 제11조(의사 등의 신고) 제4항〉.

③ 제1급감염병의 경우에는 즉시, 제2급감염병 및 제3급감염병의 경우에는 24시간 이내에, 제4급감염병의 경우에는 7일 이내에 질병관리청장 또는 관할 보건소장에게 신고하여야 한다〈감염병의 예방 및 관리에 관한 법률 제11조(의사 등의 신고) 제3항〉.

④ 큐열은 제3급감염병으로, 24시간 이내에 질병관리청장 또는 관할 보건소장에게 신고하여야 한다〈감염병의 예방 및 관리에 관한 법률 제11조(의사 등의 신고) 제3항〉.

**16** 보건교육계획의 수립과정 중 제일 먼저 이루어져야 할 것은?

① 보건교육 평가 계획의 수립

② 보건교육 평가 유형의 결정

③ 보건교육 실시 방법들의 결정

④ 보건교육 요구 및 실상의 파악


**17** 절지동물에 의한 전파 중 생물학적 전파양식과 이에 해당하는 질병들의 연결이 바르지 않은 것은?

① 증식형 – 발진티푸스, 쯔쯔가무시병

② 발육형 – 로아사상충증, 말레이사상충증

③ 발육증식형 – 수면병, 말라리아

④ 경란형 – 록키산 홍반열, 재귀열


**18** 다음 중 질병통계에 대한 설명으로 옳은 것은?

① 발병률은 위험 폭로기간이 수개월 또는 1년 정도로 길어지면 유병률과 같게 된다.

② 유병률의 분자에는 조사 시점 또는 조사 기간 이전에 발생한 환자수는 포함되지 않는다.

③ 발생률의 분모에는 조사 기간 이전에 발생한 환자수는 포함되지 않는다.

④ 2차 발병률은 환자와 접촉한 감수성자 수 중 발병한 환자수로 나타내며, 질병의 위중도를 의미한다.

---

**ANSWER** 16.④  17.①  18.③

**16**  보건교육의 실시는 보건교육 요구 및 실상을 파악하고 보건교육을 실시한 후 보건교육을 평가하는 과정으로 진행된다.

**17**  증식형에는 페스트(벼룩), 황열(모기), 재귀열(이) 등이 있다. 발진티푸스(이)는 배설형, 쯔쯔가무시병(진드기)은 경란형이다.

**18**  ① 유병률(P) = 발생률(I) × 기간(D)으로 기간이 대단히 짧아져야 P = I가 된다.

② 유병률은 어느 특정 시점에 어떤 질환을 앓고 있는 환자의 비율로 과거에 그 병을 앓다가 회복된 사람이나 죽은 사람은 포함되지 않는다.

④ 2차 발병률은 어떤 감염병의 원발감염환자와 밀접하게 접촉한 사람 중에서 몇 사람이 그 병에 걸리는가를 보여주는 비율로, 질병의 전염성을 의미한다.

**19** 다음 중 물의 염소소독 시에 발생하는 불연속점의 원인은?

① 유기물

② 클로라민(chloramine)

③ 암모니아

④ 조류(aglae)

**20** 다음 중 분석역학에 대한 설명으로 가장 옳은 것은?

① 단면조사 연구는 단시간 내에 결과를 얻을 수 있어서, 질병발생과 질병 원인과의 선후관계를 규명할 수 있다.

② 코호트 연구는 오랜 기간 계속 관찰해야 하는 관계로 연구결과의 정확도를 높일 수 있다.

③ 전향성 코호트 연구와 후향성 코호트 연구는 모두 비교 위험도와 귀속위험도를 직접 측정할 수 있다.

④ 환자-대조군 연구는 비교적 비용이 적게 들고, 희귀한 질병을 조사하는 데 적절하다.

---

**ANSWER** 19.③ 20.④

**19** 상수처리에서 암모니아를 포함한 물에 염소를 이용하여 소독하게 되면 클로라민의 양은 염소 주입량에 비례하여 증가하다가 일정량 이상으로 염소를 주입하면 클로라민의 양이 급격히 줄어들어 최소농도가 된다. 이 점을 불연속점이라 부른다.

**20** ① 단면조사는 특정한 시점이나 기간 내에 질병을 조사하고 질병과 인구집단의 관련성을 연구하는 방법으로, 시간적 속발성의 파악이 난해하고 질병과 요인과의 선후관계 규명이 어렵다.

② 코호트 연구는 처음 조건이 주어진 집단(코호트)에 대하여 이후의 경과와 결과를 알기 위해 미래에 대해서 조사하는 방법이다.

③ 전향성 코호트 연구는 비교위험도와 귀속위험도를 직접 측정할 수 있다. 후향성 코호트 연구는 전후관계에 대한 정보수집이 불가능하다.

**1 감염병 관리방법 중 전파과정의 차단에 대한 설명으로 가장 옳은 것은?**

① 홍보를 통해 손씻기와 마스크 착용을 강조하였다.

② 조류 인플루엔자 감염 오리를 모두 살처분하였다.

③ 노인인구에서 신종인플루엔자 예방접종을 무료로 실시하였다.

④ 결핵환자 조기발견을 위한 감시체계를 강화하였다.

---

**ANSWER** 1.①

**1** 감염병의 예방관리 방법

㉠ **병원체와 병원소 관리** : 감염병 관리의 가장 확실한 방법은 병원체나 병원소를 제거하는 것이다.

㉡ **전파과정 관리** : 전파과정의 차단에는 검역과 격리, 매개곤충관리, 환경위생과 식품위생, 개인위생 등이 포함된다.

㉢ **숙주 관리** : 숙주의 면역력을 증강시키는 방법으로 예방접종과 톡소이드 혹은 면역글로불린 접종 등의 방법이 있다. 이미 감염된 환자나 보균자는 조기발견 및 조기치료를 시행함으로써 합병증을 막고 필요한 격리를 시행하여 다른 사람에게 전파되는 것을 막을 수 있다.

※ **감염병의 생성과 전파** … 병원체가 숙주에 기생하면서 면역반응이나 질병을 일으키는 것이 감염병의 본질이기 때문에 감염병이 생성되기 위해서는 병원체로부터 숙주의 저항에 이르기까지 다음과 같은 단계를 거친다.

| 병원체 | 병원소 | 병원체 탈출 | 전파 | 침입 | 숙주의 저항 |
|---|---|---|---|---|---|
| • 바이러스 | • 인간 | • 호흡기 | • 직접전파 | • 호흡기 | • 면역 |
| • 세균 | (환자, 보균자) | • 소화기 | • 간접전파 | • 소화기 | (선천, 후천) |
| • 진균 | • 동물 | • 비뇨생식기 | | • 비뇨생식기 | • 영양 |
| • 원충생물 | • 흙 | • 피부(상처) | | • 피부(상처) | • 건강 등 |
| • 기생충 등 | • 물 등 | • 태반 등 | | • 태반 등 | |

**2** 금연을 위한 방법과 건강믿음모형의 구성요인을 짝지은 것으로 가장 옳은 것은?

① 딸 아이의 금연 독촉 – 장애요인

② 흡연은 폐암의 원인이라는 점을 강조 – 심각성

③ 흡연자 동료 – 계기

④ 간접흡연도 건강에 해롭다는 점을 강조 – 이익

**3** 국민의료비 상승 억제를 위한 수요측 관리방안으로 가장 옳은 것은?

① 고가 의료장비의 과도한 도입을 억제한다.

② 의료보험하에서 나타나는 도덕적 해이를 줄인다.

③ 의료서비스 생산비용 증가를 예방할 수 있는 진료비 보상 방식을 도입한다.

④ 진료비 보상방식을 사전보상방식으로 개편한다.

**ANSWER** 2.② 3.②

**2** ① 행동의 계기

③ 장애 요인

④ 지각된 감수성

※ 건강신념모형

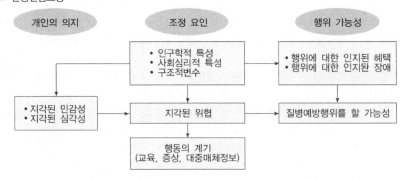

**3** ①③④ 공급측 관리방안에 해당한다.

**4** 진료비 지불제도에 대한 설명으로 가장 옳은 것은?

① 행위별수가제는 행정적 비용이 상대적으로 적게 든다.

② 총액예산제는 사후보상제도의 대표적인 예이다.

③ 진료단위가 포괄화될수록 보험자의 재정적 위험이 줄어드는 경향이 있다.

④ 인두제에서는 위험환자를 회피하려는 유인이 적다.

**5** 〈보기〉는 공중보건학의 발달사이다. 시대 순으로 옳게 나열한 것은?

┌─────────────────────── 〈보기〉 ───────────────────────┐

ㄱ 히포크라테스(Hippocrates) 학파의 체액설

ㄴ 최초로 검역소 설치

ㄷ 최초로 공중보건법 제정

ㄹ 우두종두법을 제너가 발견

ㅁ 최초로 사회보장제도 실시

└───────────────────────────────────────────────────┘

① ㄱ - ㄴ - ㄷ - ㄹ - ㅁ

② ㄱ - ㄴ - ㄷ - ㅁ - ㄹ

③ ㄱ - ㄴ - ㄹ - ㄷ - ㅁ

④ ㄱ - ㄴ - ㄹ - ㅁ - ㄷ

························································································································································

**ANSWER** 4.③ 5.③

**4** ① 행위별수가제는 행정적 비용이 상대적으로 많이 든다.
② 총액예산제는 사전보상제도의 대표적인 예이다.
④ 인두제에서는 위험환자를 회피하려는 유인이 크다.

**5** ㄱ 고대기
ㄴ 중세기 1383년 마르세유에서 검역법 통과, 최초의 검역소 설치
ㄹ 여명기 1798년
ㄷ 여명기 1848년 영국 채드윅
ㅁ 1883년 독일 비스마르크의 사회입법

**6** 보건의료서비스의 특성 중 〈보기〉에 해당하는 것은?

――――――――――――――――― 〈보기〉 ―――――――――――――――――

올해 전원 독감예방접종을 맞은 우리 반은 작년에 비해 독감에 걸린 학생이 현저히 줄었다.

① 치료의 불확실성                     ② 외부효과성

③ 수요의 불확실성                  ④ 정보와 지식의 비대칭성


**7** 우리나라 대사증후군의 진단 기준 항목으로 가장 옳은 것은?

① 허리둘레 : 남자 ≥ 90cm, 여자 ≥ 85cm

② 중성지방 : ≥ 100mg/dl

③ 혈압 : 수축기/이완기 ≥ 120/80mmHg

④ 혈당 : 공복혈당 ≥ 90mg/dl

················································································································································

**ANSWER** 6.② 7.①

**6** **외부효과**(external effect) ··· 한 개인이나 기업이 취한 행동이 다른 사람 또는 다른 기업에게 좋던 나쁘던 부차적인 효과를 갖게 될 경우를 의미한다. 외부효과가 존재하는 경우 방역체계 운영, 국가 예방접종사업 등 정부의 개입이 타당성을 인정받게 된다.

   ※ **보건의료의 사회경제적 특성**

      ㉠ 수요의 불확실성

      ㉡ 정보의 불균형

      ㉢ 외부효과(긍정적, 부정적)

      ㉣ 공급의 독점성

      ㉤ 가치재

      ㉥ 정부개입의 비효율성 문제

**7** 대사증후군 진단 기준

   ㉠ **허리둘레** : 남성 90cm 이상, 여성 85cm 이상

   ㉡ **혈압** : 수축기/이완기 130/85mmHg 이상 또는 고혈압 치료약물 투여중

   ㉢ **혈당** : 공복혈당 100mg/dl 이상 또는 당뇨병 치료약물 투여중

   ㉣ **중성지방**(TG) : 150mg/dl 이상 또는 이상지질혈증 치료약물 투여중

   ㉤ **HDL 콜레스테롤** : 남성 40mg/dl, 미만, 여성 < 50mg/dl 미만 이거나 이상지질혈증 치료약물 투여중

**8** 모유수유를 한 영아가 모유수유를 하지 않은 영아에 비해 감염균에 대한 면역력이 높았다. 이에 해당하는 면역(immunity)의 종류는?

① 자연능동면역　　　　　　　　　　　② 자연수동면역

③ 인공능동면역　　　　　　　　　　　④ 인공수동면역

**9** 흡연자 1,000명과 비흡연자 2,000명을 대상으로 폐암 발생에 관한 전향적 대조 조사를 실시한 결과, 흡연자의 폐암 환자 발생이 20명이고, 비흡연자는 4명이었다면 흡연자의 폐암 발생 비교위험도(relative risk)는?

① 1　　　　　　　　　　　　　　　　② 5

③ 9　　　　　　　　　　　　　　　　④ 10

........................................................................................................

**ANSWER** 8.② 9.④

**8** 태반 또는 모유에 의한 면역은 자연수동면역에 해당한다.

※ **후천면역의 종류**

　㉠ 능동 면역

　• 자연능동면역 : 과거에 현성 또는 불현성 감염에 의해서 획득한 면역이다.

　• 인공능동면역 : 접종에 의하여 획득한 면역이다.

　㉡ 수동면역

　• 자연수동면역 : 태반 또는 모유에 의한 면역이다.

　• 인공수동면역 : 회복기 환자에게 혈청주사 후 얻은 면역이다.

※ **면역의 종류**

　㉠ 선천면역(비특이적 면역) : 신체가 선천적으로 외부 침입인자에서 우리 몸을 보호하기 위한 방어 체계이다. 피부, 점막 상피세포 등이 활성화되어 반응한다. 선천면역세포로는 호중구, 대식세포, NK세포 등이 있다.

　㉡ 후전면역(특이적 면역) : 질병에 걸린 경험, 예방접종 등을 통해 얻는 면역으로 한정적인 특정 병원체에 적용된다. 항체 매개 면역, 세포 매개 면역이 있다.

**9**

$$비교위험도 = \frac{노출군의\ 발생률}{비노출군의\ 발생률} = \frac{\frac{20}{1,000}}{\frac{4}{2,000}} = \frac{0.02}{0.002} = 10$$

**10** 생태학적 보건사업 접근방법 중 행동을 제약하거나 조장하는 규칙, 규제, 시책, 비공식적인 구조를 활용하는 수준은?

① 개인수준

② 개인 간 수준

③ 조직수준

④ 지역사회 수준


**11** 질병과 매개체의 연결이 가장 옳은 것은?

① 발진티푸스 – 벼룩

② 신증후군출혈열 – 소, 양, 산양, 말

③ 쯔쯔가무시병 – 파리

④ 지카바이러스 감염증 – 모기


---

**ANSWER** 10.③  11.④

**10**  행동을 제약하거나 조장하는 규칙, 규제, 시책, 비공식적인 구조를 활용하는 수준은 조직수준에 해당한다.

　　※ 생태학적 보건사업

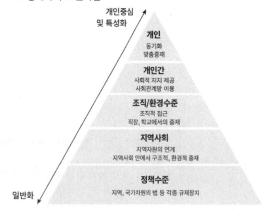

**11**  ① 발진티푸스 – 리케치아

② 신증후군출혈열 – 들쥐

③ 쯔쯔가무시병 – 진드기 유충

**12** 〈보기〉에서 설명하는 대표적인 식중독 원인 바이러스는?

---
〈보기〉
---
- 우리나라 질병관리본부(現 질병관리청)에서 1999년부터 검사를 시작하였다.
- 저온에 강하여 겨울철에도 발생한다.

① 장출혈성 대장균

② 살모넬라

③ 비브리오

④ 노로바이러스

**13** 일정한 인구집단을 대상으로 특정한 시점이나 기간 내에 그 질병과 그 인구집단이 가지고 있는 속성과의 관계를 찾아내는 연구조사 방법은?

① 단면 조사연구

② 전향성 조사연구

③ 환자-대조군 조사연구

④ 코호트 연구

**ANSWER** 12.④ 13.①

**12** 노로바이러스는 계절적으로 겨울철에 많이 발생하는데, 이는 기존 식중독 바이러스들과는 달리 기온이 낮을수록 더 활발하게 움직이기 때문이다. 주로 굴, 조개, 생선 같은 수산물을 익히지 않고 먹을 경우에 주로 발생한다.

**13** ① 단면 조사연구 : 일정한 인구집단을 대상으로 특정한 시점이나 기간 내에 그 질병과 그 인구집단이 가지고 있는 속성과의 관계를 찾아내는 연구조사 방법이다.
② 전향성 조사연구 : 연구하고자 하는 요인을 미리 설정한 후 일정기간 동안 변화를 추적 하는 연구 방법이다. 요인이 일으키는 변화를 관찰한다.
③ 환자-대조군 조사연구 : 연구하고자 하는 질병이 있는 집단(환자군)과 없는 집단(대조군)을 선정하여 질병의 발생과 관련되어 있으리라 생각하는 잠정적 위험요인에 대한 두 집단의 과거 노출률을 비교하는 연구조사 방법이다.
④ 코호트 연구 : 질병의 원인과 관련되어 있다고 생각되는 어떤 요소를 가진 집단과 갖지 않은 집단을 계속 관찰하여 두 집단의 질병발생률, 사망률을 등을 비교하는 연구 방법이다.

**14** 염소소독의 장점으로 가장 옳지 않은 것은?

① 소독력이 강하다.
② 잔류효과가 약하다.
③ 조작이 간편하다.
④ 경제적이다.

**15** 2022년 영아사망자수가 10명이고 신생아 사망자수가 5명일 때 당해연도 $\alpha$-index 값은?

① 0.2
② 0.5
③ 1
④ 2

**16** 당뇨병(Diabetes mellitus)의 분류별 병인에 대한 설명으로 가장 옳지 않은 것은?

① 1차성 당뇨병 : 원인이 분명하지 않고 체질적, 가계적 유전과 깊은 관계가 있다.
② 2차성 당뇨병 : 중년기에 주로 발생하며 활동인구의 인력 손실을 가져오는 병으로 다량의 음주습관이 원인이다.
③ 소아형 당뇨병 : 인슐린 양의 감소로 생기며, 갑작스러운 다뇨 · 다식 · 다갈증의 증상과 함께 비만아에게 많다.
④ 성인형 당뇨병 : 인슐린 본래의 기능장애에서 비롯되며, 중년기 이후(45세가 가장 절정기)에 많이 발생한다.

**ANSWER** 14.② 15.④ 16.②

**14** 염소는 잔류성이 높다. 즉, 잔류효과가 강하다.

**15** $\alpha$-index는 생후 1년 미만의 사망자수(영아사망자수)를 생후 28일 미만의 사망자수(신생아 사망자수)로 나눈 값이다. 따라서 2022년 영아사망자수가 10명이고 신생아 사망자수가 5명일 때 당해연도 $\alpha$-index 값은 $\frac{10}{5}=2$이다.

**16** 2차성 당뇨병 … 다른 어떤 원인에 의해 이차적으로 발생하는 당뇨병이다. 원인질환으로는 췌장질환, 간질환, 내분비질환 등이 있다. 중년기에 주로 발생하며 생활습관이 원인으로 발생하는 것은 제2형 당뇨병으로, 인슐린 저항성(혈당을 낮추는 인슐린 기능이 떨어져 세포가 포도당을 효과적으로 연소하지 못하는 것)이 특징이다.

**17** 일산화탄소(CO)에 대한 설명으로 가장 옳은 것은?

① CO가스는 물체의 연소 초기와 말기에 많이 발생한다.

② CO가스는 무색, 무미, 무취, 자극성 가스이다.

③ Hb과 결합력이 산소에 비해 250~300배 낮다.

④ 신경증상, 마비, 식욕감퇴 등의 후유증은 나타나지 않는다.

**18** 우리나라에서 가장 많이 발생하는 포도상구균식중독에 대한 설명으로 가장 옳은 것은?

① 신경계 주 증상을 일으키며 사망률이 높다.

② 다른 식중독에 비해 발열증상이 거의 없는 것이 특징이다.

③ 원인물질은 장독소로 120℃에 20분간 처리하면 파괴된다.

④ 원인식품은 밀봉된 식품, 즉 통조림, 소시지 등이다.

**ANSWER** 17.① 18.②

**17** ② CO가스는 무색, 무미, 무취, 무자극성 가스이다.
③ 헤모글로빈과 결합력이 산소에 비해 250~300배 높다.
④ 일산화탄소 중독은 신경증상, 마비, 식욕감퇴(구역) 등의 후유증을 나타낸다.

**18** ① 포도상구균식중독에 감염된 경우 복통, 설사, 구토 등의 증상을 보이며, 경미한 감염 및 식중독의 경우 일반적으로 2~3일 정도에 회복된다.
③ 원인물질인 장독소는 열에 강한 성질이 있어 120℃에 20분간 처리하여도 파괴되지 않고, 일단 섭취하게 되면 위 속과 같은 산성 환경에 강하고 단백분해효소에도 안정적이어서 위장관에서 잘 파괴되지 않는다.
④ 주로 우유, 고기, 계란과 샐러드와 같은 음식의 섭취로부터 야기된다.

**19** 어린이의 폐결핵 집단검진 순서로 가장 옳은 것은?

① X-ray 간접촬영 → X-ray 직접촬영 → 객담검사

② X-ray 간접촬영 → 객담검사 → X-ray 직접촬영

③ 투베르쿨린 검사 → X-ray 간접촬영 → X-ray 직접촬영

④ 투베르쿨린 검사 → X-ray 직접촬영 → 객담검사


**20** 우리나라 공공보건행정조직에 대한 설명으로 가장 옳은 것은?

① 보건진료소에는 보건의료서비스 접근성을 높이기 위하여 의사가 배치되어 있다.

② 지역 내 관할 의료인과 의료기관에 관한 지도업무는 보건소의 소관업무가 아니다.

③ 보건의료원은 보건복지부와 보건소를 연결하는 중간 조직이다.

④ 중앙보건 행정조직은 보건소 업무에 직접적인 행정적 연계가 없다.

---

**ANSWER** 19.④ 20.④

**19** 투베르쿨린 검사에서 BCG 양성 반응을 보인 어린이를 대상으로 X-ray 직접촬영을 진행하며, 이후 객담검사 순으로 이루어진다.

**20** ① 보건진료소는 의사가 배치되어 있지 않거나 배치되기 어려운 의료취약지역에 보건진료전담 공무원이 배치되어 일차보건의료 업무를 수행하는 보건의료시설이다.
② 지역 내 관할 의료인과 의료기관에 관한 지도업무는 보건소의 소관업무이다.
③ 보건의료원은 보건소 중에서 「의료법」에 따른 병원의 요건을 갖춘 보건소를 말한다.

**1** 만성질환의 역학적 특성으로 가장 옳지 않은 것은?

① 악화와 호전을 반복하며 결과적으로 나쁜 방향으로 진행한다.

② 원인이 대체로 명확하지 않고, 다요인 질병이다.

③ 완치가 어려우며 단계적으로 기능이 저하된다.

④ 위험요인에 노출되면, 빠른 시일 내에 발병한다.

**ANSWER** 1.④

**1** ④ 위험요인에 노출되었을 때 빠른 시일 내에 발병하는 것은 감염성 질환의 특성이다. 만성질환은 비감염성 질환이다.

　① 만성질환은 호전과 악화를 반복하며 결과적으로 점점 악화되는 방향으로 진행된다. 악화가 거듭될 때마다 병리적 변화는 커지고 생리적 상태로의 복귀는 적어진다.

　② 대부분의 만성질환은 감염성 병원체가 알려진 결핵, 백혈병 등 몇몇 질환군을 제외하면 그 원인이 명확하게 밝혀진 것은 드물다.

　③ 일단 발병하면 최소 3개월 이상 오랜 기간의 경과를 취하며 완치가 어렵다. 만성질환은 퇴행성의 특성을 보이는데 대부분의 만성질환이 연령이 증가함에 따라 신체의 신체적 기능 저하와 맞물려 증가하기 때문이다.

※ 만성질환과 생활습관병

　㉠ **만성질환**: 만성질환은 오랜 기간을 통해 발병해 계속 재발하는 질환이다. 만성질환 발생의 원인으로는 유전, 흡연, 운동, 나쁜 식습관, 지속적인 스트레스와 같은 생활 속의 변인과 환경 오염 같은 환경적인 원인, 신체의 생리적 기전의 변화 등이 서로 복합적으로 얽혀 있다.

　㉡ **생활습관병**: 만성질환과 유사한 개념으로 질병의 발생과 진행에 식습관, 운동습관, 흡연, 음주 등의 생활습관이 미치는 영향을 받는 질환군을 말한다. 감염성 질환 이외의 거의 모든 질환이 이에 해당한다고 하여 비감염성 질환(Non-communicable disease)이라고 부르기도 한다.

　㉢ **종류**: 비만, 고혈압, 당뇨병, 고지혈증, 동맥경화증, 협심증, 심근경색증, 뇌졸중, 만성폐쇄성폐질환, 천식, 알코올성 간질환, 퇴행성관절염, 악성종양 등이 있다.

**2** 모집단의 모든 대상이 동일한 확률로 추출될 기회를 갖게 하도록 난수표를 이용하여 표본을 추출하는 방법은?

① 단순무작위표본추출(simple random sampling)

② 계통무작위표본추출(systematic random sampling)

③ 편의표본추출(convenience sampling)

④ 할당표본추출(quota sampling)


**3** 보건의료체계의 개념과 구성요소에 대한 설명으로 가장 옳지 않은 것은?

① 보건의료체계는 국민에게 예방, 치료, 재활 서비스 등 의료서비스를 제공하기 위한 종합적인 체계이다.

② 자원을 의료 활동으로 전환시키고 기능화 시키는 자원 조직화는 정부기관이 전담하고 있다.

③ 보건의료체계의 운영에 필요한 경제적 지원은 정부재정, 사회보험, 영리 및 비영리 민간보험, 자선, 외국의 원조 및 개인 부담 등을 통해 조달된다.

④ 의료자원에는 인력, 시설, 장비 및 물자, 의료 지식 등이 있다

---

**ANSWER** 2.① 3.②

**2** ① 단순무작위표본추출(simple random sampling) : 모집단의 모든 대상이 동일한 확률로 추출될 기회를 갖게 하도록 난수표를 이용하여 표본을 추출하는 방법이다.
② 계통무작위표본추출(systematic random sampling) : 단순무작위표본추출법의 대용으로 흔히 사용되는 표본추출법으로 규칙적인 추출 간격에 의해 일정한 유형을 갖고 표본을 추출한다. 지그재그표본추출법(Zig-zag sampling)과 등간격표본추출법 등이 있다.
③ 편의표본추출(convenience sampling) : 모집단에 대한 정보가 전혀 없는 경우이거나 모집단의 구성요소 간의 차이가 별로 없다고 판단될 때 표본 선정의 편리성에 기준을 두고 조사자가 마음대로 표본을 선정하는 방법이다.
④ 할당표본추출(quota sampling) : 조사목적과 밀접하게 관련되어 있는 조사대상자의 연령이나 성별과 같은 변수에 따라 모집단을 부분집단으로 구분하고, 모집단의 부분집단별 구성비율과 표본의 부분집단별 구성비율이 유사하도록 표본을 선정하는 방법이다.

**3** 보건의료 자원이 의료서비스를 산출하기 위해 활동할 수 있도록 자원을 체계적으로 배열하는 기능인 자원 조직화는 정부기관 뿐만 아니라 조직화된 민간기관, 의료보험 관련 기구, 기타 민간 부분 등이 포괄적으로 담당하고 있다.
※ 보건의료체계의 구성요소

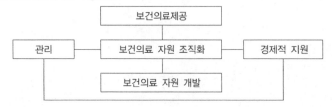

**4** 런던 스모그(London smog)에 대한 설명으로 가장 옳지 않은 것은?

① 석유류의 연소물이 광화학 반응에 의해 생성된 산화형 스모그(oxidizing smog)이다.

② 주된 성분에는 아황산가스와 입자상 물질인 매연 등이 있다.

③ 기침, 가래와 같은 호흡기계 질환을 야기한다.

④ 가장 발생하기 쉬운 달은 12월과 1월이다.

**5** 환자-대조군 연구에서 짝짓기(matching)를 하는 주된 목적은?

① 선택바이어스의 영향을 통제하기 위하여

② 정보바이어스의 영향을 통제하기 위하여

③ 표본추출의 영향을 통제하기 위하여

④ 교란변수의 영향을 통제하기 위하여

**ANSWER** 4.① 5.④

**4** 자동차 배기가스와 같은 석유류 연소물이 광화학 반응을 일으켜 생성되는 산화형 스모그(oxidizing smog)는 LA 스모그이다. 런던 스모그는 가정 난방용·공장·발전소의 석탄 연료 사용에서 기인한다.

※ 런던 스모그와 LA 스모그의 비교

| 구분 | 런던 스모그 | LA 스모그 |
|---|---|---|
| 색 | 짙은 회색 | 연한 갈색 |
| 역전현상 | 방사성 역전 | 침강형 역전 |
| 시정 | 100m 이하 | 1km 이하 |
| 오염물질 | 먼지 및 $SO_x$ | $NO_x$, 탄화수소 등 |
| 주요 배출원 | 가정과 공장의 연소, 난방시설 | 자동차 배기가스 |
| 기상조건 | 겨울, 새벽, 안개, 높은 습도 | 여름, 한낮, 맑은 하늘, 낮은 습도 |

**5** 환자-대조군 연구는 연구하고자 하는 질병이 있는 집단(환자군, cases)과 없는 집단(대조군, controls)을 선정하여 질병의 발생과 관련되어 있으리라 생각하는 잠정적 위험요인에 대한 두 집단의 과거 노출율을 비교하는 방법이다. 일반적으로 환자군은 선정할 수 있는 모집단의 규모가 제한되어 있기 때문에 전수조사를 하지만, 대조군은 모집단의 규모가 크기 때문에 확률표본을 추출하는 경우가 많다. 이때, 교란변수의 영향을 통제하고 환자군과 대조군의 비교성을 높이기 위하여 환자군의 특성을 고려하여 대조군을 선정하는 대응추출(matching)을 시행한다. 대응추출 방법으로는 짝추출(pair matching), 도수대응추출(frequency matching) 등이 있다.

**6** ○○질환의 유병률은 인구 1000명당 200명이다. ○○질환의 검사법은 90%의 민감도, 90%의 특이도를 가질 때 이 검사의 양성예측도는?

① 180/260

② 80/260

③ 180/200

④ 20/200

**ANSWER** 6.①

**6** 민감도와 특이도가 검진을 받은 사람의 관점에서 검사법의 정확도를 판단한 것이라면, 양성예측도 또는 음성예측도는 검사법의 관점에서 그 정확도를 판단한다.

| 구분 | 환자 | 비환자 |
|------|------|--------|
| 양성 | a | b |
| 음성 | c | d |

㉠ 민감도 : 환자가 양성 판정을 받을 확률 $= \dfrac{a}{a+c} \rightarrow 90\%$

㉡ 특이도 : 비환자가 음성 판정을 받을 확률 $= \dfrac{d}{b+d} \rightarrow 90\%$

㉢ 양성예측도 : 검사법이 양성이라고 판단했을 때 환자일 확률 $= \dfrac{a}{a+b}$

㉣ 음성예측도 : 검사법이 음성이라고 판단했을 때 비환자일 확률 $= \dfrac{d}{c+d}$

| 구분 | 환자(200명) | 비환자(800명) |
|------|------------|--------------|
| 양성 | a(180명) | b(80명) |
| 음성 | c(20명) | d(720명) |

따라서 ○○질환의 유병률이 인구 1,000명당 200명일 때, 이 검사법의 양성예측도를 구하면

양성예측도 $= \dfrac{a}{a+b} = \dfrac{180}{180+80} = \dfrac{180}{260}$ 이고, 음성예측도는 $= \dfrac{d}{c+d} = \dfrac{720}{20+720} = \dfrac{720}{740}$ 이다.

**7** 산업재해 보상보험의 원리가 아닌 것은?

① 사회보험방식

② 무과실책임주의

③ 현실우선주의

④ 정액보상방식


**8** 학령기 이후의 소아에 대한 영양상태 판정 기준으로 신장이 150cm 이상인 경우 160 이상이면 비만으로 판정하는 지수는?

① 로렐지수(R hrer index)

② 카우프지수(Kaup index)

③ 베르벡지수(Vervaek index)

④ 체질량지수(Body mass index)

---

**ANSWER** 7.④  8.①

**7** 산업재해 보상보험의 원리

　㉠ 사회보험방식 : 사용자 직접보상방식은 산업재해를 당한 근로자에 대한 실질적 보상 실현을 보장하기 어렵기 때문에 국가의 책임하에 이루어지는 사회보험방식을 적용한다.

　㉡ 무과실책임주의 : 근로자의 업무상 재해에 대하여 근로자와 사용자의 고의 · 과실여부에 상관없이 보상을 보장한다.

　㉢ 정률보상주의 : 산재보험에서 현물급여인 요양급여를 제외한 현금급여에 대해서는 산재근로자의 연령, 직종, 노동능력 및 근무시간 등에 상관없이 평균임금을 기초로 하여 법령에서 정한 일정률에 따라 보험급여를 지급한다.

　㉣ 현실우선주의 : 산재근로자와 유족의 생활을 조기에 안정시키고 보호하기 위하여 현실을 우선하여 적용한다.

**8** ① 로렐지수(Röhrer index) : 학령기 이후 소아에 대한 영양상태 판정 기준으로 충실지수라고도 한다. $\dfrac{체중}{신장^3} \times 10^7$ 으로 구하며 신장이 150cm 이상인 경우 로렐지수가 160 이상이면 비만으로 판정한다.

　② 카우프지수(Kaup index) : 영 · 유아에 대한 균형 체격을 나타내는 지수로, $\dfrac{체중}{신장^2} \times 10^4$ 으로 구하며 22 이상을 비만으로 판정한다.

　③ 베르벡지수(Vervaek index) : 체격 · 영양지수로 $\dfrac{체중+흉위}{신장} \times 100$ 으로 구하며 92 이상을 비만으로 판정한다.

　④ 체질량지수(Body mass index) : 성인의 비만을 측정하는 일반적인 방법으로, $\dfrac{체중}{신장(m)^2}$ 으로 구한다. 한국인 기준 25 이상을 비만으로 판정한다.

**9** 「지역보건법」상 보건소의 기능에 해당하지 않는 것은?

① 건강 친화적인 지역사회 여건의 조성

② 지역보건의료정책의 기획, 조사 · 연구 및 평가

③ 보건의료기관의 평가인증

④ 지역주민의 건강증진 및 질병예방 · 관리를 위한 각종 지역보건의료서비스의 제공


**10** 〈보기〉에서 기술한 역학적 연구 방법은?

---
〈보기〉

첫 임신이 늦은 여성에서 유방암 발생률이 높은 원인을 구명하기 위해 1945년에서 1965년까지 내원한 첫 임신이 지연된 대상자를 모집단으로 하여, 내원당시 분석된 호르몬 이상군(노출군)과 기타 원인으로 인한 여성들(비노출군)을 구별하고, 이 두 집단의 유방암 발생 여부를 파악하였다. 1978년에 수행된 이 연구는 폐경 전 여성들의 호르몬 이상군에서, 유방암 발생이 5.4배 높은 것을 밝혀냈다.

---

① 후향적 코호트 연구    ② 전향적 코호트 연구

③ 환자-대조군 연구    ④ 단면 연구

........................................................................

**ANSWER** 9.③  10.①

**9** 보건소의 기능 및 업무〈지역보건법 제11조 제1항〉
㉠ 건강 친화적인 지역사회 여건의 조성
㉡ 지역보건의료정책의 기획, 조사 · 연구 및 평가
㉢ 보건의료인 및 「보건의료기본법」 제3조 제4호에 따른 보건의료기관 등에 대한 지도 · 관리 · 육성과 국민보건 향상을 위한 지도 · 관리
㉣ 보건의료 관련기관 · 단체, 학교, 직장 등과의 협력체계 구축
㉤ 지역주민의 건강증진 및 질병예방 · 관리를 위한 다음 각 목의 지역보건의료서비스의 제공
 • 국민건강증진 · 구강건강 · 영양관리사업 및 보건교육
 • 감염병의 예방 및 관리
 • 모성과 영유아의 건강유지 · 증진
 • 여성 · 노인 · 장애인 등 보건의료 취약계층의 건강유지 · 증진
 • 정신건강증진 및 생명존중에 관한 사항
 • 지역주민에 대한 진료, 건강검진 및 만성질환 등의 질병관리에 관한 사항
 • 가정 및 사회복지시설 등을 방문하여 행하는 보건의료 및 건강관리사업
 • 난임의 예방 및 관리

**10** 특정 요인에 노출된 집단과 노출되지 않은 집단을 추적하고 연구 대상 질병의 발생률을 비교하여 요인과 질병 발생 관계를 조사하는 연구 방법이므로 코호트 연구이다. 1978년에 수행하면서 과거인 1945년에서 1965년까지의 대상자를 모집단으로 하였으므로 후향적 코호트 연구에 해당한다.

**11** 「정신건강증진 및 정신질환자 복지서비스 지원에 관한 법률」상 정신건강증진의 기본이념으로 가장 옳지 않은 것은?

① 모든 정신질환자는 인간으로서의 존엄과 가치를 보장 받고, 최적의 치료를 받을 권리를 가진다.

② 정신질환자의 입원 또는 입소가 최소화되도록 지역사회 중심의 치료가 우선적으로 고려되어야 한다.

③ 정신질환자는 원칙적으로 자신의 신체와 재산에 관한 사항에 대하여 보호자의 동의가 필요하다.

④ 정신질환자는 자신과 관련된 정책의 결정과정에 참여할 권리를 가진다.

**ANSWER** 11.③

**11** 정신건강증진의 기본이념〈정신건강증진 및 정신질환자 복지서비스 지원에 관한 법률 제2조〉

㉠ 모든 국민은 정신질환으로부터 보호받을 권리를 가진다.

㉡ 모든 정신질환자는 인간으로서의 존엄과 가치를 보장받고, 최적의 치료를 받을 권리를 가진다.

㉢ 모든 정신질환자는 정신질환이 있다는 이유로 부당한 차별대우를 받지 아니한다.

㉣ 미성년자인 정신질환자는 특별히 치료, 보호 및 교육을 받을 권리를 가진다.

㉤ 정신질환자에 대해서는 입원 또는 입소가 최소화되도록 지역 사회 중심의 치료가 우선적으로 고려되어야 하며, 정신건강증진시설에 자신의 의지에 따른 입원 또는 입소가 권장되어야 한다.

㉥ 정신건강증진시설에 입원등을 하고 있는 모든 사람은 가능한 한 자유로운 환경을 누릴 권리와 다른 사람들과 자유로이 의견교환을 할 수 있는 권리를 가진다.

㉦ 정신질환자는 원칙적으로 자신의 신체와 재산에 관한 사항에 대하여 스스로 판단하고 결정할 권리를 가진다. 특히 주거지, 의료행위에 대한 동의나 거부, 타인과의 교류, 복지서비스의 이용 여부와 복지서비스 종류의 선택 등을 스스로 결정할 수 있도록 자기결정권을 존중받는다.

㉧ 정신질환자는 자신에게 법률적·사실적 영향을 미치는 사안에 대하여 스스로 이해하여 자신의 자유로운 의사를 표현할 수 있도록 필요한 도움을 받을 권리를 가진다.

㉨ 정신질환자는 자신과 관련된 정책의 결정과정에 참여할 권리를 가진다.

**12** 우리나라 대기 환경기준에 포함되지 않는 물질은?

① 아황산가스($SO_2$)

② 이산화질소($NO_2$)

③ 이산화탄소($CO_2$)

④ 오존($O_3$)

**12** 환경기준〈환경정책기본법 시행령 별표1〉

| 항목 | 기준 |
|---|---|
| 아황산가스($SO_2$) | • 연간 평균치 : 0.02ppm 이하<br>• 24시간 평균치 : 0.05ppm 이하<br>• 1시간 평균치 : 0.15ppm 이하 |
| 일산화탄소(CO) | • 8시간 평균치 : 9ppm 이하<br>• 1시간 평균치 : 25ppm 이하 |
| 이산화질소($NO_2$) | • 연간 평균치 : 0.03ppm 이하<br>• 24시간 평균치 : 0.06ppm 이하<br>• 1시간 평균치 : 0.10ppm 이하 |
| 미세먼지(PM-10) | • 연간 평균치 : $50\mu g/m^3$ 이하<br>• 24시간 평균치 : $100\mu g/m^3$ 이하 |
| 초미세먼지(PM-2.5) | • 연간 평균치 : $15\mu g/m^3$ 이하<br>• 24시간 평균치 : $35\mu g/m^3$ 이하 |
| 오존($O_3$) | • 8시간 평균치 : 0.06ppm 이하<br>• 1시간 평균치 : 0.1ppm 이하 |
| 납(Pb) | • 연간 평균치 : $0.5\mu g/m^3$ 이하 |
| 벤젠 | • 연간 평균치 : $5\mu g/m^3$ 이하 |

**13** 개인 수준의 건강행태 모형에 해당하지 않는 것은?

① 건강믿음모형(Health Belief Model)

② 범이론적 모형(Transtheoretical Model)

③ 계획된 행동이론(Theory of Planned Behavior)

④ 의사소통이론(Communication Theory)

**14** 식품 변질에 대한 설명으로 가장 옳은 것은?

① 부패 : 탄수화물이나 지질이 산화에 의하여 변성되어 맛이나 냄새가 변하는 것

② 산패 : 단백질 성분이 미생물의 작용으로 분해되어 아민류와 같은 유해물질이 생성되는 것

③ 발효 : 탄수화물이 미생물의 작용을 받아 유기산이나 알코올 등을 생성하는 것

④ 변패 : 유지의 산화현상으로 불쾌한 냄새나 맛을 형성하는 것

**ANSWER** 13.④ 14.③

**13** 의사소통이론 ··· 혁신확산이론, 사회마케팅, PRECEDE-PROCEED 모형, 지역사회 및 조직변화이론 등과 함께 지역사회 및 집단 수준의 건강행태 모형에 해당한다.

※ 개인 수준의 건강행태 모형

    ㉠ 건강믿음모형 : 건강행위를 취하고 취하지 않는 것은 물리적 환경보다 개인의 주관적인 믿음에 따라 결정된다.

    ㉡ 계획적 행동이론 : 인간의 건강행위를 태도와 주관적 규범의 두 가지 변수로 설명한 합리적 행동이론에 행위 통제에 대한 인식 요인을 더하여 설명하는 이론이다.

    ㉢ 건강증진모형 : 건강에 영향을 미치는 개인의 특성과 경험, 개인이 처한 환경적 요인에 중점을 두고 건강증진을 향상시키는 관련 요인을 조사하는 모형이다.

    ㉣ 범이론적 모형 : 개인이 어떻게 건강행위를 시작하고 유지하는가에 대한 행위변화의 원칙과 과정을 설명하는 통합적인 모형이다.

**14** ① 부패 : 단백질과 질소 화합물을 함유한 식품이 자가소화 또는 미생물 및 부패세균 등의 효소작용으로 인해 분해되어 아민류와 같은 독성물질과 악취가 발생하는 현상이다.

② 산패 : 지방이 미생물이나 산소, 햇빛, 금속 등에 의하여 산화 분해되어 불쾌한 냄새나 맛을 형성하는 것이다.

④ 변패 : 탄수화물(당질)과 지질이 산화에 의하여 변성되어 비정상적인 맛과 냄새가 나는 현상이다.

**15** 〈보기〉에서 설명하는 것은?

---
〈보기〉
---

인위적으로 항원을 체내에 투입하여 항체가 생성되도록 하는 방법으로 생균백신, 사균백신, 순화독소
등을 사용하는 예방접종으로 얻어지는 면역을 말한다.

---

① 수동면역(passive immunity)

② 선천면역(natural immunity)

③ 자연능동면역(natural active immunity)

④ 인공능동면역(artificial active immunity)

---

**ANSWER** 15.④

**15** 능동면역과 수동면역

㉠ 능동면역 : 체내의 조직세포에서 항체가 만들어지는 면역으로 비교적 장기간 지속된다.
  • 자연능동면역 : 질병을 앓고 난 후 생기는 면역
    ex) 홍역, 수두 등을 앓고 난 뒤
  • 인공능동면역 : 인공적으로 항원을 투여해서 얻는 면역 = 예방접종
    ex) 볼거리, 풍진, 결핵, 소아마비, 일본뇌염 등의 예방주사
㉡ 수동면역 : 이미 형성된 면역원을 주입하는 것으로, 능동면역보다 효과가 빠르지만 빨리 사라진다.
  • 자연수동면역 : 모체의 태반을 통해 얻는 면역
  • 인공수동면역 : 면역혈청 등을 통해 얻는 면역
※ 면역의 종류

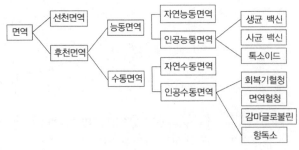

**16** 미국 메릴랜드 주의 '골든 다이아몬드(golden diamond)' 방식은 보건사업 기획의 어느 단계에 사용되는가?

① 현황분석

② 우선순위 결정

③ 목적과 목표 설정

④ 전략과 세부사업 결정

**ANSWER** 16.②

**16** 미국 메릴랜드 주의 '골든 다이아몬드' 방식은 상대적 기준을 사용하는 방법으로, 주요 건강문제를 선정한 후 이들 건강문제의 이환율과 사망률, 변화의 경향을 미국 전체와 비교하여 '주가 좋음', '같음', '주가 나쁨'으로 구분하여 골든 다이아몬드 상자에 표시한 것에서 유래하였다. 이 방법은 보건사업 기획 단계 중 우선순위 결정에서 활용할 수 있는 것으로 다이아몬드의 위쪽일수록 그 우선순위가 높다.

※ 미국 메릴랜드 주의 '골든 다이아몬드' 방식 사례

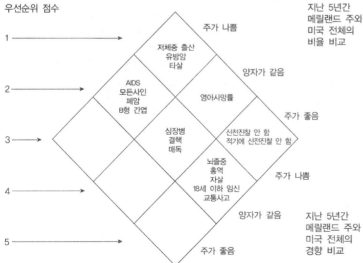

**17** 1842년 「영국 노동 인구의 위생상태에 관한 보고서(Report on the sanitary condition of the labouring population of Great Britain)」를 작성하여 공중보건 활동과 보건행정조직의 중요성을 알린 사람은?

① 레벤후크(Leeuwenhoek)　　　　　　② 존 그랜트(John Graunt)

③ 채드윅(Edwin Chadwick)　　　　　　④ 존 스노우(John Snow)

**18** 2020년 이후 선진·개도국 모두 온실가스 감축에 동참하는 신기후체제 근간을 마련하여 기존 교토의정서를 대체하는 협정을 체결한 기후변화협약 당사국 총회는?

① 제19차 당사국 총회(폴란드 바르샤바)

② 제20차 당사국 총회(페루 리마)

③ 제21차 당사국 총회(프랑스 파리)

④ 제22차 당사국 총회(모로코 마라케시)

.................................................................................................................................................................................

**ANSWER** 17.③　18.③

**17**　③ 에드윈 채드윅(Edwin Chadwick) : 근대 유럽 보건사상 가장 중요한 문헌인 「영국 노동 인구의 위생상태에 관한 조사보고서」를 발표해 질병 관리의 중요성을 주창했다. 그는 이 보고서를 통해 노동자의 조기 사망과 나쁜 건강은 그들이 살고 있는 곳의 환경적 요건과 관련 있음을 밝혀내고 공중보건의 중요성을 제기했다. 채드윅의 조사 결과는 공중위생법 제정과 영국 정부 내 보건국 창설로 이어졌다.

① 레벤후크(Leeuwenhoek) : 현미경을 발명해 육안으로 볼 수 없었던 미생물을 발견하였다.

② 존 그랜트(John Graunt) : 정치산술(political arithmetic)의 창시자로, 인구 현상에 관하여 정치적·사회적 요소의 작용을 파악함으로써 자연적·수량적 법칙성을 다룬 「사망표에 관한 자연적 및 정치적 제관찰」을 집필하였다.

④ 존 스노우(John Snow) : 역학의 선구자로 1854년 런던 소호에서 창궐한 콜레라가 오염된 물을 통해 퍼졌다는 사실을 역학 조사를 통해 밝혀냈다.

**18**　프랑스 파리에서 열린 기후변화협약 제21차 당사국 총회에서는 2020년 이후 선진·개도국 모두 온실가스 감축에 동참하는 신기후체제 근간을 마련하여 기존 교토의정서를 대체하는 협정을 체결하였다.

※ 교토의정서와 신기후체제 비교

| 구분 | 교토의정서 | 신기후체제 |
|---|---|---|
| 범위 | 온실가스 감축에 초점 | 온실가스 감축을 포함한 포괄적 대응(감축/적응/재정지원/기술이전/역량강화/투명성 등) |
| 감축 대상국가 | 37개 선진국 및 EU(미국/중국/일본/캐나다/러시아/뉴질랜드 등 이탈) | 선진국 및 개도국 모두 포함 |
| 목표 설정방식 | 하향식 | 상향식 |
| 적용시기 | 1차 공약기간 : 2008 ~ 2012년<br>2차 공약기간 : 2013 ~ 2020년 | 2020년 이후 발효 예정 |

**19** 버스정류장을 금연구역으로 지정하는 것과 관련된 보건의료의 사회경제학적 특성은?

① 불확실성                    ② 외부효과

③ 공급의 독점성                ④ 정보의 비대칭성

**20** 손상(injury)을 발생시키는 역학적 인자 3가지에 해당 하지 않는 것은?

① 인적 요인                    ② 장애 요인

③ 환경적 요인                  ④ 매개체 요인

........................................................................................................................

**ANSWER** 19.② 20.②

**19** **외부효과(external effect)** … 한 사람의 행위가 다른 사람에게 일방적으로 이익을 주거나 손해를 끼치는 경우로, 보건의료 분야에서 외부효과가 나타나는 사례가 빈번하지는 않지만 일단 발생하면 큰 영향을 미친다. 감염병의 전염이나 간접흡연으로 인한 폐암 발병 등이 여기에 해당한다. 외부효과가 존재하는 경우에 이를 시장에 맡겨두면 외부효과가 제대로 제거되지 않으므로 정부가 강제로 개입하여 해결해야 할 필요가 있다.

　　※ 보건의료의 사회경제적 특성
　　　　㉠ 정보의 비대칭성(소비자의 무지)
　　　　㉡ 면허제도에 의한 공급의 법적 독점 및 비탄력성
　　　　㉢ 수요예측의 불확실성
　　　　㉣ 필수재, 공공재, 우량재
　　　　㉤ 외부효과의 존재
　　　　㉥ 소비적 요소와 투자적 요소의 혼재
　　　　㉦ 수요와 공급의 불일치와 동시성
　　　　㉧ 노동·자본 집약적 서비스

**20** 현재 보편적으로 통용되고 있는 손상의 정의는 질병 이외의 외부적 요인에 의해 다치는 것이다. 즉, '의도적 혹은 비의도적 사고의 결과로서 발생하는 신체나 정신에 미치는 건강상의 해로운 결과로 규정하고 있다(WHO, 1989). 1940년대 보건학자 Gordon에 의해 손상이 다른 질병과 마찬가지로 유행과 계절적 변화, 장기간의 추세, 인구학적 분포를 가진다고 밝혀지면서 손상에도 고위험군(High-Risk Group)이 있으며 인적요소(Host)와 매개체(Agent), 환경(Environment)의 세 요소가 서로 관련되어 있어 이를 적절히 통제함으로써 예방이 가능하다는 개념이 대두되었다.

**1** 공중보건의 역사적 사건 중 가장 먼저 발생한 사건은?

① 제너(E. Jenner)가 우두 종두법을 개발하였다.

② 로버트 코흐(R. Koch)가 결핵균을 발견하였다.

③ 베니스에서는 페스트 유행지역에서 온 여행자를 격리하였다.

④ 독일의 비스마르크(Bismarck)에 의하여 세계 최초로 「질병보험법」이 제정되었다.

**2** 「교육환경 보호에 관한 법률」상 교육환경보호구역 중 절대보호구역의 기준으로 가장 옳은 것은?

① 학교 출입문으로부터 직선거리로 50미터까지인 지역

② 학교 출입문으로부터 직선거리로 100미터까지인 지역

③ 학교 출입문으로부터 직선거리로 150미터까지인 지역

④ 학교 출입문으로부터 직선거리로 200미터까지인 지역

---

**ANSWER** 1.③ 2.①

**1** ③ 1348년에 발생했다. 베니스에서는 1348년에 오염되었거나 의심이 가는 배와 여행자의 입항을 금지시켰으며, 라구사에서는 페스트 유행 지역에서 온 여행자는 항구밖의 일정한 장소에서 질병이 없어질 때까지 2개월간 머물다가 입항이 허락되었다. 이것은 역사적으로 검역의 시초가 되었다. 그 후 1383년에 프랑스 항구도시에서 최초로 검역법이 통과되었으며, 처음으로 검역소가 설치, 운영되었던 것은 감염병 예방이라는 측면에서 중요한 업적이라 할 수 있다.
① 1798년
② 1882년
④ 1883년

**2** 교육환경보호구역의 설정 등 … 교육감은 학교경계 또는 학교설립예정지 경계(이하 "학교경계 등"이라 한다)로부터 직선거리 200 미터의 범위 안의 지역을 다음 각 호의 구분에 따라 교육환경보호구역으로 설정 · 고시하여야 한다〈교육환경 보호에 관한 법률 제8조 제1항〉.
㉠ 절대보호구역 : 학교출입문으로부터 직선거리로 50미터까지인 지역(학교설립예정지의 경우 학교경계로부터 직선거리 50미터 까지인 지역)
㉡ 상대보호구역 : 학교경계 등으로부터 직선거리로 200미터까지인 지역 중 절대보호구역을 제외한 지역

**3** 자연독에 의한 식중독의 원인이 되는 독성분이 아닌 것은?

① 테트로도톡신(tetrodotoxin)  　　　② 엔테로톡신(enterotoxin)

③ 베네루핀(venerupin)  　　　　　　④ 무스카린(muscarine)


**4** 카드뮴(Cd) 중독으로 인한 일본의 환경오염 문제를 사회적으로 크게 부각시킨 것으로 가장 옳은 것은?

① 욧카이치 천식  　　　　　　　　　② 미나마타병

③ 후쿠시마 사건  　　　　　　　　　④ 이타이이타이병


**ANSWER** 3.②  4.④

**3** 병원성 포도상 구균이 만들어 내는 내열성 독소로 오심, 복통, 구토, 설사 따위를 일으킨다.

※ 자연독에 의한 식중독

| 종류 | | 원인독소 |
|---|---|---|
| 동물성 식중독 | 복어 | 테트로도톡신 |
| | 바지락, 굴 | 베네루핀 |
| | 조개 | 미틸로톡신 |
| 식물성 식중독 | 버섯 | 무스카린 |
| | 감자 | 솔라닌 |
| | 맥각(보리) | 에르고톡신 |
| | 매실 | 아미그달린 |
| | 옥수수나 견과류 | 아플라톡신 |

**4** ④ 이타이이타이병 : 기후현 가미오카에 있는 미츠이 금속광업 가미오카 광산에서 아연을 제련할 때 광석에 포함되어 있던 카드뮴을 제거하지 않고 그대로 강에 버린 것이 원인으로 증상 진행에 대해서는 아직 완전히 해명되어 있지는 않지만, 카드뮴에 중독되면 신장에 문제가 발생하여 임신, 내분비계에 이상이 오고 칼슘이 부족하게 된다. 이로 인해 뼈가 물러져서 이타이이타이병이 나타나는 것으로 파악된다.

① 욧카이치 천식 : 1950년대 일본 욧가이치 시의 석유 화학 공단에서 이산화질소 따위의 유해 물질이 배출되어 발생한 대기오염 사건으로 각종 호흡기 질환으로 1,231명의 피해자와 80여 명의 사망자를 낳았다.

② 미나마타병 : 수은중독으로 인해 발생하는 다양한 신경학적 증상과 징후를 특징으로 하는 증후군이다. 1956년 일본의 구마모토현 미나마타시에서 메틸수은이 포함된 조개 및 어류를 먹은 주민들에게서 집단적으로 발생하면서 사회적으로 큰 문제가 되었다. 문제가 되었던 메틸수은은 인근의 화학 공장에서 바다에 방류한 것으로 밝혀졌고, 2001년까지 공식적으로 2265명의 환자가 확인되었다. 1965년에는 니가타 현에서도 대규모 수은중독이 확인되었다.

③ 후쿠시마 사건 : 후쿠시마 제1원자력 발전소 사고는 2011년 3월 11일 도호쿠 지방 태평양 해역 지진으로 인해 JMA진도 7, 규모 9.0의 지진과 지진 해일로 도쿄전력이 운영하는 후쿠시마 제1원자력 발전소의 원자로 1-4호기에서 발생한 누출 사고이다.

**5** '(근로손실일수/연 근로시간 수)×1,000'으로 산출하는 산업재해 지표는?

① 건수율

② 강도율

③ 도수율

④ 평균손실일수

**6** 사회보험(social insurance)에 대한 설명으로 가장 옳은 것은?

① 보험료는 지불능력에 따라 부과한다.

② 주로 저소득층을 대상으로 한다.

③ 가입은 개인이 선택하는 임의가입 방식이다.

④ 급여는 보험료 부담수준에 따라 차등적으로 제공한다.

---

**ANSWER** 5.② 6.①

**5** ② 강도율 : 1,000 근로시간당 재해로 인한 근로손실일수

① 건수율 : (재해건수/평균 실근로자수)×1,000

③ 도수율 : (재해건수/연근로시간수)×1,000,000

④ 평균손실일수 : (손실노동시간수/사고건수)×1,000

**6** ② 공공부조제도에 대한 설명이다.

③④ 민간보험에 관한 설명이다.

※ 사회보험과 민간보험 비교

| 구분 | 사회보험 | 민간보험 |
|---|---|---|
| 목적 | 최저생계보장 또는 기본적 의료보장 | 개인적 필요에 따른 보장 |
| 가입의 강제성 | 강제가입 (집단보험) | 임의가입 (개별보험) |
| 부양성 | 국가 또는 사회 부양설 | 없음 |
| 보험보호대상 | 질병,분만,산재,노령,실업 폐질에 국한 | 발생위험률을 알 수 있는 대상 |
| 수급권 | 법적 수급권 | 계약적 수급권 |
| 독점/경쟁 | 정부 및 공공기관 독점 | 자유경쟁 |
| 공동부담 여부 | 공동 부담의 원칙 | 본인 부담 위주 |
| 재원부담 | 능력비례 부담 | 능력무관 (동액 부담) |
| 보험료 부담방식 | 주로 정률제 | 주로 정액제 |
| 보험료 수준 | 위험률 상당이하 요율 | 위험률 비례요율 (경험률) |
| 보험자의 위험선택 | 할 수 없음 | 할 수 있음 |
| 급여수준 | 균등급여 | 차등급여 (기여비례보상) |
| 인플레이션 대책 | 가능 | 취약함 |

**7** 수질오염평가에서 오염도가 낮을수록 결과치가 커지는 지표는?

① 화학적 산소요구량(COD)

② 과망가니즈산칼륨 소비량($KMnO_4$ demand)

③ 용존산소(DO)

④ 생화학적 산소요구량(BOD)

**8** 기후변화(지구온난화)의 원인이 되는 온실가스 중 배출량이 가장 많은 물질은?

① 일산화탄소(CO)

② 메탄가스($CH_4$)

③ 질소($N_2$)

④ 이산화탄소($CO_2$)

---

**ANSWER** 7.③ 8.④

**7** ③ 용존산소 : 물의 오염도가 낮고, 물속 식물의 광합성량이 증가할수록 커진다.
① 화학적 산소요구량 : 물속의 유기물을 산화제로 산화하는 데에 소비되는 산소의 양으로 수치가 클수록 오염이 심함을 나타낸다.
② 과망가니즈산칼륨 소비량 : 과망가니즈산칼륨 소비량 측정으로 지표수의 오염도를 알 수 있는데, 소모된 과망가니즈산칼륨의 양이 많다는 것은 하수, 분뇨, 공장폐수 등 유기물이 다량 함유된 오수에 의해 오염되었다는 것을 의미한다.
④ 생화학적 산소요구량 : 물속에 있는 미생물이 유기물을 분해하는 데에 필요한 산소 소모량을 말하는데, BOD가 높을수록 오염된 물이다.

**8** 이산화탄소($CO_2$)가 88.6%로 가장 크고, 메탄($CH_4$) 4.8%, 아산화질소($N_2O$) 2.8%, 기타 수소불화탄소(HFCs), 과불화탄소(PFCs), 육불화황($SF_6$)를 합쳐서 3.8% 순이다.

**9** 식품의 보존방법 중 화학적 보존방법에 해당하는 것은?

① 절임법

② 가열법

③ 건조법

④ 조사살균법


**10** 제5차 국민건강증진종합계획(Health Plan 2030)의 주요사업 분야의 내용으로 가장 옳지 않은 것은? [기출변형]

① 감염 및 기후변화성 질환예방관리 – 기후변화성 질환, 감염병 대응

② 정신건강관리 – 자살예방, 권역트라우마센터

③ 인구집단별 건강관리 – 영유아 검진, 근로자 건강증진

④ 건강생활 실천 – 신체활동, 비만관리


........................................................................................................................................

**ANSWER** 9.① 10.④

**9**  ① **절임법**: 식품에 소금, 설탕, 식초를 넣어 삼투압 또는 pH를 조절함으로써 부패미생물의 발육을 억제하는 방법이며 김치, 젓갈, 잼, 가당연유, 마늘절임, 피클 등에 이용된다.

② **가열법**: 끓이거나 삶는 방법으로 식품에 부착된 미생물을 사멸시키고, 조직 중의 각종 효소를 불활성화시켜 자기소화작용을 저지함으로써 식품의 변질을 막는 방법이다.

③ **건조법**: 식품의 수분 함량을 낮춤으로써 미생물의 발육과 성분변화를 억제하는 방법이다. 천일건조는 햇볕이나 응달에서 말리는 방법으로 건포도, 곶감, 건어물, 산채 등에 사용되어왔고, 인공건조는 열풍, 분무, 피막, 냉동을 이용하는 방법으로 분유, 분말커피, 인스턴트 수프, 건조과일 등의 고급식품에 사용된다.

④ **조사살균법**: 방사선조사 살균방법은 식품에 열이 거의 발생되지 않고 물리적·화학적 변화없이 원래 상태를 그대로 유지하면서 살균하는 기술로, 주로 식품의 식중독균 살균 및 유해 해충을 죽이는 데 이용된다.

※ 식품 보존의 방법

ㄱ 물리적 방법: 냉장, 냉동, 가열, 건조, 공기조절

ㄴ 화학적 방법: 염장, 당장, 산첨가, 보존료, 훈연, 천연물 첨가

**10** 제5차 국민건강증진종합계획 중점과제

| 건강생활 실천 | 정신건강 관리 | 비감염성 질환 예방 관리 | 감염 및 기후변화성 질환 예방 관리 | 인구집단별 건강관리 | 건강친화적 환경 구축 |
|---|---|---|---|---|---|
| • 금연<br>• 절주<br>• 영양<br>• 신체활동<br>• 구강건강 | • 자살예방<br>• 치매<br>• 중독<br>• 지역사회<br>• 정신건강 | • 암<br>• 심뇌혈관질환<br>• 비만<br>• 손상 | • 감염병 예방<br>• 감염병 대응<br>• 기후변화성 질환 | • 영유아<br>• 아동청소년<br>• 여성<br>• 노인<br>• 장애인<br>• 근로자<br>• 군인 | • 건강친화적 법·제도 개선<br>• 건강정보 이해력제고<br>• 혁신적 정보기술 적용<br>• 재원 운용 등<br>• 지역사회 자원확충 등 |

**11** 〈보기〉에서 설명하는 표본추출 방법으로 가장 옳은 것은?

> 모집단에서 일련의 번호를 부여한 후 표본추출간격을 정하고 첫 번째 표본은 단순임의추출법으로 뽑은 후 이미 정한 표본추출간격으로 표본을 뽑는 방법이다.

① 집락추출법(cluster sampling)

② 층화임의추출법(stratified random sampling)

③ 계통추출법(systematic sampling)

④ 단순임의추출법(simple random sampling)


**12** 연구시작 시점에서 폐암에 이환되지 않은 사람을 대상으로 흡연자와 비흡연자를 20년간 추적 조사하여 폐암 발생 여부를 규명하는 역학조사 방법은?

① 전향적 코호트연구

② 환자대조군연구

③ 단면연구

④ 후향적 코호트연구

---

**ANSWER** 11.③ 12.①

**11** ① **집락추출법** : 모집단에서 집단을 일차적으로 표집한 다음, 선정된 각 집단에서 구성원을 표본으로 추출하는 다단계 표집방법이다. 주로 모집단을 총망라한 목록을 수집하기가 현실적으로 불가능할 때 사용될 수 있다.

② **층화임의추출법** : 모집단을 서로 겹치지 않는 여러 개의 층으로 분할한 후 각 층에서 배정된 표본을 단순임의추출법에 따라 추출하는 방법이다.

④ **단순임의추출법** : 통계조사에서 가장 기본이 되는 표본추출법으로 단순임의추출법을 사용하기 위해서는, 먼저 모든 단위들의 목록인 추출틀이 마련되어 있어야 한다.

**12** ①④ 코호트연구는 모집단에서 어떤 질병의 원인으로 의심되는 위험요인에 노출된 집단과 노출되지 않은 집단을 대상으로 일정 기간 두 집단의 질병발생 빈도를 추적조사하여 위험요인에 대한 노출과 특정 질병발생의 연관성을 규명하는 분석역학 연구의 하나이다. 전향적 연구는 연구를 시작하기로 결정 후, 연구대상자를 선정하고 팔로우업을 시작하는 것이며, 후향적 연구는 팔로우업을 다하고 이미 데이터가 만들어져 있는 상태에서 시작하는 연구이다.

② 특정 질병의 유무로 환자군과 대조군을 선정하여 질환 요인에 대한 과거 혹은 현재의 노출 상태를 조사하고 두 군 간 노출 정도의 차이를 비교하는 연구 방법이다. 환자군과 대조군 사이에 요인 노출의 정도 차이가 존재한다면, 그 요인이 질병 발생과 연관이 있다고 추론할 수 있다.

③ 인구집단을 특정한 시점이나 기간 내에 질병을 조사하고 질병과 인구집단의 관련성을 연구하는 방법이다. 한번에 대상집단의 질병양상과 이에 관련된 여러 속성을 동시에 파악할 수 있으며, 경제적이므로 자주 사용된다.

**13** 「모자보건법」에 따른 모자보건 대상에 대한 정의로 가장 옳지 않은 것은?

① "영유아"란 출생 후 6년 미만인 사람을 말한다.

② "모성"이란 임산부와 가임기(可姙期) 여성을 말한다.

③ "임산부"란 임신 중이거나 분만 후 8개월 미만인 여성을 말한다.

④ "신생아"란 출생 후 28일 이내의 영유아를 말한다.

---

**ANSWER** 13.③

**13** "임산부"란 임신 중이거나 분만 후 6개월 미만인 여성을 말한다〈모자보건법 제2조(정의)〉.

※ 정의〈모자보건법 제2조〉

㉠ "임산부"란 임신 중이거나 분만 후 6개월 미만인 여성을 말한다.

㉡ "모성"이란 임산부와 가임기(可姙期) 여성을 말한다.

㉢ "영유아"란 출생 후 6년 미만인 사람을 말한다.

㉣ "신생아"란 출생 후 28일 이내의 영유아를 말한다.

㉤ "미숙아(未熟兒)"란 신체의 발육이 미숙한 채로 출생한 영유아로서 대통령령으로 정하는 기준에 해당하는 영유아를 말한다.

㉥ "선천성이상아(先天性異常兒)"란 선천성 기형(奇形) 또는 변형(變形)이 있거나 염색체에 이상이 있는 영유아로서 대통령령으로 정하는 기준에 해당하는 영유아를 말한다.

㉦ "인공임신중절수술"이란 태아가 모체 밖에서는 생명을 유지할 수 없는 시기에 태아와 그 부속물을 인공적으로 모체 밖으로 배출시키는 수술을 말한다.

㉧ "모자보건사업"이란 모성과 영유아에게 전문적인 보건의료서비스 및 그와 관련된 정보를 제공하고, 모성의 생식건강(生殖健康) 관리와 임신·출산·양육 지원을 통하여 이들이 신체적·정신적·사회적으로 건강을 유지하게 하는 사업을 말한다.

㉨ "산후조리업(産後調理業)"이란 산후조리 및 요양 등에 필요한 인력과 시설을 갖춘 곳(이하 "산후조리원"이라 한다)에서 분만 직후의 임산부나 출생 직후의 영유아에게 급식·요양과 그 밖에 일상생활에 필요한 편의를 제공하는 업(業)을 말한다.

㉩ "난임(難姙)"이란 부부(사실상의 혼인관계에 있는 경우를 포함한다. 이하 이 호에서 같다)가 피임을 하지 아니한 상태에서 부부간 정상적인 성생활을 하고 있음에도 불구하고 1년이 지나도 임신이 되지 아니하는 상태를 말한다.

㉪ "보조생식술"이란 임신을 목적으로 자연적인 생식과정에 인위적으로 개입하는 의료행위로서 인간의 정자와 난자의 채취 등 보건복지부령으로 정하는 시술을 말한다.

**14** 고혈압으로 인한 뇌졸중 발생의 상대위험도(relative risk)를 〈보기〉의 표에서 구한 값은?

(단위 : 명)

| | 뇌졸중 발생 | 뇌졸중 비발생 | 계 |
|---|---|---|---|
| 고혈압 | 90 | 110 | 200 |
| 정상혈압 | 60 | 140 | 200 |
| 계 | 150 | 250 | 400 |

① (60/200) / (90/200)

② (90/150) / (110/250)

③ (110/250) / (90/150)

④ (90/200) / (60/200)

**ANSWER** 14.④

**14**

| 요인노출 \ 질병발생 | 예 | 아니오 | 합계 |
|---|---|---|---|
| 예 | a | b | a+b |
| 아니오 | c | d | c+d |
| 합계 | a+c | b+d | n=a+b+c+d |

상대위험 $= \dfrac{\text{요인에 노출된 집단에서 질병이 발생할 위험}}{\text{요인에 노출되지 않은 집단에서 질병이 발생할 위험}}$

$= \dfrac{\dfrac{a}{(a+b)}}{\dfrac{c}{(c+d)}} = \dfrac{a(c+d)}{c(a+b)}$

**15** PRECEDE-PROCEED 모델에서 유병률, 사망률, 건강문제 등을 규명하는 단계로 가장 옳은 것은?

① 사회적 진단

② 역학적 진단

③ 교육생태학적 진단

④ 행정 및 정책 진단

---

**ANSWER** 15.②

**15** ㉠ 사회적 진단
- 대상 인구집단의 삶의 질에 영향을 미치는 사회적 문제요인을 규명하고 삶의 질을 방해하는 주요 장애물을 파악하는 단계
- 객관적 사정 : 범죄율, 고용률, 실업률, 인구밀도, 결근율, 특정질병의 사망률
- 주관적 사정 : 대상 인구집단의 적응과 삶의 만족도 등

㉡ 역학적 진단
- 1단계에서 규명된 삶의 질에 영향을 미치는 구체적인 건강문제를 규명, 그 건강문제의 우선순위를 정하여 제한된 자원을 사용할 가치가 가장 큰 건강문제를 규명하는 단계
- 대상집단의 건강문제의 범위, 분포, 원인 기술하여, 건강문제의 상대적 중요성 제시
- 건강문제를 나타내는 지표 : 유병률, 발생률, 빈도율, 사망율, 이환율, 장애율, 불편감, 불만족, 평균여명, 체력상태

㉢ 행위 및 환경적 진단 : 역학적 사정에서 확인된 건강문제와 원인적으로 연결된 것으로 보이는 건강관련행위와 환경요인을 규명
- 행위 사정 : 건강문제 관련요인의 분류→행위의 분류→행위의 등급화→행위변화가능성에 따른 등급화→표적행위 선택
- 환경사정 : 변화 가능한 환경요인의 규명→중요도에 따른 환경요인들 분류→변화 가능한 환경요인들 분류→표적 환경요인 결정
- 건강문제의 원인적행위요인 : 흡연, 과음, 고지방식이, 좌식생활, 운동행위
- 환경적요인 : 운동시설, 건강진단 시설 유무 및 접근용이도, 금연구역 설정유무와 실천정도

㉣ 교육 및 조직적 진단
- 성향요인 : 행위에 영향을 주는 내재된 요인으로 개인이 가지고 있는 건강에 대한 지식, 태도, 신념, 가치관, 자기효능 등을 확인하는 것
- 강화요인 : 보상, 칭찬, 처벌 등과 같이 동기를 부여하는 요인
- 촉진요인 : 행위가 실제로 나타날 수 있도록 하는 행위 이전의 요인으로 개인이나 조직으로 하여금 행동할 수 있도록 하는 요인으로 보건의료 및 지역사회자원의 이용가능성, 접근성, 시간적 여유, 개인의 기술, 개인 및 지역사회의 자원이 포함

㉤ 행정 및 정책적 진단 : 보건교육 프로그램을 실행하는데 관련된 행정적·정책적 문제(예산, 자원, 시간, 프로그램 수행시의 장애, 지원 정책)를 진단

㉥ 실행 : 진단한 것을 기반으로 실행

㉦ 과정평가 : 정책, 이론적 근거, 프로토콜을 따라 수행이 잘 이루어졌는지 평가

㉧ 영향평가 : 대상행위, 성향요인, 촉진요인, 강화요인, 행위에 영향을 미치는 환경요인이 목표행동에 미치는 즉각적인 효과에 대해 평가

㉨ 결과평가 : 진단 초기단계에서 사정된 건강상태와 삶의 질 변화 평가

**16** 어느 지역에서 코로나19(COVID-19) 환자가 1,000여 명 발생했을 때, 가장 먼저 실시해야 할 역학연구는?

① 기술역학          ② 분석역학

③ 실험역학          ④ 이론역학

**17** SWOT 전략 중 외부의 위험을 피하기 위해 사업을 축소 및 폐기하는 방어적 전략은?

① SO 전략          ② WO 전략

③ ST 전략          ④ WT 전략

**ANSWER** 16.① 17.④

**16** 역학적 연구방법

| 역학 분류 | 개념 |
|---|---|
| 기술역학 | 제1단계 역학 : 임상의학에서 활용된다. |
| 분석역학 | 제2단계 역학 : 후향성 조사(기왕력 조사), 단면적 조사와 전향성 조사연구가 있다. |
| 실험역학 | 실험군과 대조군으로 나누어 비교 관찰하는 역학이다. |
| 이론역학 | 제3단계 역학 : 여러 요인간의 상호관계를 수학 또는 통계학적으로 규명하는 역학이다. |
| 임상역학 | 질병을 지역사회 입장에서 이해하는 역학이다. |
| 유전역학 | 질병발생의 숙주요인을 유전학적 방법으로 해명하는 역학이다. |
| 작전역학 | 계통적 연구를 통해 서비스 향상을 목적으로 하는 역학이다. |

**17** SWOT 분석을 통한 SWOT 전략

| 구분 | 기회(O) | 위협(T) |
|---|---|---|
| 강점(S) | SO전략 강점을 가지고 기회를 살리는 전략 | ST전략 강점을 가지고 위험을 최소화하는 전략 |
| 약점(W) | WO전략 약점을 보완하며 기회를 살리는 전략 | WT전략 약점을 보완하며 위협을 최소화하는 전략 |

**18** 레벨과 클라크(Leavell&Clark)의 질병의 자연사에서 불현성 감염기에 취해야 할 예방조치로 가장 옳은 것은?

① 재활 및 사회복귀

② 조기진단과 조기치료

③ 악화방지를 위한 적극적 치료

④ 지역사회 전체에 대한 예방접종

**19** 〈보기〉와 같은 인구구조를 가진 지역사회의 노년 부양비는?

| 연령(세) | 인구(명) |
|---|---|
| 0~14 | 200 |
| 15~44 | 600 |
| 45~64 | 400 |
| 65~79 | 110 |
| 80 이상 | 40 |

① 11.1%

② 13.3%

③ 15%

④ 25%

---

**ANSWER** 18.② 19.③

**18** 레벨과 클라크(Leavell&Clark)의 질병의 자연사

　㉠ 1차 예방 : 비병원성기, 초기병원성기 – 질병방생억제단계

　　• 적극적 예방 : 환경위생, 건강증진, 생화환경개선

　　• 소극적 예방 : 특수예방, 예방접종

　㉡ 2차 예방 : 불현성질환기, 발현성질환기 – 조기발견과 조기치료단계

　㉢ 3차 예방 : 회복기 – 재활 및 사회복귀 단계, 잔여기능의 최대화

**19** 생산가능인구(15~64세) 100명에 대한 고령인구(65세 이상)의 비는 '노년부양비＝고령인구(65세 이상)÷생산가능인구(15~64세)×100'이다.

따라서, $(110+40) \div (600+400) \times 100 = 150 \div 1000 \times 100 = 15(\%)$이다.

## 20 근로자의 건강을 보호하기 위한 조치로 가장 옳지 않은 것은?

① 「근로기준법」및 동법 시행령에 따라 취직인허증을 지니지 않은 15세 미만인 자는 근로자로 사용하지 못한다.

② 「근로기준법」및 동법 시행령에는 임산부를 위한 사용금지 직종을 규정하고 있다.

③ 근로 의욕과 생산성을 위하여 근로자를 적재적소에 배치한다.

④ 「근로기준법」상 수유시간은 보장되지 않는다.

···········································································································································

**ANSWER** 20.④

**20** 생후 1년 미만의 유아(乳兒)를 가진 여성 근로자가 청구하면 1일 2회 각각 30분 이상의 유급 수유 시간을 주어야 한다〈근로기준법 제75조(육아 시간)〉.

① 15세 미만인 사람(「초·중등교육법」에 따른 중학교에 재학 중인 18세 미만인 사람을 포함한다)은 근로자로 사용하지 못한다. 다만, 대통령령으로 정하는 기준에 따라 고용노동부장관이 발급한 취직인허증(就職認許證)을 지닌 사람은 근로자로 사용할 수 있다〈근로기준법 제64조(최저 연령과 취직인허증) 제1항〉.

②③ 임산부 등의 사용 금지 직종〈근로기준법 시행령 별표4〉

| 구분 | 사용 금지 직종 |
|---|---|
| 임신 중인 여성 | ㉠ 「원자력안전법」 제91조 제2항에 따른 방사선작업종사자 등의 피폭방사선량이 선량한도를 초과하는 원자력 및 방사선 관련 업무<br>㉡ 납, 수은, 크롬, 비소, 황린, 불소(불화수소산), 염소(산), 시안화수소(시안산), 2-브로모프로판, 아닐린, 수산화칼륨, 페놀, 에틸렌글리콜모노메틸에테르, 에틸렌글리콜모노에틸에테르, 에틸렌글리콜모노에틸에테르 아세테이트, 염화비닐, 벤젠 등 유해물질을 취급하는 업무<br>㉢ 사이토메갈로바이러스(Cytomegalovirus)·B형 간염 바이러스 등 병원체로 인하여 오염될 우려가 큰 업무. 다만, 의사·간호사·방사선기사 등의 면허증을 가진 사람 또는 해당 자격 취득을 위한 양성과정 중에 있는 사람의 경우는 제외한다.<br>㉣ 신체를 심하게 펴거나 굽히면서 해야 하는 업무 또는 신체를 지속적으로 쭈그려야 하거나 앞으로 구부린 채 해야 하는 업무<br>㉤ 연속작업에 있어서는 5킬로그램 이상, 단속(斷續)작업에 있어서는 10킬로그램 이상의 중량물을 취급하는 업무<br>㉥ 임신 중인 여성의 안전 및 보건과 밀접한 관련이 있는 업무로서 고용노동부령으로 정하는 업무<br>㉦ 그 밖에 고용노동부장관이 「산업재해보상보험법」 제8조에 따른 산업재해보상보험 및 예방심의위원회의 심의를 거쳐 지정하여 고시하는 업무 |
| 산후 1년이 지나지 않은 여성 | ㉠ 납, 비소를 취급하는 업무. 다만, 모유 수유를 하지 않는 여성으로서 본인이 취업 의사를 사업주에게 서면으로 제출한 여성의 경우는 제외한다.<br>㉡ 2-브로모프로판을 취급하거나 2-브로모프로판에 노출될 수 있는 업무<br>㉢ 그 밖에 고용노동부장관이 산업재해보상보험 및 예방심의위원회의 심의를 거쳐 지정하여 고시하는 업무 |
| 임산부가 아닌 18세 이상인 여성 | ㉠ 2-브로모프로판을 취급하거나 2-브로모프로판에 노출될 수 있는 업무. 다만, 의학적으로 임신할 가능성이 전혀 없는 여성인 경우는 제외한다.<br>㉡ 그 밖에 고용노동부장관이 산업재해보상보험 및 예방심의위원회의 심의를 거쳐 지정하여 고시하는 업무 |
| 18세 미만인 자 | ㉠ 「건설기계관리법」, 「도로교통법」 등에서 18세 미만인 자에 대하여 운전·조종면허 취득을 제한하고 있는 직종 또는 업종의 운전·조종업무<br>㉡ 「청소년보호법」 등 다른 법률에서 18세 미만인 청소년의 고용이나 출입을 금지하고 있는 직종이나 업종<br>㉢ 교도소 또는 정신병원에서의 업무<br>㉣ 소각 또는 도살의 업무<br>㉤ 유류를 취급하는 업무(주유업무는 제외한다)<br>㉥ 2-브로모프로판을 취급하거나 2-브로모프로판에 노출될 수 있는 업무<br>㉦ 18세 미만인 자의 안전 및 보건과 밀접한 관련이 있는 업무로서 고용노동부령으로 정하는 업무<br>㉧ 그 밖에 고용노동부장관이 산업재해보상보험 및 예방심의위원회의 심의를 거쳐 지정하여 고시하는 업무 |

**1** 공중보건학의 발전사를 고대기, 중세기, 여명기, 확립기, 발전기의 5단계로 구분할 때 중세기에 대한 업적으로 가장 옳은 것은?

① 세계 최초의 국세조사가 스웨덴에서 이루어졌다.

② 프랑스 마르세유(Marseille)에 최초의 검역소가 설치되었다.

③ 영국 런던에서 콜레라의 발생 원인에 대한 역학조사가 이루어졌다.

④ 질병의 원인으로 장기설(miasma theory)과 4체액설이 처음 제기되었다.

**1** 공중보건학의 발전사

  ㉠ **고대기**(위생 중심)

- 메소포타미아 : 레위기의 모세5경, 바빌로니아 함무라비법전(공중보건에 관한 내용이 있는 최초의 법전)
- 이집트 : papyri42권(가장 오래된 의학사전) ※ 임호텝, Herodotus : 개인위생
- 그리스
- 히포크라테스가 환경요인과 질병의 관련성을 최초로 제시
- 장기설, Epidemic, 4체액설, 섭생법
- 로마
- 갈렌과 히포크라테스의 장기설을 계승발전
- 위생학(Hygiene)을 처음 사용
- 전문 의료기관으로 다이아코니아, 제노도키아가 있음

  ㉡ **중세기**(암흑기)

- 6 ~ 7세기 성지순례로 인한 콜레라가 대유행
- 13세기 십자군운동으로 인한 나병(한센병)
- 14세기 칭기스칸 유럽정벌로 흑사병(페스트)발병하여 유럽인구의 1/4 사망, 40일간 격리(Quarantine), 프랑스 마르세유의 최초 검역소
- 15 ~ 16세기 매독, 결핵 유행
- Salerno 양생법 : 일반대중들이 활용

  ㉢ **근세기**(여명기, 요람기) : 보건문제가 국가적 관심사

- Ramazzini : 산업보건
- Leeuwenhook : 현미경 발견
- Frank : 개인의 건강은 국가의 책임
- Jenner : 우두종두법개발
- Chadwick : 영국노동자의 발병상태보고서, 열병보고서로 최초 공중보건법 발생
- Thomas sydenham : 장기설주장, 말라리아 치료 시 키니네 사용 대중화
- Vesalius : 근대 해부학의 창시자

  ㉣ **근대기**(세균학설시대, 보건의료확립기)

- Snow : 콜레라 원인규명
- William : 방문간호, 오늘날 보건소 제도의 효시
- Bismarck : 세계 최초 근로자 질병보호법
- Pettenkofer : 위생학 교실 창립
- Koch : 결핵균, 연쇄상구균, 콜레라균 발견, 근대의학 창시자
- Pasteur : 백신 발견, 현대의학의 창시자
- Homes : 산욕열 예방

  ㉤ **현대기**(보건의료 발전기, 탈미생물학시대)

- 1919년 : 영국이 세계 최초로 보건부 설치
- 1920년 : Winslow 공중보건의 정의 발표
- 1948년 : WHO 설립
- 1974년 : UN "Health for all by the year 2000" 인류의 건강목표 설정
- 1979년 : WHO 두창(천연두) 근절 선언

**2** 병원체와 숙주 간 상호작용 지표에 대한 설명으로 가장 옳지 않은 것은?

① 감염력은 병원체가 숙주 내에 침입·증식하여 숙주에 면역반응을 일으키게 하는 능력이다.

② 독력은 현성 감염자 중에서 매우 심각한 임상증상이나 장애가 초래된 사람의 비율로 계산한다.

③ 이차발병률은 감염된 사람들 중에서 발병자의 비율로 계산한다.

④ 병원력은 병원체가 감염된 숙주에게 현성감염을 일으키는 능력이다.

**3** 우리나라 국민건강보험의 특성에 해당하지 않는 것은?

① 강제 적용

② 보험료 차등 부담

③ 차등 보험 급여

④ 단기 보험

---

**ANSWER** 2.③ 3.③

**2** ③ 이차발병률은 병원체의 최장잠복기 내 질병 발병자수÷환자와 접촉한 감수성 있는 사람들의 수(발달환자와 면역자 제외)×100으로 사람 간에 2차 전파 가능한 전염병 유행에서 감염성을 판단하기 위해 산출한다. 감수성이 있다는 것은 해당 병원체에 특이항체(저항력)을 가지지 못한 사람들을 말한다. 해당 병명에 대한 과거력이 있거나 일차발병자 및 예방 접종자는 제외된다.

① 감염력은 병원체가 감염을 일으키는 능력을 말한다.

② 독력은 병원성과 동일한 의미로 사용되고 병을 발생시키는 병원균의 능력, 광의적 의미로는 병이 심각해지는 정도를 말한다.

④ 병원력이란 병원균이 현성감염을 일으키는 능력을 말하며 감염된 사람들 중에 현성감염자의 비율을 뜻한다.

**3** 우리나라의 국민건강보험의 특성은 강제가입(법률에 의해 국내에 거주하는 모든 국민, 외국인, 재외국민은 강제 가입하여야함), 강제징수(소득과 자산의 따라 정해진 보험료를 의무적으로 지불), 균등기여(보험료는 부담능력에 따라 부과), 균일 급여(지불한 보험료에 상관없이 동일한 의료서비스 제공), 단기보험(1년 단위로 재정수지 상계), 건강의 사회적 보장, 소득 재분배기능, 사회 연대성 재고의 특성이 있다. 차등보험급여는 사보험에서 보험료 부담수준에 따른 차등급여를 적용하고 있다.

**4** 인체의 체온유지에 중요한 온열요소의 종합작용에 대한 설명으로 가장 옳은 것은?

① 실외에서의 불쾌지수는 기온과 기습으로부터 산출한다.
② 계절별 최적 감각온도는 겨울이 여름보다 높은 편이다.
③ 쾌감대는 기온이 높은 경우 낮은 습도 영역에서 형성된다.
④ 기온과 습도가 낮고 기류가 커지면 체열 발산이 감소한다.

**5** 정신건강과 관련된 내용에 대한 설명으로 가장 옳지 않은 것은?

① 세계보건기구는 정신건강증진을 긍정적 정서를 함양하고 질병을 예방하며 역경을 이겨내는 회복력 (resilience)을 향상시키는 것이라고 정의하였다.
② 「정신건강증진 및 정신질환자 복지서비스 지원에 관한 법률」에서 정신건강증진사업을 규정하고 있다.
③ 정부는 정신건강을 위한 다양한 정책, 제도, 법률 서비스 개발을 강화하고 실행하여야 한다.
④ 지역사회 기반의 정신건강 서비스는 입원을 강화하도록 하고, 병원이 중심이 되어야 한다.

---

**ANSWER** 4.③ 5.④

**4** ③ 쾌감대는 적당한 착의 상태에서 쾌감을 느낄 수 있는 온열조건으로 온도가 증가할수록 높은 습도 영역에서 형성된다.
① 불쾌지수는 기온과 기습을 고려한 불쾌함의 정도를 말한다.
② 감각온도란 온도, 기류 및 방사열과 같은 것에 인자를 고려하여 인간 감각을 통해 느끼는 온도를 감각온도라 하며 계절별 최적 감각온도는 겨울이 여름보다 높다.
④ 기류가 작고 기온과 습도가 높아지면 체열발산이 감소한다.

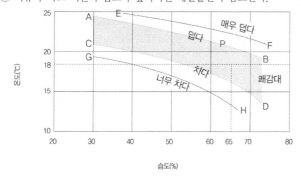

**5** 지역사회 기반의 정신건강서비스는 지역사회의 생활을 향상시키고, 입원이나 입소를 최소한으로 하여 환자 중심적인 치료가 우선적으로 고려되어야 한다.

**6** 위험요인과 질병발생의 인과관계 규명을 위하여 역학적 연구를 설계하고자 할 때 인과적 연관성에 대한 근거의 수준이 가장 높은 연구방법은?

① 실험연구                          ② 단면연구
③ 코호트연구                        ④ 환자 – 대조군연구


**7** Myers(1969)는 지역사회 또는 사회적 수준에서 요구되는 바람직한 보건의료의 조건으로 4가지를 제시하였는데, 이 중 치료과정에서 최소의 자원을 투입하여 건강을 빨리 회복시키는 것을 의미하는 것은?

① 형평성                            ② 접근성
③ 효과성                            ④ 효율성


---

**ANSWER** 6.① 7.④

**6**  ① 실험연구 : 연구자가 연구대상자의 참여 및 주요인 및 교란요인에 노출, 무작위 배정을 통하여 여러 연구 조건들을 직접 통제하여 연구수행과정에서 발생할 수 있는 각종 바이러스가 연구결과에 영향을 미치는 것을 최소한 것으로 인과적 연관성에 대한 근거의 수준이 가장 높다.
  ② 단면연구 : 질병과 질병에 대한 위험요인 노출정보를 같은 시점 또는 같은 기간 내에 도출할 수 있는 역학적 연구형태로써 연구 설계 중 유일하게 유병률을 산출할 수 있는 연구방법이다.
  ③ 코호트 연구 : 질병의 위험요인을 밝히고자 위험요인에 노출된 인구집단을 장시간 동안 추적관찰하여 질병이나 사망의 발생률을 비교하는 역학적 연구 설계이다.
  ④ 환자 – 대조군연구 : 연구하고자 하는 질병이 있는 환자군과 질병이 없는 대조군에서 유험요인에 대한 두 집단의 노출 정도를 비교하는 연구이다.

**7**  Myers가 제시한 양질의 보건의료 요건 구성요소로서의 4가지
  ㉠ 접근용이성(accessibility) : 사용자들이 필요하면 언제 어디서든 쉽게 이용할 수 있도록 재정적, 지리적, 사회, 문화적인 측면에서 보건의료서비스가 송급되어야 함을 말한다.
  ㉡ 질적 적정성(quality) : 보건의료와 관련하여 의학적 적정성과 사회적 적정성이 질적으로 동시에 달성될 수 있어야 함을 의미한다.
  ㉢ 지속성(continuity) : 보건의료는 시간적 · 지리적으로 상관성을 가져야하고 보건의료 기관들 간에 유기적으로 협동하여 보건의료서비스를 수행해야한다.
  ㉣ 효율성(efficiency) : 보건의료 목적을 달성하는 데 투입되는 자원의 양을 최소화하거나 일정한 자원의 투입으로 최대의 목적을 달성할 수 있어야 함을 의미한다.

**8**　〈보기〉에서 설명하는 물질로 가장 옳은 것은?

―――――〈보기〉―――――

은백색 중금속으로 합금제조, 합성수지, 도금작업, 도료, 비료제조 등의 작업장에서 발생되어 체내로 들어가면 혈액을 거쳐 간과 신장에 축적된 후 만성중독 시 신장기능장애, 폐기종, 단백뇨 증상을 일으킨다.

① 비소　　　　　　　　　　　② 수은
③ 크롬　　　　　　　　　　　④ 카드뮴

**9**　질병예방적 관점에 따른 보건의료의 분류로 가장 옳은 것은?

① 재활치료는 2차 예방에 해당한다.
② 금주사업은 1차 예방에 해당한다.
③ 예방접종은 2차 예방에 해당한다.
④ 폐암 조기진단은 1차 예방에 해당한다.

**ANSWER** 8.④ 9.②

**8**　④ 카드뮴 : 만성중독의 3대 증상에는 폐기종과 신장기능 장애, 단백뇨가 있으며 대표적인 증상으로는 뼈의 통증, 골연화증, 골소공증 등 골격계 장애가 있다.
　① 비소 : 수용성 무기비소는 급성 독성을 가지고 있으며, 장기간 섭취할 경우 만성중독이 발생하여 피부증상 및 말초신경장애, 당뇨, 신장계통의 이상, 심혈관계 질병, 암 등의 건강문제를 유발시킨다.
　② 수은 : 자궁 내 태아의 조기 발육장애를 일으키는 독성물질이다. 주로 작업장에서 원소수은을 증기로 흡입할 때 인간에 대한 노출이 이루어지며, 수은에 오염된 물고기나 조개를 섭취하는 것도 중요한 노출경로이다.
　③ 크롬 : 급성중독의 경우 신장장해, 만성중독의 경우 코, 폐 및 위장의 점막에 병변을 일으키며 대표적인 증상으로는 비중격 천공이 있다.

**9**　보건의료의 분류
　㉠ 1차 예방 : 건강한 개인을 대상으로 특정건강문제가 발생하기 이전 질병을 예방하거나 질병이 발생하더라도 그 정도를 약하게 하는 것을 의미한다(예방접종, 건강증진, 보건교육, 상담, 영양관리 등).
　㉡ 2차 예방 : 질병의 초기 즉 조기에 발견하고 이를 치료하여 원래의 건강상태를 되찾도록 하는 것이다(건강검진, 집단검진, 조기치료, 당뇨환자의 식이요법 등).
　㉢ 3차 예방 : 질병의 발견과 치료 후 남는 여러 가지 신체적 장애와 기능을 회복시키고 질병으로 인한 신체적 정신적 후유증을 최소화하는 것을 말하며 합병증을 최소화하는 것을 말한다(재활치료, 사회생활복귀, 정신질환자의 사회복귀 훈련 등).

**10** 〈보기〉에서 설명하는 인구구조로 가장 옳은 것은?

---
〈보기〉
---

감소형 인구구조로서 출생률이 사망률보다 낮은 인구구조를 말한다. 주로 평균수명이 높은 선진국에 나타나는 모형이다.

① 종형(bell form)  ② 항아리형(pot form)
③ 피라미드형(pyramid form)  ④ 별형(star form)


**11** 수질 오염에 대한 설명으로 가장 옳은 것은?

① 물의 pH는 보통 7.0 전후이다.
② 암모니아성 질소의 검출은 유기성 물질에 오염된 후 시간이 많이 지난 것을 의미한다.
③ 물속에 녹아있는 산소량인 용존산소는 오염된 물에서 거의 포화에 가깝다.
④ 생물화학적 산소요구량이 높다는 것은 수중에 분해되기 쉬운 유기물이 적다는 것을 의미한다.

......................................................................................................

**ANSWER** 10.② 11.①

**10** ② 항아리형(pot form, 감퇴형) : 출생률과 사망률이 모두 낮으면서 출생률이 사망률보다 낮아 인구가 감소하는 특징이 있으며, 주로 평균수명이 높은 선진국에서 나타난다.
　① 종형(bell form, 선진국형) : 출생률이 낮아 유소년층 인구가 낮고 평균수명이 연장되어 노년층의 비율이 높다. 선진국에서 나타난다.
　③ 피드미드형(pyramid form, 후진국형) : 유소년층이 큰 비중을 차지하며 다산다사의 미개발국가나 다산소사의 개발도상국에서 나타난다.
　④ 별형(star form, 도시형) : 인구전입으로 청장년층의 비율이 높은 도시나 신개발지역에서 나타나는 유형으로써 노년인구나 유소년인구에 비해 생산연령인구가 많다는 특징이 있다.

**11** ① 순수하고 오염되지 않은 물의 pH는 보통 7로 산성도, 알칼리성도 아닌 중성상태이다.
　② 암모니아성 질소는 단백질이 분해되면서 생성되는 물질이며 우리나라의 강과 호수에서 검출되는 암모니아성 질소는 생활하수 및 축산폐수가 주 원인으로 알려져 있다.
　③ 용존산소량은 물의 오심상태를 나타내는 항목 중에 하나로 물에 녹아있는 산소의 양을 말한다. 맑은 물에서 용존산소량은 거의 포화값에 가까우며 유기물 등으로 오염되어 있는 물에서 용존산소량이 1ppm 이하가 되기도 한다. 일반적인 물고기들은 용존산소량의 4~5ppm 이하가 되면 생존할 수 없다.
　④ 생화학적 산소요구량은 물속에 있는 호기성 미생물이 유기물을 분해하는 데 필요한 산소의 소모량을 말하며, 높을수록 유기물이 많이 포함된 오염된 물이라는 것을 의미한다.

**12** 역학적 삼각형(epidemiologic triangle) 모형으로 설명할 수 있는 질환으로 가장 옳은 것은?

① 골절
② 콜레라
③ 고혈압
④ 폐암

**13** 〈보기〉에서 교차비(odds ratio)를 구하는 식으로 가장 옳은 것은?

| 위험 요인 노출 | 질병 발생 | |
|---|---|---|
| | 발생(+) | 비발생(−) |
| 노출(+) | a | b |
| 비노출(−) | c | d |

① $\dfrac{ad}{bc}$

② $\dfrac{a}{a+b} \div \dfrac{c}{c+d}$

③ $\dfrac{a+c}{a+b+c+d}$

④ $\dfrac{c}{c+d}$

---

**ANSWER** 12.② 13.①

**12** 역학적 삼각형(epidemiologic triangle) … F.G.Clark가 질병발생의 요인을 숙주와 병인, 환경이라는 3가지 요인의 상호작용에 의한 것이라고 주장한 것이다. 숙주에 영향을 주는 요인에는 생물적 요인(성별, 연령, 종족 등), 체질적 요인(건강, 영양, 면역 등), 행태적 요인(생활습관, 개인위생 등), 유전적 요인이 있다. 병인에 영향을 주는 요인에는 병원소 밖에서 생존 및 증식하는 증력과 전파의 난이성, 숙주로의 침입 및 감염능력, 질병을 일으키는 능력이 있으며 환경영향을 주는 요인에는 물리·화학적 요인(계절, 기후 등)과 사회·문화적 요인(인구분포, 사회구조 등), 생물적 요인(매개곤충, 기생충 등)이 있다. 이는 가장 널리 사용되어온 모형이나 비감염성 질환의 발생을 설명하기에는 부적절하다. 거미줄 모형은 질병이 발생하는 경로를 표현하여 질병예방대책을 마련하는 데 도움을 주며, 수레바퀴모형은 질병발생에 대한 원인 요소들의 기여정도에 중점을 두어 역학적 분석에 도움을 준다. 거미줄 모형과 수레바퀴모형은 만성비감염성질환의 원인을 표현하는데 적합하여 골절, 고혈압, 폐암 등을 설명하는 데 적합하다.

**13** 교차비(odds ratio) … 어떤 성공할 확률이 실패할 확률의 몇 배인지를 나타내는 확률을 의미한다. 즉, 위험인자에 노출된 사람 중에서 질병에 걸린 사람의 수를 질병에 걸리지 않은 사람의 수로 나누고 이를 다시 위험인자에 노출되지 않은 사람 중 질병에 걸린 사람 수를 질병에 걸리지 않은 사람으로 나누는 것을 말한다. 이것은 주로 위험인자에 노출된 경우 노출되지 않은 경우에 비해 질환이 발생할 위험이 몇 배 더 크다고 해석된다. 즉 요인이 없을 때(위험인자가 없을 때)에 대한 요인이 있을 때(위험 인자가 있을 때)의 교차비(odds ratio)를 나타낸다.

**14** 우리나라 보건행정조직에 대한 설명으로 가장 옳지 않은 것은?

① 「지역보건법」에 기반하여 보건소와 보건지소가 설치되어 있다.

② 「보건소법」은 1995년 「지역보건법」으로 개정되었다.

③ 보건진료소는 보건의료 취약지역에 설치되며, 보건진료소장은 보건진료 전담공무원이 맡는다.

④ 건강생활지원센터는 시·군·구 단위로 설치되고 감염병 관리 및 치료 기능을 담당하고 있다.

**15** 인구구조 지표에 대한 설명으로 가장 옳은 것은?

① 부양비는 경제활동연령 인구에 대한 비경제활동연령 인구의 비율로 표시된다.

② 노년부양비는 0 ～ 14세 인구에 대한 65세 이상 인구의 비율로 표시된다.

③ 노령화지수는 15 ～ 64세 인구에 대한 65세 이상 인구의 비율로 표시된다.

④ 1차 성비는 출생 시 여자 100명에 대한 남자 수로 표시된다.

---

**ANSWER** 14.④ 15.①

**14** ④ 지방자치단체는 보건소의 업무 중에서 특별히 지역주민의 만성질환 예방 및 건강한 생활습관 형성을 지원하는 건강생활지원센터를 대통령령으로 정하는 기준에 따라 해당 지방자치단체의 조례로 설치할 수 있다〈지역보건법 제14조(건강생활지원센터의 설치)〉. 건강생활지원센터는 읍·면·동(보건소가 설치된 읍·면·동은 제외한다)마다 1개씩 설치할 수 있다〈지역보건법 제11조(건강생활지원센터의 설치)〉.

① 「지역보건법」 제10조(보건소의 설치) 및 제13조(보건지소의 설치)에 따라 설치되어 있다.

② 1995년 2월 29일, 「보건소법」에서 「지역보건법」으로 명칭을 바꾸었다.

③ "보건진료소"란 의사가 배치되어 있지 아니하고 계속하여 의사를 배치하기 어려울 것으로 예상되는 의료 취약지역에서 보건진료 전담공무원으로 하여금 의료행위를 하게 하기 위하여 시장·군수가 설치·운영하는 보건의료시설을 말한다〈농어촌 등 보건의료를 위한 특별조치법 제2조(정의) 제4호〉.

**15** ① 부양비(Dependency ratio)는 생산가능인구(15 ～ 64세)에 대한 유소년인구(0 ～ 14세)와 고령인구(65세 이상)의 합의 백분비로 인구의 연령구조를 나타내는 지표이다.

② 노년부양비란 생산연령인구(15 ～ 64세) 100명에 대한 고령(65세 이상) 인구의 비를 뜻한다.

③ 노령화지수는 유소년(14세 이하)인구 100명에 대한 고령(65세 이상) 인구의 비이다.

④ 1차 성비는 수정될 때의 성비, 2차 성비는 출생성비, 3차 성비는 생식연령의 성비, 4차 성비는 생식연령 이후의 성비로 나뉜다.

**16** 지역주민의 건강문제에 대한 조사결과가 정규분포를 따른다고 할 때 이 곡선에 대한 설명으로 가장 옳은 것은?

① 평균 근처에서 낮고 양측으로 갈수록 높아진다.

② 평균에 따라 곡선의 높낮이가 달라진다.

③ 표준편차에 따라 곡선의 위치가 달라진다.

④ 표준편차가 작으면 곡선의 모양이 좁고 높아진다.

**ANSWER** 16.④

**16** 정규분포란 아래 [그림1]의 그래프처럼 중간값과 평균값의 분포가 가장 높고 양 극단의 최댓값과 최솟값이 매우 적다는 것을 의미한다. 표준편차가 클수록 [그림2]처럼 곡선이 완만해지며 표준편차가 작으면 [그림3]처럼 곡선의 모양이 좁고 높아진다. 평균에 따라 곡선의 위치가 달라지며 표준편차에 따라 곡선의 높낮이가 달라진다.

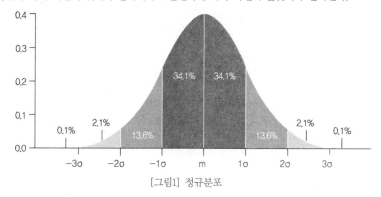

[그림1] 정규분포

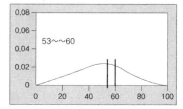

[그림2] 평균이 53, 표준편차가 15일 경우

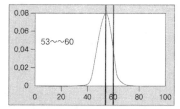

[그림3] 평균이 53, 표준편차가 5일 경우

**17** 식중독에 대한 설명으로 가장 옳지 않은 것은?

① 세균성 식중독은 크게 감염형과 독소형으로 분류된다.

② 대부분의 세균성 식중독은 2차 감염이 거의 없다.

③ 노로바이러스는 온도, 습도, 영양성분 등이 적정하면 음식물에서 자체 증식이 가능하다.

④ 살모넬라, 장염비브리오는 감염형 식중독 원인균에 해당한다.

**18** 알마아타 선언에서 제시한 일차보건의료(primary health care)의 필수적인 사업 내용에 해당하는 것은?

① 전문 의약품의 공급　　　　　　　　② 직업병 예방을 위한 산업보건

③ 안전한 식수공급과 기본적 위생　　　④ 희귀질병과 외상의 적절한 치료

---

**ANSWER** 17.③　18.③

**17** ③ 노로바이러스는 주로 물을 통해 전염되며 자체 증식은 불가능하다. 식중독이란 식품의 섭취로 인하여 인체에 유해한 미생물 또는 유독물질에 의하여 발생하였거나 발생한 것으로 판단되는 감염성 또는 독소형 질환(「식품위생법」 제2조 제14호)이다. 식중독은 크게 미생물(세균성, 바이러스성)과 화학물질(자연독, 인공화합물)로 나눌수 있다.
① 세균성 식중독은 크게 독소형과 감염형으로 구분할 수 있다.
② 세균성 식중독 중 감영형에 해당되는 노로바이러스의 경우 2차 감염이 흔하게 일어나기 때문에 집단적인 발병 양상을 보인다.
④ 세균성 식중독 중 감염형에는 살모넬라, 장염비브리오균, 병원성 대장균 등이 있다.

**18** 알마아타 선언 중 제7조 일차보건의료(primary health care)
㉠ 국가 및 그 공동체의 경제적 조건 및 사회 문화적, 정치적 특성으로부터 발전하고 사회, 의료 서비스 연구와 공공 보건 경험의 관련 결과의 적용에 기초한다.
㉡ 그에 따라 촉진, 예방, 치료 및 재활 서비스를 제공하여 커뮤니티의 주요 건강 문제를 해결한다.
㉢ 최소한 일반적인 건강 문제와 그것들을 예방하고 통제하는 방법에 관한 교육, 식품 공급의 촉진과 적절한 영양 섭취, 안전한 물과 기본 위생의 적절한 공급, 가족계획을 포함한 산모와 아동 건강관리, 주요 감염 예방, 일반 질병 및 부상의 적절한 치료, 필수 약물을 제공한다.
㉣ 보건 부문 외에도, 국가 및 지역사회 개발의 모든 관련 부문과 양상, 특히 농업, 동물 사육, 식품, 산업, 교육, 주택, 공공 사업, 통신 및 기타 부문이 포함되며, 이러한 모든 부문의 조정된 노력을 요구한다.
㉤ 일차보건의료의 계획, 조직, 운영 및 관리에 최대한의 지역사회와 개인의 자립성을 요구 및 촉진하고, 지역, 국가 및 기타 가용 자원을 최대한 활용하고, 이를 위해 적절한 교육을 통해 지역사회에 참여할 수 있는 능력을 개발한다.
㉥ 기능적으로 통합되고, 상호 보완적인 의뢰 시스템(전달 체계)을 통해 지속되어야 하며, 이는 모두를 위한 종합적인 의료 서비스의 점진적인 개선을 이끌어 내고, 가장 도움이 필요한 사람들에게 우선순위를 주어야 한다.
㉦ 지역 및 의료 수준에서 의사, 간호사, 조산사, 보조원 및 지역사회 종사자를 포함한 보건 종사자와 필요한 경우 전통의료 시술자를 포함하여 사회 및 기술적으로 의료 팀으로서 일하기 위해 적절히 훈련된 종사자에 의존한다.

**19** 「환경정책기본법 시행규칙」에 의한 대기환경 기준에서 1시간 및 8시간 평균치만 설정되어 있는 대기오염물질은?

① 오존, 아황산가스
② 오존, 일산화탄소
③ 일산화탄소, 아황산가스
④ 아황산가스, 초미세먼지(PM-2.5)

**20** 인위적으로 항체를 주사하여 얻는 면역은?

① 자연능동면역
② 자연수동면역
③ 인공능동면역
④ 인공수동면역

---

**ANSWER** 19.② 20.④

**19** 환경기준〈환경정책기본법 시행령 별표 1〉

| 항목 | 기준 |
|------|------|
| 아황산가스(SO2) | • 연간 평균치 0.02ppm 이하<br>• 24시간 평균치 0.05ppm 이하<br>• 1시간 평균치 0.15ppm 이하 |
| 일산화탄소(CO) | • 8시간 평균치 9ppm 이하<br>• 1시간 평균치 25ppm 이하 |
| 이산화질소(NO2) | • 연간 평균치 0.03ppm 이하<br>• 24시간 평균치 0.06ppm 이하<br>• 1시간 평균치 0.10ppm 이하 |
| 미세먼지(PM-10) | • 연간 평균치 50$\mu g/m^3$ 이하<br>• 24시간 평균치 100$\mu g/m^3$ 이하 |
| 초미세먼지(PM-2.5) | • 연간 평균치 15$\mu g/m^3$ 이하<br>• 24시간 평균치 35$\mu g/m^3$ 이하 |
| 오존(O3) | • 8시간 평균치 0.06ppm 이하<br>• 1시간 평균치 0.1ppm 이하 |
| 납(Pb) | 연간 평균치 0.5$\mu g/m^3$ 이하 |
| 벤젠 | 연간 평균치 5$\mu g/m^3$ 이하 |

**20** 능동면역 … 항원에 적극적으로 반응하여 특이 항체를 생성하는 것이며, 자연 능동면역은 질병을 앓고 난 후 획득하는 것을 말한다(수두, 홍역, 볼거리). 인공 능동면역은 예방접종을 통해 질병을 피할 수 있게 된 것을 말한다(소아마비, 홍역, 풍진, 장티푸스, 콜레라, 결핵 등). 수동면역이란 다른 사람이나 동물에 의해 만들어진 항체를 체내에 주입하는 것을 말하며, 자연 수동면역은 태아가 모체로부터 받는 면역을 말한다. 인공 수동면역이란 다른 사람이나 동물에 의해 만들어진 항체를 주입하는 것(광견병, 파상풍, 독사에 물린 경우 인체 감마 글로불린 주사를 맞는 것)이 해당된다.

**1** 공중보건학의 발전사 중 시기적으로 가장 늦은 것은?

① L. Pasteur의 광견병 백신 개발

② John Snow의 「콜레라에 관한 역학조사 보고서」

③ R. Koch의 결핵균 발견

④ Bismark에 의해 세계 최초의 근로자 질병보호법 제정

---

**ANSWER** 1.①

**1** ① L. Pasteur 광견병 백신 개발 : 1885년

② John Snow의 콜레라에 관한 역학조사 보고서 : 1848년

③ 로버트 코흐(R. Koch)의 결핵균 발견 : 1882년

④ 비스마르크에 의해 세계 최초로 질병보호법 제정 : 1883년

**2** 1978년 카자흐스탄에서 열린 일차보건의료에 대한 국제회의에서 채택된 「알마아타 선언(Declaration of Alma − Ata)」에서 정의한 일차보건의료(Primary health care)에 대한 설명으로 가장 옳지 않은 것은?

① 국가와 지역사회의 경제적, 사회문화적, 정치적 특성을 반영한다.

② 지역사회 건강문제, 건강증진, 질병 예방, 치료, 재활 서비스를 다룬다.

③ 농업, 축산, 식품, 산업, 교육, 주택, 공공사업 등 지역 및 국가개발과 관련된 다양한 분야가 고려된다.

④ 지역사회의 필요에 대응하고자 전문의를 중심으로 한 수준 높은 의료서비스 제공을 강조한다.

**ANSWER** 2.④

**2** 일차보건의료의 실현을 위해 주민의 자주적인 참여가 필수이며, 행정기관과 지역주민, 보건의료 종사자가 모두 노력해야 한다.

※ **알마아타 선언** … 1978년, 카자흐스탄의 알마아타에서 세계보건기구 후원으로 열린 국제의료회의에서 '일차보건의료'라는 단어가 시작되었고, 세계보건기구는 이 알마아타 선언 이후 '일차보건의료'를 보건의료정책의 주요 전략으로 채택하였다. 그 내용은 아래와 같다.

ⓐ 국가 및 그 공동체의 경제적 조건 및 사회문화적, 정치적 특성으로부터 발전하고 사회, 의료 서비스 연구와 공공보건 경험의 관련 결과의 적용에 기초한다.

ⓑ 그에 따라 촉진, 예방, 치료 및 재활 서비스를 제공하여 지역사회의 주요 건강 문제를 해결한다.

ⓒ 최소한 일반적인 건강 문제와 그것들을 예방하고 통제하는 방법에 관한 교육, 식품 공급의 촉진과 적절한 영양섭취, 안전한 물과 기본 위생의 공급, 가족계획을 포함한 산모와 아동 건강관리, 주요 감염 예방, 일반 질병 및 부상의 적절한 치료, 필수 약물을 제공한다.

ⓓ 국가 및 지역사회 개발의 관련 부문과 양상, 특히 농업, 동물 사육, 식품, 산업, 교육, 주택, 공공사업, 통신이 포함되며, 이러한 모든 부문의 조정된 노력을 요구한다.

ⓔ 일차보건의료의 계획, 조직, 운영 및 관리에 최대한의 지역사회와 개인의 자립성을 요구 및 촉진하고 지역, 국가 및 기타 가용자원을 적극 활용하고 이를 위해 적절한 교육을 통해 지역사회에 참여할 수 있는 능력을 개발한다.

ⓕ 기능적으로 통합되고 상호보완적인 의뢰 시스템을 통해 지속되어야 하며, 이는 모두를 위한 종합적인 의료 서비스의 개선을 이끌어내고 가장 도움이 필요한 사람들에게 우선순위를 주어야 한다.

ⓖ 지역 및 의료 수준에서 의사, 간호사, 조산사, 보조원 및 지역사회 종사자를 포함한 보건 종사자와 필요한 경우 전통의료 시술자를 포함하여 사회 및 기술적으로 의료 팀으로서 일하기 위해 적절한 훈련된 종사자에 의존한다.

**3** 제5차 국민건강증진종합계획(Health Plan 2030, 2021 ~ 2030)에서 제시한 기본원칙에 해당하지 않는 것은?

① 건강친화적인 환경 구축

② 전문가와 공무원 주도의 건강 책무성 제고

③ 보편적인 건강수준 향상과 건강 형평성 제고

④ 국가와 지역사회의 모든 정책 수립에 건강을 우선적으로 반영


**4** 단면조사 연구(Cross – Sectional Study)의 장점에 대한 설명으로 가장 옳은 것은?

① 희귀한 질병의 연구에 적합하다.

② 연구시행이 쉽고 비용이 적게 든다.

③ 질병 발생 원인과 결과 해석의 선후관계가 분명하다.

④ 연구대상자의 수가 적어도 적용할 수 있는 방법이다.

---

**ANSWER** 3.② 4.②

**3** 전문가, 공무원뿐만 아니라 일반 국민의 건강정책 의견을 수렴하고 주도적 역할을 부여한다.

  ※ 제5차 국민건강증진종합계획의 기본원칙

    ㉠ 국가와 지역사회의 모든 정책 수립에 건강을 우선으로 반영한다.

    ㉡ 보편적인 건강수준의 향상과 건강형평성 제고를 함께 추진한다.

    ㉢ 모든 생애과정과 생활터에 적용한다.

    ㉣ 건강 친화적인 환경을 구축한다.

    ㉤ 누구나 참여하여 함께 만들고 누릴 수 있도록 한다.

    ㉥ 관련된 모든 부문이 연계하고 협력한다.

**4** ② 단면조사 연구는 인구집단을 특정한 시점이나 기간 내에 질병을 조사하고 질병과 인구집단의 관련성을 연구하는 방법으로, 한 번에 대상집단의 질병양상과 이에 관련된 속성을 동시에 파악할 수 있어 경제적이다.

  ① 희귀질환의 연구에 적합한 것은 후향적 조사(환자 – 대조군 조사)이다.

  ③ 전향적 조사

  ④ 후향적 조사

  ※ 전향적 조사와 후향적 조사의 장·단점

| 구분 | 전향적 조사 | 후향적 조사 |
| --- | --- | --- |
| 장점 | • 객관성을 유지할 수 있다<br>• 여러 결과를 동시에 관찰할 수 있다<br>• 상대위험도와 귀속위험도를 산출할 수 있다.<br>• 시간적 선후관계를 알 수 있다. | • 시간이 절약된다.<br>• 비용이 절약된다.<br>• 희소질환에 적합하다.<br>• 단시간 내 결론에 도달할 수 있다.<br>• 대상자 수가 적다. |
| 단점 | • 많은 대상자가 필요하다.<br>• 많은 시간이 필요하다.<br>• 비용이 많이 든다. | • 기억·기록에 편견이 개재될 수 있다.<br>• 정보수집이 불확실하다.<br>• 대조군 선정이 어렵다.<br>• 위험도 산출이 불가능하다. |

**5** 기여위험도에 대한 설명으로 가장 옳지 않은 것은?

① 코호트 연구(Cohort Study)와 환자 − 대조군 연구(Case−Control Study)에서 측정 가능하다.

② 귀속위험도라고도 한다.

③ 위험요인에 노출된 집단에서의 질병발생률에서 비노출된 집단에서의 질병발생률을 뺀 것이다.

④ 위험요인이 제거되면 질병이 얼마나 감소될 수 있는지를 예측할 수 있다.

**6** 코로나19 확진자를 발견하기 위해 1,000명을 대상으로 선별검사를 실시한 후, 〈보기〉와 같은 결과를 얻었다. 선별검사의 민감도[%]는?

〈보기〉

| 검사결과 | 코로나19 발생 여부 | | 계 |
|---|---|---|---|
| | 발생(+) | 미발생(−) | |
| 양성(+) | 91 | 50 | 141 |
| 음성(−) | 9 | 850 | 859 |
| 계 | 100 | 900 | 1,000 |

① 64.5

② 91.0

③ 94.4

④ 98.9

**5** ① 상대위험도에 대한 설명이다. 상대위험도(비교위험도)는 질병 발생의 위험요인을 갖고 있거나, 폭로군에서의 질병 발생률을 폭로되지 않은 군에서의 질병 발생률로 나눈 것이다.

②③④ 기여위험도(귀속위험도)는 어떤 위험한 요인에 의해 초래되는 결과의 위험도를 측정하는 방법으로 예방대책을 세우는 데 이용된다.

**6** 민감도는 코로나19 발생(+) 환자가 양성 판정을 받을 확률이다.

즉, $91/(91 + 9) = 91/100 = 91.0(\%)$이다.

**7** 당뇨병과 같은 만성질환 관리사업의 약품 수급에 대한 계획 시 가장 유용한 지표는?

① 유병률(prevalence rate)

② 발생률(incidence rate)

③ 발병률(attack rate)

④ 치명률(case fatality rate)

**8** 매개물에 의한 기생충 분류와 그 예시를 잘못 짝지은 것은?

① 토양매개성 기생충 – 회충, 편충, 십이지장충

② 어패류매개성 기생충 – 간흡충, 폐흡충, 요꼬가와흡충

③ 모기매개성 기생충 – 말라리아원충

④ 물 · 채소매개성 기생충 – 유구조충, 선모충

----

**ANSWER** 7.① 8.④

**7** 당뇨병과 같은 만성질환은 질병을 가지고 있는 비율을 측정하는 유병률을 지표로 활용할 수 있다.

※ 측정지표

ⓐ **유병률**: 한 시점에서 한 개인이 질병에 걸려 있을 확률의 추정치를 제공하는 것으로, 어떤 특정한 시간에 전체 인구 중에서 질병을 가지고 있는 비율(구성비)이다.

유병률 = 어느 시점(기간)에 있어서의 환자 수/인구 × 1000

ⓑ **발생률**: 특정한 기간 동안에 일정한 인구집단 중에서 새롭게 질병 또는 사건이 발생하는 비율이다.

ⓒ **발병률**: 어떤 집단이 한정된 기간에 한해서만 어떤 질병에 걸릴 위험에 놓여 있을 때 기간 중 주어진 집단 내에 새로 발병한 총수의 비율이다.

ⓓ **치명률**: 질병의 심각한 정도를 나타내는 수치로 특정질병에 이환된 자 중 사망한 자를 비율로 나타낸다.

**8** 유구조충과 선모충은 육류 매개 기생충에 해당한다.

※ 육류 매개 기생충

ⓐ **무구조충**: 쇠고기 생식으로 감염되고 식욕부진, 허기증, 소화불량, 구토 등의 증상을 보인다.

ⓑ **유구조충**: 돼지고기 생식으로 감염되고 식욕부진, 소화불량, 경빈혈, 설사 등의 증상을 보인다.

ⓒ **선모충**: 근육에 기생하여 열이 나게 한다. 돼지고기의 생식으로 감염되고 발열, 설사, 근육통, 폐렴 등의 증상을 보인다.

**9** 법정감염병 중 제3급감염병으로 분류되어 있는 브루셀라증에 대한 설명으로 가장 옳지 않은 것은?

① 주요 병원소는 소, 돼지, 개, 염소 등 가축이다.

② '파상열'이라고도 하며, 인수공통감염병이다.

③ 야외에서 풀밭에 눕는 일을 삼가고 2 ~ 3년마다 백신 접종을 하는 것이 좋다.

④ 감염경로는 주로 오염된 음식이며, 브루셀라균으로 오염된 먼지에 의해서도 감염이 가능하다.

---

**ANSWER** 9.③

**9** 신증후군출혈열(유행성출혈열)에 대한 설명이다.

※ **브루셀라증**…농민, 도살장 근로자, 식용육 취급자에게 많이 발생하는 법정 제3급감염병이다.

㉠ **병원소** : 소, 양, 염소, 말, 돼지 등이다.

㉡ **증상** : 발열, 두통, 쇠약, 심한 땀, 오한, 관절통 등이다.

㉢ **잠복기** : 5 ~ 21일이다.

㉣ **전파방식** : 감염동물의 조직, 혈액, 소변, 유산 폐기물, 우유 등을 접촉하거나 섭취할 때 감염된다.

㉤ **치명률** : 2%이다.

㉥ **예방법** : 농민, 도살장 근로자, 식육 판매자에게 보건교육을 실시한다. 감염된 가축을 찾아서 폐기하고 식육검사, 우유소독을 철저히 한다.

**10** 「감염병의 예방 및 관리에 관한 법률」상 감염병의 신고규정에 대한 설명으로 가장 옳지 않은 것은?

① 제2급감염병 및 제3급감염병의 경우에는 24시간 이내에 신고하여야 한다.

② 감염병 발생 보고를 받은 의료기관의 장은 보건복지부장관 또는 관할 보건소장에게 신고하여야 한다.

③ 감염병 발생 보고를 받은 소속 부대장은 관할 보건소장에게 신고하여야 한다.

④ 의료기관에 소속되지 아니한 의사는 감염병 발생 사실을 관할 보건소장에게 신고하여야 한다.

**ANSWER** 10.②

**10** ①② 보고를 받은 의료기관의 장 및 제16조의2에 따른 감염병병원체 확인기관의 장은 제1급감염병의 경우에는 즉시, 제2급감염병 및 제3급감염병의 경우에는 24시간 이내에, 제4급감염병의 경우에는 7일 이내에 질병관리청장 또는 관할 보건소장에게 신고하여야 한다〈감염병의 예방 및 관리에 관한 법률 제11조(의사 등의 신고) 제3항〉

③ 「감염병의 예방 및 관리에 관한 법률」 제11조(의사 등의 신고) 제4항

④ 「감염병의 예방 및 관리에 관한 법률」 제11조(의사 등의 신고) 제1항

　㉠ 감염병 환자 등을 진단하거나 그 사체를 검안한 경우

　㉡ 예방접종 후 이상반응자를 진단하거나 그 사체를 검안한 경우

　㉢ 감염병 환자등이 제1급감염병부터 제3급감염병까지에 해당하는 감염병으로 사망한 경우

　㉣ 감염병 환자로 의심되는 사람이 감염병병원체 검사를 거부하는 경우

**11** 대기오염 사건 중 병인에 아황산가스가 포함되지 않은 것은?

① Meuse Valley(벨기에), 1930년 12월

② Donora(미국), 1948년 10월

③ Poza Rica(멕시코), 1950년 11월

④ London(영국), 1952년 12월

**12** 〈보기〉에서 설명하는 수질오염의 지표는?

---
〈보기〉

수중의 유기물질이 호기성 상태에서 미생물에 의해 분해되어 안정화되는 데 소비되는 산소량으로, 유기물질 함량을 간접적으로 측정하여 하수의 오염도를 확인할 때 사용하는 지표이다.

---

① 수소이온 농도(pH)

② 용존산소량(Dissolved Oxygen, DO)

③ 화학적 산소요구량(Chemical Oxygen Demand, COD)

④ 생물화학적 산소요구량(Biochemical Oxygen Demand, BOD)

---

**ANSWER** 11.③ 12.④

**11** ③ 포자리카(Poza Rica) 사건 : 1950년 11월에 멕시코 공업지대에서 일어난 대기오염 사건으로 황화수소가 대량으로 누출되어 발생 하였다.
① 뮤즈계곡(Meuse Valley) 사건 : 1930년 12월 벨기에의 공업지대인 뮤즈계곡에서 일어난 사건으로 아황산가스, 황산, 미세입자 등이 원인이다.
② 도노라(Donora) 사건 : 1948년 10월 미국 펜실베니아주 도노라 지방에서 일어난 사건으로 아황산가스, 황산염 등이 원인이다.
④ 런던(London) 스모그 사건 : 1952년 12월 영국 런던에서 발생한 대표적인 대기오염 사건으로 아황산가스, 먼지 등이 원인이다.

**12** ④ 생물화학적 산소요구량(BOD) : 물속의 유기물질이 호기성 세균에 의해 분해되어 안정화되는 과정에서 요구되는 산소량으로, 유기물질 함량을 간접적으로 측정하여 하수의 오염도를 확인할 때 사용한다.
① 수소이온 농도(pH;수소이온 지수) : 물속에 존재하는 수소이온 농도의 많고 적음을 나타내는 지수이다.
② 용존산소량(DO) : 물속에 녹아있는 산소량을 mg/L(ppm)로 나타낸 것이다.
③ 화학적 산소요구량(COD) : 수중에 함유되어 있는 유기물질을 강력한 산화제로 화학적으로 산화시킬 때 소모되는 산화제의 양에 상당하는 산소량이다.

**13** 기온에 대한 설명으로 가장 옳지 않은 것은?

① 일반적으로 기온이란 지상 1.5m 높이에서의 대기의 건구온도를 말한다.
② 인간이 의복에 의하여 체온을 조절할 수 있는 외기온도의 범위는 대략 10 ~ 26℃이다.
③ 성층권에서는 고도가 높을수록 온도가 하락한다.
④ 연교차는 저위도보다는 고위도에서 크다.

**14** 산업장의 작업환경관리 중 격리에 해당하는 것은?

① 개인용 위생보호구를 착용한다.
② 위험한 시설을 안정한 시설로 변경한다.
③ 유해 물질을 독성이 적은 안전한 물질로 교체한다.
④ 분진이 많을 때 국소배기장치를 통해 배출한다.

**15** 다이옥신에 대한 설명으로 가장 옳지 않은 것은?

① 다이옥신은 주로 불소화합물의 연소과정에서 발생된다.
② 소각장이나 화학공장에서 배출된 다이옥신으로 주변의 목초지나 토양이 오염된다.
③ 오염된 목초나 곡물을 소, 돼지, 닭 등의 사료로 이용하면 다이옥신이 가축에 2차적으로 축적된다.
④ 오염된 하천이나 바다의 어류를 먹음으로써 다이옥신이 인체 내에 3차적으로 축적된다.

---

**ANSWER** 13.③ 14.① 15.①

**13** 대류권을 벗어나 성층권으로 가게 되면, 즉 고도가 높을수록 온도는 올라간다.

**14** ②③ 대치에 해당한다.
④ 환기에 해당한다.

**15** 다이옥신은 제초제에 불순물로 포함되어 있거나 PVC와 같은 유기화합물을 소각할 때 불완전 연소에 의해 발생한다.

**16** 한 여성이 가임기간 동안 몇 명의 여아를 낳는지를 나타내는 지표로 사망률까지 고려한 출산력 지표는?

① 합계출산율

② 총재생산율

③ 순재생산율

④ 일반출생률

**17** 〈보기〉에서 설명하는 교육기법은?

─────── 〈보기〉 ───────

지역사회 노인들의 치매 예방 및 관리를 위해 건강증진 전문가, 신경과 전문의, 정신과 전문의 등 3명의 전문가가 발표를 한 후, 청중이 공개토론 형식으로 참여하였다.

① 집단토론

② 심포지엄

③ 버즈세션

④ 패널토의

────────────────────────────────────────────────

**ANSWER** 16.③ 17.②

**16** ① 합계출산율 : 여성 1명이 평생 동안 낳을 수 있는 평균 자녀 수를 말한다.

② 총재생산율 : 여성 1명이 가임기간(15 ~ 49세) 동안 낳을 수 있는 평균 여아 수를 말한다.

④ 일반출산율 : 총 출생아 수를 해당 연도의 가임기 여성 인구(15 ~ 49세)로 나눈 수치다.

**17** 심포지엄 … 특정한 테마를 놓고 2명 또는 그 이상의 사람들이 각자 견해를 발표하는 토론이다.

※ 보건교육방법

㉠ 패널토의(panel discussion) : 공동으로 문제의 해결을 모색하기 위해 수명의 구성원이 토의에 직접 참여하는 방식이다.

㉡ 버즈세션(buzz session) : 전체 구성원을 4 ~ 6명의 소그룹으로 나누고 각각의 소그룹이 개별토의를 진행한 뒤 각 그룹의 결론을 패널형식으로 토론하고 최후의 리더가 전체적인 결론을 내리는 토의방법이다.

㉢ 세미나(seminar) : 교수의 지도하에 학생들이 공동으로 토론하는 방법이다.

**18** 지역사회주민을 대상으로 한 정신보건 예방관리사업에서 3차예방 수준의 사업 내용은?

① 우울증 예방에 대한 홍보 책자 배포

② 우울증 위험군을 대상으로 정기적 선별검사 시행

③ 지역 내 사업장의 직무 스트레스 관리 프로그램 운영 · 지원

④ 정신병원 퇴원 예정자를 대상으로 사회생활 적응 프로그램 운영

---

**ANSWER** 18.④

**18** 3차예방은 병의 회복기로, 사회로 환원하기 위한 재활치료가 이에 해당된다.

※ 질병의 예방

    ㉠ 1차예방 : 건강한 개인을 대상으로 특정 건강 문제가 발생하기 전에 질병을 예방하거나 질병이 발생하더라도 그 정도를 약하게 하는 것을 의미한다(예방접종, 건강증진, 보건교육, 상담, 영양관리 등).

    ㉡ 2차예방 : 질병을 조기에 발견하고 이를 치료하여 원래의 건강 상태를 되찾도록 하는 것이다(건강검진, 조기치료, 당뇨환자의 식이요법 등).

    ㉢ 3차예방 : 질병의 발견과 치료 후 남는 여러 가지 신체적 장애와 기능을 회복시키고 질병으로 인한 신체적 · 정신적 후유증, 합병증을 최소화하는 것을 말한다(재활치료, 사회생활 복귀, 정신질환자의 사회복귀 훈련 등).

**19** 인두제에 대한 설명으로 가장 옳은 것은?

① 의료진의 과잉진료가 증가한다.

② 진료의 지속성이 증대된다.

③ 신의료기술 및 신약개발 등에 집중한다.

④ 의료진의 재량권이 확대되어 의료의 질적 수준이 높다.

---

**ANSWER** 19.②

**19** ② 인두제에 대한 설명이다.
①③④ 행위별 수가제에 대한 내용이다. 의사의 재량권이 크고 서비스의 질적 수준이 높을 수 있지만, 과잉진료와 의료비 상승을 유도할 수 있다.

※ 보험료 보수지불방식

ㄱ 행위별 수가제 : 입원한 환자를 대상으로 환자가 병원에 입원해 있는 동안 제공된 각각의 의료서비스의 사용량과 가격에 의해 진료비를 계산 및 지급하는 방식이다.

ㄴ 포괄수가제 : 환자 종류당 총괄보수단가를 설정하여 보상하는 방식으로, 어떤 질병에 대해 미리 정해진 금액의 치료비 또는 수술비를 내도록 하는 진료비 정액제이다.

ㄷ 인두제 : 등록된 환자 또는 사람 수에 따라서 일정액을 보상받는 방식이다.

ㄹ 봉급제 : 일정한 진료비를 지급하는 방식이다.

ㅁ 총액계약제 : 지불자 측과 진료자 측이 진료보수총액의 계약에 대해 사전에 체결하는 방식이다.

| 보수지불 방식 | 장점 | 단점 |
|---|---|---|
| 행위별 수가제 | • 의사의 재량권이 크다.<br>• 서비스의 양과 질이 최대화된다. | • 행정적으로 복잡하다.<br>• 의료비 상승을 유도한다.<br>• 과잉진료 및 의료서비스가 남용될 수 있다.<br>• 의료인과 보험자 간의 마찰이 생긴다. |
| 포괄수가제 | • 경제적인 진료가 가능하다.<br>• 의료기관의 생산성이 증대된다.<br>• 행정적으로 간편하다. | • 서비스가 최소화·규격화된다.<br>• 행정적인 간섭요인이 증대된다. |
| 인두제 | • 진료의 계속성이 보장된다.<br>• 비용이 저렴하다.<br>• 행정업무절차가 간편해진다.<br>• 질병예방에 관심이 증대된다. | • 환자의 선택권이 제한된다.<br>• 서비스량이 최소화된다.<br>• 환자후송 의뢰가 증가한다. |
| 봉급제 | • 의사의 수입이 안정되고 직장이 보장된다.<br>• 불필요한 경쟁심이 억제된다. | • 진료가 형식화·관료화된다. |
| 총괄계약제 | • 총의료비를 억제할 수 있다.<br>• 의료인 단체에 의한 과잉진료의 자율적 억제가 가능하다. | • 첨단 의료서비스의 도입동기가 상실된다.<br>• 진료비 계약을 둘러싼 교섭에 어려움이 있다. |

**20** 「국민건강보험법」상 요양급여비용의 산정에서 요양급여비용을 계약하는 사람을 옳게 짝지은 것은?

① 보건복지부장관과 시·도지사

② 대통령과 의약계를 대표하는 사람들

③ 보건복지부장관과 국민건강보험공단의 이사장

④ 국민건강보험공단의 이사장과 의약계를 대표하는 사람들

.....................................................................................................................................................................

**ANSWER** 20.④

**20** 요양급여비용은 공단의 이사장과 의약계를 대표하는 사람들의 계약으로 정한다.

※ **요양급여비용의 산정〈국민건강보험법 제45조〉**

ⓐ 요양급여비용은 공단의 이사장과 대통령령으로 정하는 의약계를 대표하는 사람들의 계약으로 정한다. 이 경우 계약기간
은 1년으로 한다.

ⓑ ⓐ에 따라 계약이 체결되면 그 계약은 공단과 각 요양기관 사이에 체결된 것으로 본다.

ⓒ ⓐ에 따른 계약은 그 직전 계약기간 만료일이 속하는 연도의 5월 31일까지 체결하여야 하며, 그 기한까지 계약이 체결
되지 아니하는 경우 보건복지부장관이 그 직전 계약기간 만료일이 속하는 연도의 6월 30일까지 심의위원회의 의결을
거쳐 요양급여비용을 정한다. 이 경우 보건복지부장관이 정하는 요양급여비용은 ⓐ 및 ⓑ에 따라 계약으로 정한 요양급
여비용으로 본다.

ⓓ ⓐ 또는 ⓒ에 따라 요양급여비용이 정해지면 보건복지부장관은 그 요양급여비용의 명세를 지체 없이 고시하여야 한다.

ⓔ 공단의 이사장은 제33조에 따른 재정운영위원회의 심의·의결을 거쳐 ⓐ에 따른 계약을 체결하여야 한다.

ⓕ 심사평가원은 공단의 이사장이 ⓐ따른 계약을 체결하기 위하여 필요한 자료를 요청하면 그 요청에 성실히 따라야 한다.

ⓖ ⓐ에 따른 계약의 내용과 그 밖에 필요한 사항은 대통령령으로 정한다.

**1** 국민의 70%가 코로나19 예방접종으로 집단면역이 형성된다면 나머지 30%는 접종하지 않아도 코로나19 감염으로부터 안전할 수 있다는 보건의료서비스의 특성으로 옳은 것은?

① 정보의 비대칭성

② 수요의 불확실성

③ 치료의 불확실성

④ 외부효과성

**2** 인구집단의 건강을 결정하는 요인 중 사회적 결정요인에 해당하지 않는 것은?

① 노동과 고용조건

② 불건강한 생활습관

③ 소득불평등

④ 성과 인종차별

----

**ANSWER** 1.④ 2.②

**1**  ④ **외부효과성** : 한 사람의 행위로 인해 타인에게 일방적인 이익 혹은 불이익을 제공하는 경우이다.
  ① **정보의 비대칭성** : 질병의 원인이나 치료방법 등에 관한 지식과 정보는 전문적인 내용이므로 의료인력을 제외하면 일반 소비자는 대부분 알지 못한다.
  ② **수요의 불확실성** : 의료에 관한 수요는 질병이 발생해야 알 수 있으므로 수요를 예측하기 어렵다.
  ③ **치료의 불확실성** : 질병이 다양하여 정확한 결과를 측정하기에는 어려움이 있다.

**2**  개인소득과 같은 경제적인 부분과 주거, 이동수단, 작업장, 교육 수준, 문화, 식이, 복지서비스, 성(Gender) 등이 WHO가 2008년에 발표한 사회적 건강결정요인에 해당된다.

**3** 질병의 발생단계에 따른 예방 수준을 1, 2, 3차로 구분할 때, 코로나19와 같은 호흡기계 감염병에 대한 2차 예방활동에 해당하는 것은?

① 예방접종

② 올바른 손씻기와 마스크 착용

③ 접촉자 추적을 통한 질병의 조기검진

④ 방역수칙 준수 등에 대한 홍보 및 보건교육

**4** 「감염병의 예방 및 관리에 관한 법률」상 제1급 법정감염병에 해당하는 것은?

① 인플루엔자

② 유행성이하선염

③ 신종감염병증후군

④ 비브리오패혈증

........................................................................................................................

**ANSWER** 3.③ 4.③

**3** ①②④ 1차 예방활동
  ※ 질병 발생단계에 따른 예방 수준
    ㉠ 1차 예방활동 : 질병의 원인 제거
    ㉡ 2차 예방활동 : 질병 조기검진 및 조기치료 시행
    ㉢ 3차 예방활동 : 재활을 통한 정상기능

**4** ① 제4급 감염병
  ② 제2급 감염병
  ④ 제3급 감염병
  ※ 제1급감염병 … 생물테러감염병 또는 치명률이 높거나 집단 발생의 우려가 커서 발생 또는 유행 즉시 신고하여야 하고, 음압 격리와 같은 높은 수준의 격리가 필요한 감염병으로서, 에볼라바이러스병, 마버그열, 라싸열, 크리미안콩고출혈열, 남아메리카출혈열, 리프트밸리열, 두창, 페스트, 탄저, 보툴리눔독소증, 야토병, 신종감염병증후군, 중증급성호흡기증후군(SARS), 중동호흡기증후군(MERS), 동물인플루엔자 인체감염증, 신종인플루엔자, 디프테리아를 말한다.

**5** 지역사회보건사업평가 중 특정 보건사업을 수행하기 위해 투입된 인력, 조직, 시설, 장비, 재정 등이 적합한지를 판단하는 것은?

① 과정평가

② 구조평가

③ 결과평가

④ 영향평가

**6** 자연독에 의한 식중독의 원인식품과 독소의 연결이 옳지 않은 것은?

① 바지락 – venerupin

② 감자 – solanine

③ 홍합 – tetrodotoxin

④ 버섯 – muscarine

**7** 정신보건사업의 목적으로 옳지 않은 것은?

① 정신질환자의 격리

② 건전한 정신기능의 유지증진

③ 정신장애의 예방

④ 치료자의 사회복귀

---

**ANSWER** 5.② 6.③ 7.①

**5** 도나베디안의 사업 과정 평가유형

| 구분 | 내용 |
|------|------|
| 구조평가 | • 시작 시기에 시행<br>• 인력, 시설, 장비, 재정 등의 적절성 판단 |
| 과정평가 | • 중간 시기에 시행<br>• 지역사회 자원 활용 및 사업진행 현황<br>• 업무 수행 능력 판단 |
| 결과평가 | • 종료 시기에 시행<br>• 목표 달성 정도 및 효과성<br>• 장기적인 효과 및 지역사회 환경의 변화 |

**6** 홍합, 섭조개, 대합조개는 Saxitoxin에 의해 식중독이 발생하며 특히 5 ~ 9월에 독성이 강해진다.

**7** 정신보건사업의 목적은 정신질환의 예방활동 및 조기발견 · 조기치료, 정신질환 치료의 사회복귀를 돕는 것이다.

**8** 감염병의 간접전파 매개체로 옳지 않은 것은?

① 개달물                            ② 식품

③ 비말                               ④ 공기

**9** 일정한 지역 내 인구의 연령과 성별 구성을 나타내는 인구피라미드에 대한 설명으로 옳지 않은 것은?

① 남자의 인구수는 왼쪽에, 여자의 인구수는 오른쪽에 표시한다.

② 종형은 출생률과 사망률이 모두 낮은 인구정지형이다.

③ 항아리형은 19세 이하 인구가 65세 이상 인구의 2배 이하인 인구구조이다.

④ 호로형은 생산연령 인구가 많이 유출되는 농촌형이다.

**ANSWER** 8.③   9.③

**8** ①②④ 매개를 통해 전파되는 간접전파 매개체에 해당된다.

※ 비말전파 … 병원체가 매개체에 의한 중간 역할 없이 전파되는 직접전파에 해당한다. 기침이나 재채기, 대화 등으로 생성되며 대개 반경 90cm 이내의 전파거리를 갖는다.

**9** 항아리형은 0 ~ 14세 인구가 50세 이상 인구의 2배 이하인 소산소사형 인구구조이다.

※ 인구 피라미드

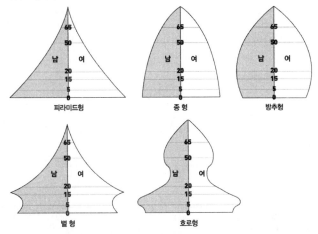

㉠ 남자는 왼쪽, 여자는 오른쪽에 표시한다.

㉡ 피라미드형 : 0 ~ 14세 인구가 50세 이상 인구의 2배를 초과하고 출생률보다 사망률이 낮은 다산다사형이다.

㉢ 종형 : 0 ~ 14세 인구가 50세 이상 인구의 2배이며 출생률과 사망률 둘 다 낮은 이상적인 인구형이다.

㉣ 항아리형 : 0 ~ 14세 인구가 50세 이상 인구의 2배 이하이며 출생률이 사망률보다 더 낮은 소산소사형이다. 주로 선진국에서 볼 수 있다.

㉤ 별형 : 15 ~ 49세 인구가 50%를 초과하며 생산연령 인구가 많이 유입되는 도시형이다.

㉥ 호로형 : 15 ~ 19세 인구가 전 인구의 절반 미만으로 생산연령 인구가 많이 유출되는 농촌형이다.

**10** 건강행동을 예측하기 위한 건강신념모형(Health Belief Model)에 대한 내용으로 옳지 않은 것은?

① 조절요인에는 연령, 성별, 성격, 지식과 같은 집단 또는 개인의 특성이 해당된다.
② 인지된 장애(perceived barriers)란 특정 질병에 걸릴 위험이 있다고 지각하는 것이다.
③ 인지된 민감성(perceived susceptibility)은 개인의 경험에 영향을 받을 수 있다.
④ 인지된 이익(perceived benefit)이란 금연할 경우 가족이 좋아하는 모습을 떠올리는 것이다.

**11** 역학이 추구하는 목적으로 옳지 않은 것은?

① 질병발생의 원인 규명
② 효과적인 질병치료제 개발
③ 질병예방 프로그램 계획
④ 보건사업의 영향 평가

........................................................................

**ANSWER** 10.② 11.②

**10** 인지된 장애는 특정 건강행위에 대한 부정적 인지정도로 건강행위 방해요소로 작용한다. 특정 질병에 걸릴 위험이 있다고 지각하는 것은 인지된 민감성에 해당한다.

※ 건강신념모형(Health Belief Model)의 구성

| 구분 | 내용 |
|---|---|
| 인지된 민감성 | 어떠한 질병에 걸릴 수 있다는 개인의 지각 |
| 인지된 심각성 | 질병의 심각성에 대한 개인의 지각 |
| 인지된 이익 | 특정 행위로부터 제공되는 혜택 및 유익성에 대한 지각 |
| 인지된 장애 | 특정 건강행위에 대한 부정적 인지 정도 |
| 인지된 위험성 | 질병의 위험성에 대한 인지 정도 |
| 행위 계기 | 인지한 위험성에 영향을 주는 요소로 특정한 행위에 참여할 수 있도록 자극 제공 |
| 자기효능감 | 건강 행위를 수행할 수 있다는 확신 |
| 기타 | 인구학적, 사회심리학적, 구조적 변수가 작용할 수 있다. |

**11** 질병 치료제가 아닌 연구 전략을 개발하는 역할을 수행한다.

※ 역학의 목적 및 역할
　ㄱ 질병 발생의 원인 규명
　ㄴ 연구 전략 개발
　ㄷ 질병 예방 보건사업의 기획 및 평가
　ㄹ 질병의 자연사에 대한 연구
　ㅁ 건강 수준 및 질병 양상, 임상의학에 대한 기여

**12** 역학 연구방법 중 코호트 연구의 장점으로 옳지 않은 것은?

① 질병발생의 위험도 산출이 용이하다.

② 위험요인의 노출에서부터 질병 진행 전체 과정을 관찰할 수 있다.

③ 위험요인과 질병발생 간의 인과관계 파악이 용이하다.

④ 단기간의 조사로 시간, 노력, 비용이 적게 든다.

**13** 리케차에 의한 인수공통감염병으로 옳은 것은?

① 탄저

② 렙토스피라증

③ 큐열

④ 브루셀라증

---

**ANSWER** 12.④  13.③

**12** 조사 기간이 길어 시간과 비용이 많이 든다.

※ 코호트 연구 장단점

| 구분 | 내용 |
|---|---|
| 장점 | • 위험도 산출에 용이하다.<br>• 인과관계 파악이 용이하다.<br>• 질병 진행 과정을 관찰할 수 있다.<br>• 신뢰성이 높다. |
| 단점 | • 많은 대상자를 요구한다.<br>• 장기간 조사로 시간과 비용이 많이 든다.<br>• 분류 시 착오와 오류가 발생할 수 있다. |

**13** ③ 리케차는 절지동물이 옮기는 질병이며 박테리아와 크기가 흡사하다. 발진티푸스, 발진열, 큐열, 쯔쯔가무시병, 록키산 홍반열 등이 있다.

① 탄저균에 의해 발생하는 감염질환이다.

② 가축, 야생동물의 소변, 감염된 쥐의 소변 등에 의해 병원성 렙토스피라에 감염되어 발생하는 질환이다.

④ 감염된 가축의 분비물 등에서 브루셀라균에 노출되어 감염되는 질환이다.

**14** 「감염병의 예방 및 관리에 관한 법률」상 명시된 필수예방접종 대상 감염병으로만 짝지어지지 않은 것은?

① 일본뇌염, 폐렴구균, 성홍열

② 인플루엔자, A형간염, 백일해

③ 홍역, 풍진, 결핵

④ 디프테리아, 폴리오, 파상풍

**15** 우리나라 국민건강보험제도의 유형으로 옳은 것은?

① 변이형

② 현금배상형

③ 관리의료형

④ 제3자 지불제형

**ANSWER** 14.① 15.④

**14** 필수예방접종〈감염병의 예방 및 관리에 관한 법률 제24조〉··· 디프테리아, 폴리오, 백일해, 홍역, 파상풍, 결핵, B형간염, 유행성이하선염, 풍진, 수두, 일본뇌염, b형헤모필루스인플루엔자, 폐렴구균, 인플루엔자, A형간염, 사람유두종바이러스 감염증, 그룹 A형 로타바이러스 감염증, 그 밖에 질병관리청장이 감염병의 예방을 위하여 필요하다고 인정하여 지정하는 감염병장티푸스, 신증후군출혈열

**15** ④ 제3자 지불제형 : 진료비를 부담하지 않거나 일부만 부담하고 의료기관이 나머지 진료비를 보험자에게 청구할 때 보험자가 지불하는 유형이다.
① 변이형 : 보험자가 의료기관을 소유하거나 계약에 의해 포괄적인 의료서비스를 제공하는 것을 말한다. 대표적으로 프랑스의 건강보험제도이다.
② 현금배상형 : 상환제라고도 한다. 병원에 지불하고 이후에 진료비를 상환받는 것을 말한다.
③ 관리의료형 : 민간의료보험제도이다.
※ 국민건강보험 특징
　㉠ 법률에 의한 강제가입 및 납부의 의무
　㉡ 능력에 따른 차등 부과 및
　㉢ 균등한 혜택
　㉣ 보험료의 분담(직장 가입자의 경우 사용자와 근로자의 반반 부담)
　㉤ 제3자 지불제형

**16** 캠필로박터 식중독에 대한 설명으로 옳지 않은 것은?

① 피가 섞인 설사를 할 수 있다.

② 원인균은 호기적 조건에서 잘 증식한다.

③ 닭고기에서 주로 발견된다.

④ Guillain-Barre syndrome을 일으킬 수 있다.

**17** 「환경정책기본법 시행령」상 환경기준의 대기 항목으로 옳지 않은 것은?

① 벤젠

② 미세먼지

③ 오존

④ 이산화탄소

**18** 내분비계 교란물질(환경호르몬)과 오염 경로의 연결이 옳지 않은 것은?

① 다이옥신 – 폐건전지

② 프탈레이트 – 플라스틱 가소제

③ DDT – 합성살충제

④ 비스페놀A – 합성수지 원료

---

**ANSWER** 16.② 17.④ 18.①

**16** 정상보다 낮은 산소분압하에 증식하는 미호기성균이다.
※ 캠필로박터 식중독 … 주로 육류에 의해 감염되며 열에 약해 가열 조리과정에서 쉽게 사멸하지만 손질 시 조리도구에 오염되어 감염된다. 주로 설사증상이 나타나며 길랑-바레 증후군을 유발한다.

**17** 「환경정책기본법 시행령」 [별표1]에 의한 대기 환경기준에는 아황산가스($SO_2$), 일산화탄소(CO), 이산화질소($NO_2$), 미세먼지(PM-10), 초미세먼지(PM-2.5), 오존($O_3$), 납(Pb), 벤젠이 있다.

**18** 다이옥신은 쓰레기 소각장에서 최초로 발견되었다. 폐건전지는 수은, 카드뮴, 납이 발생하며, 대부분 수입 건전지에 의한다.

**19** 산업재해를 나타내는 재해지표 중 강도율 4가 의미하는 것은?

① 근로자 1,000명당 4명의 재해자

② 1,000 근로시간당 4명의 재해자

③ 근로자 1,000명당 연 4일의 근로손실

④ 1,000 근로시간당 연 4일의 근로손실


**20** 「산업안전보건법 시행규칙」상 중대재해에 해당하지 않는 것은?

① 사망자가 1명 발생한 재해

② 3개월 이상의 요양이 필요한 부상자가 동시에 2명 발생한 재해

③ 부상자가 동시에 10명 발생한 재해

④ 직업성 질병자가 동시에 5명 발생한 재해

---

**ANSWER** 19.④ 20.④

**19** 강도율 $= \dfrac{\text{근로손실일수}}{\text{근로시간}} \times 1{,}000$, 즉 근로시간당 근로손실일수로 재해에 의한 손상의 정도를 의미한다.

※ 산업재해지표

 ㉠ 강도율 $= \dfrac{\text{근로손실일수}}{\text{근로시간}} \times 1{,}000$, 즉 근로시간당 근로손실일수로 재해에 의한 손상의 정도

 ㉡ 도수율 $= \dfrac{\text{재해발생건수}}{\text{근로시간수}} \times 1{,}000{,}000$, 즉 100만 근로시간당 재해발생 건수

 ㉢ 건수율 $= \dfrac{\text{재해발생건수}}{\text{평균 실근로자수}} \times 1{,}000$, 즉 산업체 근로자 1,000명당 재해발생 건수

 ㉣ 평균손실일수 $= \dfrac{\text{근로손실일수}}{\text{재해발생건수}} \times 1{,}000$, 즉 재해발생 건수당 평균손실일수 규모의 정도

**20** 중대재해의 범위〈산업안전보건법 시행규칙 제3조〉

 ㉠ 사망자가 1명 이상 발생한 재해

 ㉡ 3개월 이상의 요양이 필요한 부상자가 동시에 2명 이상 발생한 재해

 ㉢ 부상자 또는 직업성 질병자가 동시에 10명 이상 발생한 재해

**1** 식품의 화학적 보존법은?

① 냉장법

② 절임법

③ 밀봉법

④ 가열법

----

**ANSWER** 1.②

**1** ② **절임법** : 식품에 소금 등을 첨가하여 보존하는 방법으로 염장법, 당장법, 산첨가법 등이 이에 해당한다.

　① **냉장법** : 식품을 0 ~ 10℃ 온도에서 저장하는 방법을 말한다.

　③ **밀봉법** : 식품이 변질되지 않도록 100℃ 이상의 온도로 가열하여 살균하고, 탈기한 후 밀봉하는 방법이다.

　④ **가열법** : 가열하여 미생물을 사멸시키고, 효소를 불활성화 시키는 방법으로 종류에 따라 63℃에서 30분간 가열하는 저온살균법, 100℃ 이상에서 가열하여 살균하는 고온살균법이 있다.

　※ **화학적 보존법의 종류**

　　㉠ **염장법** : 10%의 소금을 뿌려 저장성을 높이는 방법으로, 대부분 육류, 수산물 등 가공 및 조리, 저장 시 사용된다.

　　㉡ **당장법** : 설탕절임법이라고도 하며, 40~50% 농도의 설탕에 저장하여 미생물의 증식을 억제하는 방법이다. 쨈, 가당연유 등에 이용된다.

　　㉢ **산첨가법** : 식초절임법이라고도 하며, pH가 낮은 초산을 이용하여 저장효과를 증대시키는 방법이다. 피클 등에 이용된다.

　　㉣ **방부제** : 합성보존료, 산화방지제를 사용하여 미생물의 증식을 억제하는 방법이다.

**2** 다음에 해당하는 오염물질은?

> • 2차 오염물질로 산화력이 매우 강하다.
> • 대기환경보전법령상 대기오염경보 대상이다.
> • 질소산화물이 자외선과 광화학 반응을 일으키는 과정에서 생성된다.

① 오존                          ② 스모그

③ 라돈                          ④ 폼알데하이드


**3** 다음에서 설명하는 조직의 원리는?

> 조직의 공동목적을 달성하기 위하여 행동통일 및 업무수행을 조화롭게 배열하는 집단적 노력

① 조정의 원리                    ② 계층제의 원리

③ 명령통일의 원리                 ④ 통솔범위의 원리

---

**ANSWER** 2.① 3.①

**2** ① 오존 : 1차 오염물질인 질소산화물($NOx$), 탄화수소류(HCs) 등이 강한 태양광선과 광화학 반응을 일으켜 생성되는 2차 오염물질이다. 강한 산화력으로 살균이나 악취 제거에 이용된다. 또한 독성이 강해 소량이라도 장시간 흡입 시 중독을 일으킨다.

② 스모그 : 공기 중의 안개에 연기가 녹아있는 상태로, 대기 중 여러 성분과 태양광 사이의 상호작용으로 발생한다. 광하학 스모그는 질소산화물($NOx$), 탄화수소(HC), 자외선 또는 가시광선에 의해 생성된다.

③ 라돈 : 자연적으로 존재하는 암석 또는 토양에서 발생하는 토륨, 우라늄의 붕괴로 생성되는 방사성 가스다. 호흡기와 폐포에 심각한 피해를 줄 수 있으며 무색무취의 가스로 인간이 스스로 감지할 수 없다.

④ 폼알데하이드 : 단백질 변성작용을 가지고 있으며, 독성이 강해 소화작용을 저해하고 두통이나 구토, 현기증 등을 유발한다.

**3** ① 조정의 원리 : 중복과 낭비를 배제하고 혼선을 방지하여 공동목적을 원활하게 달성할 수 있도록 구성원 간의 행동통일 및 업무수행을 배정하는 원리를 말한다. 능률적인 업무표준과 집행을 유지하고 사업의 계속성을 보장하며, 조직활동 및 개별활동을 방침과 일치시킨다. 불필요한 긴장이나 노고를 사전에 방지하는 데 목적을 둔다.

② 계층제의 원리 : 상하계층 간 직무상의 지휘, 복종관계가 이루어지도록 하는 원리이다.

③ 명령통일의 원리 : 한 사람의 하위자 오직 한 사람의 상급자에게서만 지시나 명령을 받아야 한다는 원리이다.

④ 통솔범위의 원리 : 한 사람의 상급자가 효과적으로 관리감독할 수 있는 이상적인 하위자의 수를 말하며, 이때 업무의 성질, 부하의 능력, 관리자의 능력 등을 고려해야 한다.

**4** 다음에서 설명하는 보건의료서비스의 사회경제적 특성은?

> • 일반인들은 의료전문가에 비해 보건의료에 대한 전문지식이 적다.
> • 공급자에 의해 수요가 충출된다.

① 가치재                      ② 정보의 비대칭성

③ 노동집약적              ④ 소비재인 동시에 투자재

**5** 다음에 해당하는 하수처리 방법은?

> 1차 침전지를 거친 폐수를 미생물 막으로 덮인 자갈이나 쇄석, 기타 매개층 등 여재 위에 뿌려서 폐수가 여재 사이를 흘러내리며 미생물과 접촉하면서 오염물질이 분해·처리된다.

① 살수여상법              ② 활성오니법

③ 산화지법                ④ 임호프조

---

**ANSWER** 4.② 5.①

**4** ② 정보의 비대칭성 : 소비자의 무지라고도 한다. 소비자는 보건의료에 대한 지식이 부족하여 서비스 공급자에게 의존할 수밖에 없는데, 소비자와 공급자 간의 정보가 불균형적으로 분포되어 있을 경우를 말한다.
   ① 가치재 : 주택이나 교육처럼 소득 수준과는 상관없이 누구에게나 필요한 재화를 말한다.
   ③ 노동집약적 : 재고가 존재하지 않고, 다양한 인력들의 협력이 필요하다. 인적 서비스로 자동화에는 한계가 있다.
   ④ 소비재인 동시에 투자재 : 소비자가 의료서비스를 구입하고 진료비를 지불하는데, 금액만큼 다른 재화에 소비하는 지출이 감소하고 저축할 여력이 줄어들게 되므로 의료 서비스에 대한 지출은 소비자의 소비로 분류된다. 단, 건강을 위해 지출한 비용은 미래를 위한 투자의 개념이라고 할 수 있다.

**5** ① 살수여상법 : 1차 처리를 거쳐 2차 처리의 호기성 처리법에 해당한다. 주로 산업폐수처리에 사용되며, 갑작스러운 수량 변화에도 조치가 가능하나 높은 수압을 요구하며 파리가 번식하고 악취가 발생한다.
   ② 활성오니법 : 도시의 하수 처리 방법으로, 슬러지 발생량이 비교적 많은 편이다. 오니와 호기성 미생물을 혼합하여 생물학적으로 오니를 정화한다.
   ③ 산화지법 : 하수를 연못이나 웅덩이에 저장하여 자정작용에 의해 안정시키는 과정이다. 자연적인 처리로 소요 면적이 넓다. 비용이 적게 들지만 처리 효율도 낮다.
   ④ 임호프조 : 독일의 Karl Imhoff에 의하여 고안된 방법으로, 하나의 조를 칸막이로 분리하여 윗층에는 1차 침전지, 2층에는 오니소화실을 배치한다. 주로 공장폐수처리에 사용된다.

**6** 「먹는물 수질기준 및 검사 등에 관한 규칙」상 건강상 유해영향 무기물질에 관한 기준으로 옳은 것은?

① 암모니아성 질소는 1.0mg/L를 넘지 아니할 것

② 납은 0.1mg/L를 넘지 아니할 것

③ 비소는 0.001mg/L를 넘지 아니할 것

④ 질산성 질소는 10mg/L를 넘지 아니할 것

---

**ANSWER** 6.④

**6** 건강상 유해영향 무기물질에 관한 기준〈먹는물 수질기준 및 검사 등에 관한 규칙 별표1〉
ⓐ 납은 0.01mg/L를 넘지 아니할 것
ⓑ 불소는 1.5mg/L(샘물·먹는샘물 및 염지하수·먹는염지하수의 경우에는 2.0mg/L)를 넘지 아니할 것
ⓒ 비소는 0.01mg/L(샘물·염지하수의 경우에는 0.05mg/L)를 넘지 아니할 것
ⓓ 셀레늄은 0.01mg/L(염지하수의 경우에는 0.05mg/L)를 넘지 아니할 것
ⓔ 수은은 0.001mg/L를 넘지 아니할 것
ⓕ 시안은 0.01mg/L를 넘지 아니할 것
ⓖ 크롬은 0.05mg/L를 넘지 아니할 것
ⓗ 암모니아성 질소는 0.5mg/L를 넘지 아니할 것
ⓘ 질산성 질소는 10mg/L를 넘지 아니할 것
ⓙ 카드뮴은 0.005mg/L를 넘지 아니할 것
ⓚ 붕소는 1.0mg/L를 넘지 아니할 것(염지하수의 경우에는 적용하지 아니한다)
ⓛ 브롬산염은 0.01mg/L를 넘지 아니할 것(수돗물, 먹는샘물, 염지하수·먹는염지하수, 먹는해양심층수 및 오존으로 살균 소독 또는 세척 등을 하여 먹는물로 이용하는 지하수만 적용한다)
ⓜ 스트론튬은 4mg/L를 넘지 아니할 것(먹는염지하수 및 먹는해양심층수의 경우에만 적용한다)
ⓝ 우라늄은 30μg/L를 넘지 않을 것[수돗물(지하수를 원수로 사용하는 수돗물을 말한다), 샘물, 먹는샘물, 먹는염지하수 및 먹는물공동시설의 물의 경우에만 적용한다)]

**7** 새집증후군의 원인 물질인 휘발성유기화합물(VOCs)이 아닌 것은?

① 일산화탄소(CO)　　　　　　　　　　② 벤젠(benzene)

③ 톨루엔(toluene)　　　　　　　　　　④ 스티렌(styrene)

**8** 다음에서 설명하는 용어는?

> • 두 개 이상의 산포도를 비교하고자 할 때 사용한다.
> • 측정치의 크기가 매우 차이가 나거나 단위가 서로 다를 때 유용하다.
> • 표준편차를 산술평균으로 나눈 값이며 백분율로 나타내기도 한다.

① 조화평균　　　　　　　　　　　② 평균편차

③ 분산　　　　　　　　　　　　　④ 변이계수

--------

**ANSWER** 7.① 8.④

**7**　① 일산화탄소(CO) : 석탄, 휘발유, 디젤유 등 유기물질이 불완전 연소될 때 발생하며 일반 가정이나 산업장, 내연기관을 이용한 차량 등에서 발생한다.

② 벤젠(benzene) : 투명한 무색 액체로, 휘발성이 강하다. 휘발성유기화합물에 해당한다.

③ 톨루엔(toluene) : 특유의 향기가 나는 투명한 무색 액체로 휘발성유기화합물에 해당한다.

④ 스티렌(styrene) : 상온에서 무색 액체로, 특유의 냄새가 나며 끈적거린다. 휘발성유기화합물에 해당한다.

※ 새집증후군(SBS : Sick Building Syndrome)

　㉠ 새로 지은 건물의 건축자재, 벽지, 원목, 페인트 등에서 유발하는 유해물질로 인체에 유해한 영향을 미치는 증후군을 말한다.

　㉡ 포름알데히드, 클로로포름, 아세톤, 벤젠, 톨루엔 등 휘발성유기화합물이 새집증후군의 원인 물질이다.

**8**　④ 변이계수 : 비교집단 자료들의 평균이 다를 때 사용하는 방법으로 변동계수라고도 한다. 변이계수는 '(표준편차 ÷ 평균) × 100' 으로 구하는데, 예를 들어 甲 병원의 평균임금이 200만 원이고 표준편차가 20만 원, 乙 병원의 평균임금이 300만 원이고 표준편차가 23만 원일 때, 두 병원의 변이계수는 甲 병원 = (20만 원 ÷ 200만 원) × 100 =10%, 乙 병원 = (23만 원 ÷ 300만 원) × 100 = 8%이다. 따라서 甲 병원의 임금이 乙 병원의 임금보다 고르지 않음을 알 수 있다.

① 조화평균 : 특정한 자료를 요약하는 데 사용된다. 역수의 산술평균 역수를 말한다. 즉 개별 측정치를 $x_1$, $x_2$, $\cdots x_n$, 전체 사례를 $N$이라고 할 때 조화평균은 $\dfrac{N}{\dfrac{1}{x_1}+\dfrac{1}{x_2}+\cdots+\dfrac{1}{x_n}}$ 로 구할 수 있다.

② 평균편차 : 모든 측정치의 절대치 편차만을 합하여 평균을 낸 것으로 편차는 평균－자료값으로 구할 수 있다.

③ 분산 : 편차를 제곱하여 계산한다. 실제 편차보다 큰 수치가 나오므로 체감 편차가 실제 편차보다 크게 나온다.

**9** 다음에 해당하는 감염병의 위기경보 단계는?

---

- 국내 유입된 해외 신종감염병의 제한적 전파
- 국내 원인불명 · 재출현 감염병의 지역사회 전파

---

① 관심                      ② 주의

③ 경계                      ④ 심각

**10** 다음에서 설명하는 역학적 연구방법은?

---

- 특정한 시점에서 유병률이나 질병과 요인 간의 연관성을 보는 연구설계이다.
- 인과관계를 규명하기는 어렵다.
- (예시) A 연구자는 허리둘레와 당뇨병 간의 연관성을 분석하기 위해 개인별로 허리둘레를 측정하고, 현재 당뇨병이 있는지를 당뇨병 의사진단 여부와 혈액검사를 통해 판정하였다.

---

① 환자대조군연구             ② 단면연구

③ 사례연구                  ④ 코호트연구

---

**ANSWER** 9.③ 10.②

**9**   ③ **경계**: 국내 유입된 해외 신종 감염병의 제한적 전파와 국내 원인불명 · 재출현 감염병의 지역사회 전파 시 대응 체계로 Orange로 나타낸다.
    ① **관심**: 해외에서의 신종감염병의 발생 및 유행과 국내 원인불명 · 재출현 감염병의 발생 시 대응 체계로, Blue로 나타낸다.
    ② **주의**: 해외에서의 신종감염병의 국내 유입과 국내 원인불명 · 재출현 감염병의 제한적 전파 시 대응 체계로, Yellow로 나타낸다.
    ④ **심각**: 국내 유입된 해외 신종감염병의 지역사회 전파 또는 전국적 확산과 국내 원인불명 · 재출현 감염병의 전국적 확산 시 대응 체계로, Red로 나타낸다.

**10**   ② **단면연구**: 일정한 인구집단을 대상으로 특정한 시점이나 기간 내에 어떤 질병 또는 상태의 유무를 조사하고 인구 집단이 각각 갖고 있는 각종 속성(연령, 성별, 종교, 사회적 요인 등)과 연구 질병과의 연관성을 규명하는 연구 방법이다. 지역사회건강조사, 국민건강영양조사, 시도별 유병률 등 유병률 산출이 주 목적이다.
    ① **환자대조군연구**: 어떤 질병에 이환된 집단을 대상으로 환자군을 선택하고 이환되지 않은 건강한 대조군을 선정하여 가설된 위험요인을 과거에, 또는 위험요인에 노출되었는지를 조사하고 비교함으로써 위험 요인과 질병 발생과의 인과관계를 규명하고 발생 원인을 찾아내는 연구 방법이다.
    ③ **사례연구**: 특정한 집단에 초점을 두고 자료를 수집하여 종합적으로 해당 사례의 문제를 이해하고 해결하는 연구 방법이다.
    ④ **코호트연구**: 연구 시작 시점에서 질병 요인에 노출된 집단과 그렇지 않은 집단을 일정 기간 추적하여 질병의 발생 여부를 관찰하는 연구 방법이다.

**11** 태반이나 모유 수유를 통하여 모체로부터 항체를 받아 얻어지는 면역은?

① 자연능동면역

② 인공능동면역

③ 자연수동면역

④ 인공수동면역


**12** 「정신건강증진 및 정신질환자 복지서비스 지원에 관한 법률」상 '정신건강증진시설'에 해당하는 것만을 모두 고르면?

> ㉠ 정신건강복지센터
>
> ㉡ 정신요양시설
>
> ㉢ 정신재활시설
>
> ㉣ 정신의료기관

① ㉠, ㉡

② ㉠, ㉢, ㉣

③ ㉡, ㉢, ㉣

④ ㉠, ㉡, ㉢, ㉣

..................................................................................................................................

**ANSWER** 11.③ 12.③

**11** ③ **자연수동면역**: 태아가 모체의 태반을 통해 항체를 받거나 생후 모유수유를 통해 생기는 면역으로, 4~6개월간 지속된다.
　① **자연능동면역**: 질환에 이환된 후 획득한 면역을 말한다.
　② **인공능동면역**: 인위적으로 면역이 생기게 하는 것으로 항원을 체내에 투입하여 항체를 형성하는 예방접종을 말한다.
　④ **인공수동면역**: 회복기혈청, 면역혈청, 감마글로불린, 항독소 등을 체내에 투입하여 항체를 형성하는 방법으로, 예방 목적이 아닌 치료 목적이다. 접종 즉시 효력이 생기나, 효력 지속시간이 짧다.
　※ **면역의 종류**
　　㉠ **선천적 면역**: 태어날 때부터 가진 면역으로, 종족, 인종, 개인 등에 의한 면역을 말한다.
　　㉡ **후천적 면역**: 질병에 이환된 후나 예방접종 등에 의해 형성되는 면역을 말한다. 능동면역(자연능동면역, 인공능동면역)과 수동면역(자연수동면역, 인공수동면역)으로 구분할 수 있다.

| 구분 | 내용 |
|---|---|
| 능동면역 | • 병원체 자체나 병원체로부터 분비되는 독소 침입 등 생체 세포가 스스로 방어활동을 통해 생긴다.<br>• 항원 자극에 의해 체내 조직세포에서 항체가 생성된다.<br>• 수동면역에 비해 영구적으로 지속된다.<br>• 자연능동면역, 인공능동면역이 있다. |
| 수동면역 | • 인간이나 동물에 의해 형성된 면역원을 체내에 주입하는 것이다.<br>• 능동면역에 비해 효력이 빨리 나타나지만, 빨리 사라진다.<br>• 자연수동면역, 인공수동면역이 있다. |

**12** "정신건강증진시설"이란 정신의료기관, 정신요양시설 및 정신재활시설을 말한다〈정신건강증진 및 정신질환자 복지서비스 지원에 관한 법률 제3조(정의) 제4호〉.

**13** 산업재해 지표 중 연 근로시간 100만 시간당 재해의 발생 건수를 나타내는 지표는?

① 건수율

② 사망만인율

③ 강도율

④ 도수율

**14** 국민건강증진법령상 '과다한 음주는 건강에 해롭다'는 경고문구를 판매용 용기에 표기해야 하는 주류의 알코올분 기준은?

① 1도 이상

② 5도 이상

③ 10도 이상

④ 17도 이상

---

**ANSWER** 13.④ 14.①

**13** ④ **도수율**: 빈도율이라고도 하며, 연 근로시간 100만 시간당 재해의 발생 건수를 나타낸다. 재해 발생 상황을 파악하기 위한 표준적 지표이다. 도수율 $= \dfrac{\text{재해 발생 건수}}{\text{연 근로시간}} \times 1,000,000$

① **건수율**: 발생률이라고도 하며, 근로자 1,000명당 재해 발생 건수를 나타낸다. 재해 발생 상황을 총괄적으로 파악하는 데 적합하나, 근로 시간 및 재해의 강도가 고려되지 않는다는 단점이 있다. 건수율 $= \dfrac{\text{재해 발생 건수}}{\text{평균 실근로자수}} \times 1,000$

② **사망만인율**: 근로자 10,000명당 발생하는 업무상 질병 사망자 수의 비율을 나타낸다. 사망만인율 $= \dfrac{\text{사고사망자 수}}{\text{상시 근로자 수}} \times 10,000$

③ **강도율**: 연 근로시간 1,000 시간당 작업 손실 일수를 나타낸다. 재해의 강도와 손상 정도를 나타내며 재해로 인한 실질적인 손해를 파악할 수 있다. $\dfrac{\text{작업손실일수}}{\text{연 근로시간}} \times 1,000$

**14** 법 제8조 제4항에 따라 그 판매용 용기에 과다한 음주는 건강에 해롭다는 내용의 경고문구를 표기해야 하는 주류는 국내에 판매되는 「주세법」에 따른 주류 중 알코올분 1도 이상의 음료를 말한다〈국민건강증진법 시행령 제13조(경고문구의 표기대상 주류)〉.

**15** 보건 관련 지방행정조직에 대한 설명으로 옳지 않은 것은?

① 보건진료소의 설치 근거 법령은 「농어촌 등 보건의료를 위한 특별조치법」이다.

② 보건소 중 「의료법」상 병원의 요건을 갖춘 보건소는 보건의료원이라는 명칭을 사용할 수 있다.

③ 보건지소에 보건지소장 1명을 두되, 지방의무직공무원 또는 임기제공무원을 보건지소장으로 임용한다.

④ 시 · 도지사 또는 시장 · 군수 · 구청장은 지역보건의료시행계획을 4년마다 수립하여야 한다.

**ANSWER** 15.④

**15** ④ 시 · 도지사 또는 시장 · 군수 · 구청장은 매년 지역보건의료계획에 따라 연차별 시행계획을 수립하여야 한다〈지역보건법 제7조(지역보건의료계획의 수립 등) 제2항〉.

① 시장[도농복합형태(都農複合形態)의 시의 시장을 말하며, 읍 · 면 지역에서 보건진료소를 설치 · 운영하는 경우만 해당한다] 또는 군수는 보건의료 취약지역의 주민에게 보건의료를 제공하기 위하여 보건진료소를 설치 · 운영한다〈농어촌 등 보건의료를 위한 특별조치법 제15조(보건진료소의 설치 · 운영) 제1항 전단〉.

② 보건소 중 「의료법」에 따른 병원의 요건을 갖춘 보건소는 보건의료원이라는 명칭을 사용할 수 있다〈지역보건법 제12조(보건의료원)〉.

③ 보건지소에 보건지소장 1명을 두되, 지방의무직공무원 또는 임기제공무원을 보건지소장으로 임용한다〈지역보건법 시행령 제14조(보건지소장)〉.

※ **지역보건의료계획의 수립 등** … 시 · 도지사 또는 시장 · 군수 · 구청장은 지역주민의 건강 증진을 위하여 다음 사항이 포함된 지역보건의료계획을 4년마다 제3항 및 제4항에 따라 수립하여야 한다〈지역보건법 제7조 제1항〉.

ㄱ 보건의료 수요의 측정

ㄴ 지역보건의료서비스에 관한 장기 · 단기 공급대책

ㄷ 인력 · 조직 · 재정 등 보건의료자원의 조달 및 관리

ㄹ 지역보건의료서비스의 제공을 위한 전달체계 구성 방안

ㅁ 지역보건의료에 관련된 통계의 수집 및 정리

※ 보건소 중 「의료법」 제3조 제2항 제3호 가목에 따른 병원의 요건을 갖춘 보건소는 보건의료원이라는 명칭을 사용할 수 있다〈「지역보건법」 제12조(보건의료원)〉.

**16** 「학교보건법 시행령」상 보건교사의 직무가 아닌 것은?

① 학교보건계획의 수립

② 보건교육자료의 수집 · 관리

③ 각종 질병의 예방처치 및 보건지도

④ 학생 및 교직원의 건강진단과 건강평가

........................................................................................................................................

**ANSWER** 16.④

**16** 학생 및 교직원의 건강진단과 건강평가는 학교의사의 직무에 해당한다.

※ 학교에 두는 의료인 · 약사 및 보건교사 … 법 제15조 제1항에 따라 학교에 두는 의사(치과의사 및 한의사를 포함하며, 이하 "학교의사"라 한다) 및 학교에 두는 약사(이하 "학교약사"라 한다)와 같은 조 제2항 · 제3항에 따른 보건교사의 직무는 다음과 같다〈학교보건법 시행령 제23조 제4항〉.

㉠ 학교의사의 직무
- 학교보건계획의 수립에 관한 자문
- 학교 환경위생의 유지 · 관리 및 개선에 관한 자문
- 학생과 교직원의 건강진단과 건강평가
- 각종 질병의 예방처치 및 보건지도
- 학생과 교직원의 건강상담
- 그 밖에 학교보건관리에 관한 지도

㉡ 학교약사의 직무
- 학교보건계획의 수립에 관한 자문
- 학교환경위생의 유지관리 및 개선에 관한 자문
- 학교에서 사용하는 의약품과 독극물의 관리에 관한 자문
- 학교에서 사용하는 의약품 및 독극물의 실험 · 검사
- 그 밖에 학교보건관리에 관한 지도

㉢ 보건교사의 직무
- 학교보건계획의 수립
- 학교 환경위생의 유지 · 관리 및 개선에 관한 사항
- 학생과 교직원에 대한 건강진단의 준비와 실시에 관한 협조
- 각종 질병의 예방처치 및 보건지도
- 학생과 교직원의 건강관찰과 학교의사의 건강상담, 건강평가 등의 실시에 관한 협조
- 신체가 허약한 학생에 대한 보건지도
- 보건지도를 위한 학생가정 방문
- 교사의 보건교육 협조와 필요시의 보건교육
- 보건실의 시설 · 설비 및 약품 등의 관리
- 보건교육자료의 수집 · 관리
- 학생건강기록부의 관리
- 다음의 의료행위(간호사 면허를 가진 사람만 해당한다)
  - 외상 등 흔히 볼 수 있는 환자의 치료
  - 응급을 요하는 자에 대한 응급처치
  - 부상과 질병의 악화를 방지하기 위한 처치
  - 건강진단결과 발견된 질병자의 요양지도 및 관리
  - 위의 의료행위에 따르는 의약품 투여
- 그 밖에 학교의 보건관리

**17** 제4차 국민건강증진종합계획(HP 2020)과 비교하여, 제5차 국민건강증진종합계획(HP 2030)의 기본틀에서 신설된 사업분야는?

① 건강생활 실천 확산

② 감염질환 관리

③ 인구집단 건강관리

④ 건강친화적 환경 구축

**17** 제4차 국민건강증진종합계획의 사업분야는 건강생활실천확산, 만성퇴행성질환과 발병위험요인관리, 감염질환관리, 안전환경보건, 인구집단건강관리, 사업체계관리이며 제5차 국민건강증진종합계획의 사업분야는 건강생활실천, 정신건강관리(제4차 HP2020 건강생활실천 분야의 확대), 비감염성질환 예방관리(제4차 HP2020 만성퇴행성질환과 발병위험요인관리 분야의 확대), 감염 및 환경성 질환 예방 관리, 인구집단별 건강관리, 건강친화적 환경 구축이다. 따라서 신설된 사업분야는 건강친화적 환경 구축이다.

※ 제4차 국민건강증진종합계획(HP 2020)과 제5차 국민건강증진종합계획(HP 2030)의 비교

| 구분 | 제4차 국민건강증진종합계획(HP 2020) | 제5차 국민건강증진종합계획(HP 2030) |
|---|---|---|
| 비전 | 온 국민이 함께 만들고 누리는 건강세상 | 모든 사람이 평생 건강을 누리는 사회 |
| 목표 | 건강수명 연장과 건강형평성 제고 | 건강수명 연장과 건강형평성 제고 |
| 기본 원칙 | – | HiAP, 건강형평성, 모든 생애과정, 건강친화환경, 누구나 참여, 다부문 연계 |
| 사업 분야 | • 건강생활 실천확산 : 금연, 절주, 신체활동, 영양<br>• 만성퇴행성질환과 발병위험요인관리 : 암, 건강검진, 관절염, 심뇌혈관질환, 비만, 정신보건, 구강보건<br>• 감염질환 관리 : 예방접종, 비상방역체계, 의료관련 감염, 결핵, 에이즈<br>• 인구집단 건강관리 : 모성건강, 영유아건강, 노인건강, 근로자건강증진, 군인건강증진, 학교보건, 다문화가족건강, 취약가정방문건강, 장애인건강<br>• 안전환경 보건 : 식품정책, 손상예방<br>• 사업체계 관리 : 인프라, 평가, 정보 · 통계, 재원 | • 건강생활 실천 : 금연, 절주, 영양, 신체활동, 구강건강<br>• 정신건강관리 : 자살예방, 치매, 중독, 지역, 사회정신건강<br>• 비감염성 질환 예방관리 : 암, 심뇌혈관질환(심뇌혈관질환, 선행질환), 비만, 손상<br>• 감염 및 기후변화성 질환 예방관리 : 감염병 예방 및 관리(결핵, 에이즈, 의료감염 · 항생제 내성, 예방행태개선), 감염병위기대비대응(검역/감시, 예방접종), 기후변화성 질환<br>• 인구집단별 건강관리 : 영유아, 아동 · 청소년, 여성, 노인, 장애인, 근로자, 군인<br>• 건강친화적 환경 구축 : 건강친화적법제도개선, 건강정보이해력 제고, 혁신적 정보기술의 적용, 재원마련 및 운용, 지역사회자원(인력, 시설) 확충 및 거버넌스 구축 |

**18** 검역법령상 검역감염병 접촉자에 대한 최대 격리기간으로 옳지 않은 것은?

① 황열 : 6일  
② 동물인플루엔자 인체감염증 : 10일  
③ 에볼라바이러스병 : 14일  
④ 콜레라 : 5일

**19** 다음에 해당하는 힐(A. B. Hill)의 인과관계 판정 기준은?

> • 요인에 대한 노출은 항상 질병 발생에 앞서 있어야 한다.
> • 흡연과 폐암 간의 연관성을 파악하기 위해서 폐암에 걸린 사람들을 조사했더니 과거에 흡연을 한 사람들이 대부분이었다.

① 요인과 결과 간의 시간적 선후 관계  
② 연관성의 강도  
③ 양 – 반응 관계  
④ 생물학적 설명 가능성

---

**ANSWER** 18.③ 19.①

**18** 검역감염병의 최대 잠복기간 … 법 제17조 제3항에 따른 검역감염병의 최대 잠복기간은 다음 구분에 따른다〈검역법 시행규칙 제14조의3〉.

ㄱ 콜레라 : 5일  
ㄴ 페스트 : 6일  
ㄷ 황열 : 6일  
ㄹ 중증 급성호흡기 증후군(SARS) : 10일  
ㅁ 동물인플루엔자 인체감염증 : 10일  
ㅂ 중동 호흡기 증후군(MERS) : 14일  
ㅅ 에볼라바이러스병 : 21일  
ㅇ 법 제2조 제1호 바목 및 자목에 해당하는 검역감염병 : 법 제4조의2 제1항에 따른 검역전문위원회에서 정하는 최대 잠복기간

**19** ① 요인과 결과 간의 시간적 선후 관계 : 요인에 대한 노출은 항상 질병 발생에 앞서 있어야 하며, 노출과 질병 발생 간의 기간도 적절해야 한다.  
② 연관성의 강도 : 연관성의 강도가 클수록 인과관계가 있을 가능성이 높다.  
③ 양–반응 관계 : 요인에 노출되는 정도가 높을수록 질병 발생 가능성도 증가한다.  
④ 생물학적 설명 가능성 : 생물학적으로 설명이 가능하면 인과관계가 형성된다.

**20** 「국민건강보험법」상 국민건강보험공단의 업무 범위에 해당하지 않는 것은?

① 보험료의 부과 · 징수

② 보험급여 비용의 지급

③ 가입자 및 피부양자의 자격관리

④ 요양급여의 적정성 평가

---

**ANSWER** 20.④

**20** 심사평가원은 요양급여에 대한 의료의 질을 향상시키기 위하여 요양급여의 적정성 평가를 실시할 수 있다〈국민건강보험법 제 47조의4(요양급여의 적정성 평가) 제1항〉.

※ 업무 등… 공단은 다음 각 호의 업무를 관장한다〈국민건강보험법 제14조 제1항〉.

㉠ 가입자 및 피부양자의 자격 관리

㉡ 보험료와 그 밖에 이 법에 따른 징수금의 부과 · 징수

㉢ 보험급여의 관리

㉣ 가입자 및 피부양자의 질병의 조기발견 · 예방 및 건강관리를 위하여 요양급여 실시 현황과 건강검진 결과 등을 활용하여 실시하는 예방사업으로서 대통령령으로 정하는 사업

㉤ 보험급여 비용의 지급

㉥ 자산의 관리 · 운영 및 증식사업

㉦ 의료시설의 운영

㉧ 건강보험에 관한 교육훈련 및 홍보

㉨ 건강보험에 관한 조사연구 및 국제협력

㉩ 이 법에서 공단의 업무로 정하고 있는 사항

㉪ 「국민연금법」, 「고용보험 및 산업재해보상보험의 보험료징수 등에 관한 법률」, 「임금채권보장법」 및 「석면피해구제법」 (이하 "징수위탁근거법"이라 한다)에 따라 위탁받은 업무

㉫ 그 밖에 이 법 또는 다른 법령에 따라 위탁받은 업무

㉭ 그 밖에 건강보험과 관련하여 보건복지부장관이 필요하다고 인정한 업무

**1** 제5차 국민건강증진종합계획 (Health Plan 2030)의 6개 분과 사업분야로 가장 옳은 것은?

① 사업체계관리

② 정신건강관리

③ 안전환경보건

④ 만성질환관리

--------

**ANSWER** 1.②

**1**    ①③④ 제4차 국민건강증진종합계획(HP 2020)

※ 제4차 국민건강증진종합계획(HP 2020)과 제5차 국민건강증진종합계획(HP 2030)의 비교

| 구분 | 제4차 국민건강증진종합계획(HP 2020) | 제5차 국민건강증진종합계획(HP 2030) |
|---|---|---|
| 비전 | 온 국민이 함께 만들고 누리는 건강세상 | 모든 사람이 평생 건강을 누리는 사회 |
| 목표 | 건강수명 연장과 건강형평성 제고 | 건강수명 연장과 건강형평성 제고 |
| 기본 원칙 | – | HiAP, 건강형평성, 모든 생애과정, 건강친화환경, 누구나 참여, 다부문 연계 |
| 사업 분야 | • 건강생활 실천확산 : 금연, 절주, 신체활동, 영양<br>• 만성퇴행성질환과 발병위험요인관리 : 암, 건강검진, 관절염, 심뇌혈관질환, 비만, 정신보건, 구강보건<br>• 감염질환 관리 : 예방접종, 비상방역체계, 의료관련감염, 결핵, 에이즈<br>• 인구집단 건강관리 : 모성건강, 영유아건강, 노인건강, 근로자건강증진, 군인건강증진, 학교보건, 다문화가족건강, 취약가정방문건강, 장애인건강<br>• 안전환경 보건 : 식품정책, 손상예방<br>• 사업체계 관리 : 인프라, 평가, 정보 · 통계, 재원 | • 건강생활 실천 : 금연, 절주, 영양, 신체활동, 구강건강<br>• 정신건강관리 : 자살예방, 치매, 중독, 지역, 사회정신건강<br>• 비감염성 질환 예방관리 : 암, 심뇌혈관질환(심뇌혈관질환, 선행질환), 비만, 손상<br>• 감염 및 기후변화성 질환 예방관리 : 감염병 예방 및 관리(결핵, 에이즈, 의료감염 · 항생제 내성, 예방행태개선), 감염병위기대비대응(검역/감시, 예방접종), 기후변화성 질환<br>• 인구집단별 건강관리 : 영유아, 아동 · 청소년, 여성, 노인, 장애인, 근로자, 군인<br>• 건강친화적 환경 구축 : 건강친화적법제도개선, 건강정보이해력 제고, 혁신적 정보기술의 적용, 재원마련 및 운용, 지역사회자원(인력, 시설) 확충 및 거버넌스 구축 |

**2** 「국민건강증진법」상 국민건강증진종합계획 및 「지역보건법」상 지역보건의료계획의 수립에 대한 설명으로 가장 옳은 것은?

① 국민건강증진종합계획은 10년마다 수립한다.

② 지역보건의료계획은 5년마다 수립한다.

③ 지역보건의료계획에는 인력·조직·재정 등 보건의료자원의 조달 및 관리에 관한 사항이 포함되어야 한다.

④ 국민건강증진종합계획에는 보건의료수요의 측정에 관한 사항이 포함되어야 한다.


**3** 보건학 연구에서 기술통계의 산포성(dispersion)을 나타내는 통계량으로 가장 옳지 않은 것은?

① 사분위수 범위(interquartile range)　　② 최빈치(mode)

③ 분산(variation)　　④ 표준편차(standard deviation)

---

**ANSWER** 2.③　3.②

**2** ① 보건복지부장관은 국민건강증진정책심의위원회의 심의를 거쳐 국민건강증진종합계획을 5년마다 수립하여야 한다. 이 경우 미리 관계중앙행정기관의 장과 협의를 거쳐야 한다〈국민건강증진법 제4조(국민건강증진종합계획의 수립) 제1항〉.

② 시·도지사 또는 시장·군수·구청장은 지역주민의 건강 증진을 위하여 보건의료 수요의 측정, 지역보건의료서비스에 관한 장기·단기 공급대책, 인력·조직·재정 등 보건의료자원의 조달 및 관리, 지역보건의료서비스의 제공을 위한 전달체계 구성 방안, 지역보건의료에 관련된 통계의 수집 및 정리가 포함된 지역보건의료계획을 4년마다 수립하여야 한다〈지역보건법 제7조(지역보건의료계획의 수립 등) 제1항〉.

④ 종합계획에 포함되어야 할 사항은 국민건강증진의 기본목표 및 추진방향, 국민건강증진을 위한 주요 추진과제 및 추진방법, 국민건강증진에 관한 인력의 관리 및 소요재원의 조달방안, 제22조의 규정에 따른 국민건강증진기금의 운용방안, 아동·여성·노인·장애인 등 건강취약 집단이나 계층에 대한 건강증진 지원방안, 국민건강증진 관련 통계 및 정보의 관리방안, 그 밖에 국민건강증진을 위하여 필요한 사항이다〈국민건강증진법 제4조(국민건강증진종합계획의 수립) 제2항〉.

**3** ② 최빈치(mode) : 도수분포에 있어서 변량 가운데 가장 많이 나타나는 것이다. 인구집단의 연령이 5, 6, 5, 5, 7, 9, 8, 6세일 때 최빈치는 5세이다.

① 사분위수 범위 : 제1사분위수($Q_1$), 제3사분위수($Q_3$)사이의 거리를 말한다. 즉, 사분위수 범위는 $Q_3 - Q_1$ 이다.

③ 표준편차 : 편차 점수를 전부 더해 사례수로 나눈다. 즉 분산의 제곱근 값이다.

④ 분산 : 데이터의 흩어진 정도를 의미하는 것으로, 편차를 제곱하여 계산한다. 실제 편차보다 큰 수치가 나오므로 체감 편차가 실제 편차보다 크게 나온다.

※ 산포성 … 대푯값을 중심으로 자료들이 흩어진 정도를 뜻한다. 하나의 수치로 표현되며, 수치가 작을수록 대푯값에 밀집되어 있다. 즉, 얼마나 밀집 또는 분산되어 있는지 정도를 나타내는 지표다.

**4** 발생률과 유병률에 대한 설명으로 가장 옳지 않은 것은?

① 누적발생률은 각 연구 대상자들이 질병에 걸리지 않은 상태로 남아있던 기간의 합을 계산하여 관찰 인시(person-time)의 형태로 분모를 산출한다.

② 이환 기간이 짧은 환자보다 긴 환자가 유병률 조사에 들어올 가능성이 높다.

③ 완치 효과는 없지만 치명률은 낮추는 중재는 유병률을 높아지게 한다.

④ 이환 기간이 매우 짧은 질병은 유병률이 발생률에 근사한다.

**5** 한국인 영양소 섭취기준 지표에서 인구집단의 약 97~98%에 해당하는 사람들의 영양소 필요량을 충족시키는 섭취 기준은?

① 평균필요량                    ② 권장섭취량
③ 충분섭취량                    ④ 에너지적정비율

**4** 누적발생률은 전체 대상자의 관찰기간이 동일할 때, 일정 기간 동안에 단위인구당 발생한 환자 수로 표시한다.

$$누적발생률 = \frac{일정\,기간동안에\,새로\,발생한\,환자\,수}{일정\,기간\,내\,발병위험에\,노출된\,인구수} \times 1,000$$

※ 유병률·발생률과 이환기간의 관계

| 구분 | 낮은 유병률 | 높은 유병률 |
| --- | --- | --- |
| 유병률 | 발생률이 낮은 질병 | 발생률이 높은 질병 |
| 생존 기간 | 발생 후 바로 사망 | 생존 기간이 긴 질병 |
| 이환 기간 | 이환기간이 짧은 질병 | 이환기간이 긴 질병 |

**5** ② 권장섭취량 : 평균필요량에 표준편차 2배를 더한 수치로, 인구집단의 약 97~98%에 해당하는 사람들의 영양소 필요량을 충족시키는 섭취 기준이다. 평균필요량의 표준편차에 대한 충분한 자료가 없는 비타민 B1, B2, B6, 엽산은 변인계수를 10%로 가정하여 산출한다.

① 평균필요량 : 건강한 사람들의 절반에 해당하는 사람들의 일일 필요량을 충족시키는 값이다.

③ 충분섭취량 : 필요량에 대한 자료가 부족하거나 중앙값, 표준편차를 구하기 어려울 경우 사용되며, 주로 역학조사에서 건강한 사람들의 영양소 섭취 수준을 기준으로 한다.

④ 에너지적정비율 : 탄수화물, 단백질, 지방의 균형잡힌 에너지 구성 비율을 의미한다. 탄수화물은 55~65%, 단백질은 7~20%, 지방은 15~30%의 비율을 권고한다.

**6** 다음은 '흡연력이 폐암 위험도와 관련이 있는가?'에 대한 환자 − 대조군 연구자료이다. 과거 흡연력과 폐암 위험도에 대한 교차비(odds ratio)의 값은?

| | | 환자 | 대조군 |
|---|---|---|---|
| 흡연력 | 있음 | 2 | 2 |
| | 없음 | 1 | 8 |

① $\dfrac{1}{8}$

② $\dfrac{1}{4}$

③ 4

④ 8

**7** 감염재생산수(reproduction number, R)의 결정요인으로 가장 옳지 않은 것은?

① 감염원이 감염을 전파시킬 수 있는 기간

② 병원체가 숙주 내에 침입하여 증식하는 능력

③ 단위 시간 동안 감염원이 감수성자와 접촉하는 횟수

④ 감염원이 감수성자와 1회 접촉시 감염을 전파시킬 확률

................................................................................................................

**ANSWER** 6.④ 7.②

**6** 교차비는 질병 환자와 대조군의 위험요인 노출 여부에 대한 것으로, 교차비 $= \dfrac{ad}{bc}$ 로 구할 수 있다.

| 비고 | | 환자군 | 대조군 |
|---|---|---|---|
| 질병 | 유 | a | b |
| | 무 | c | b |

과거 흡연력과 폐암 위험도에 대한 교차비를 구하면,

| 비고 | | 환자군 | 대조군 |
|---|---|---|---|
| 흡연력 | 있음 | 2 | 2 |
| | 없음 | 1 | 8 |

교차비 $= \dfrac{2\times8}{2\times1} = \dfrac{16}{2} = 8$

※ 교차비 > 1일 때 위험요인에 대한노출이 환자군에서 더 높음을 의미하며, 교차비 = 1일 때 환자군과 대조군의 위험요인에 대한 노출이 같음을 의미한다. 교차비 < 1일 때 위험요인에 대한 노출이 환자군에서 더 낮음을 의미한다.

**7** 감염재생산수는 한 인구집단 내에서 특정한 개인으로부터 다른 개인에게 질병이 확대되어 나가는 잠재력이다. 따라서 감염원이 감염을 전파시킬 수 있는 기간, 감염원이 감수성자와 단위 시간 동안 접촉하는 횟수, 감염원이 감수성자와 1회 접촉 시 감염을 전파시킬 확률로 결정되며 숙주 내에 침입하여 증식하는 능력은 해당되지 않는다.

※ R < 1일 때 질병의 유행이 발생하지 않고 소멸된다. R = 1일 때 풍토병이 되며, R > 1일 때 질병이 유행한다.

**8** 선충류에 의한 기생충질환의 예방대책으로 가장 옳지 않은 것은?

① 회충증 : 분변관리 철저, 보건교육 강화
② 말레이사상충증 : 환경위생 강화, 모기류 구제
③ 아니사키스증 : 해산어류나 두족류 생식 금지
④ 이질아메바증 : 음료수 소독, 집단구충 실시

**9** 「대기환경보전법」상 용어의 뜻으로 가장 옳지 않은 것은?

① 먼지 : 대기 중에 떠다니거나 흩날려 내려오는 입자상 물질
② 매연 : 연소할 때 생기는 유리(遊離) 탄소가 주가 되는 미세한 입자상물질
③ 검댕 : 연소할 때 생기는 유리(遊離) 탄소가 응결하여 입자의 지름이 1미크론 이하가 되는 입자상물질
④ 가스 : 물질이 연소·합성·분해될 때 발생하거나 물리적 성질로 인하여 발생하는 기체상물질

---

**ANSWER** 8.④ 9.③

**8** ④ 이질아메바증 : 오염된 음료나 음식 또는 곤충이나 동물에 의해 전파감염된다. 물은 끓여서 마시도록 하며 환자나 보균자는 격리치료를 받아야 한다.

① 회충증 : 분변에 의하여 오염된 야채를 통해 경구감염된다. 그러므로 정화조를 이용하여 분변관리에 철저하고 야채를 데치고 세정하는 등 감염을 예방한다.

② 말레이사상충증 : 숲모기, 학질모기 등을 매개로 전파된다. 환경 위생관리에 철저해야 하며, 모기 서식처 제거 및 해외출국 시 야간 외출을 자제하여 예방한다.

③ 아니사키스증 : 해산어류로부터 감염된다. 해산어류 등의 생식을 금지하여 감염을 예방한다.

**9** "검댕"이란 연소할 때에 생기는 유리(遊離) 탄소가 응결하여 입자의 지름이 1미크론 이상이 되는 입자상물질을 말한다.〈대기환경보전법 제2조(정의) 제8호〉.

**10** 〈보기〉에서 습열멸균법을 모두 고른 것은?

---
〈보기〉
---

　㉠ 화염멸균법　　　　　　　　　　　　　　㉡ 저온살균법
　㉢ 자비소독법　　　　　　　　　　　　　　㉣ 간헐멸균법

① ㉠, ㉣　　　　　　　　　　　　　　② ㉠, ㉡, ㉢
③ ㉡, ㉢, ㉣　　　　　　　　　　　　④ ㉠, ㉡ ,㉢, ㉣

---

ANSWER 10.③

**10**　습열멸균법은 온도가 상승한 상태의 기체 또는 액체로, 열기 에너지가 미생물 사멸시켜 멸균하는 방법이다. 습열멸균법에는
　　자비소독법, 고압증기멸균법, 간헐멸균법, 저온살균법, 초고온 순간멸균법이 있으며, 화염멸균법은 건열멸균법에 해당한다.
　　※ 건열멸균법과 습열멸균

| 구분 | | 내용 |
|---|---|---|
| 건열멸균법 | 화염멸균법 | 멸균하려는 물품을 직접 불꽃과 접촉시켜 표면의 미생물을 멸균시키는 방법으로, 화염 속에서 20초 이상 접촉시킨다. |
| 습열멸균법 | 자비소독법 | 식기류, 도자기류, 의류, 금속류 등을 끓는 물에서 15~20분간 소독하는 방법이다. |
| | 고압증기멸균법 | 고온 및 고압의 포화증기로 멸균하는 방법이다. 실험실 또는 연구실에서 주로 사용한다. |
| | 간헐멸균법 | 고압증기멸균법으로 멸균할 수 없는 경우에 유통증기를 30~60분간 가열하는 방법이다. |
| | 저온살균법 | 63℃에서 30분 또는 70℃에서 15~30분간 가열하여 멸균하는 방법이다. |
| | 초고온 순간멸균법 | 135℃에서 2초간 접촉하는 방법으로 우유 멸균처리 시 이용된다. |

**11** 「실내공기질 관리법 시행규칙」에 따른 다중이용시설의 실내공기질 권고기준 적용 대상 오염물질은?

① 미세먼지(PM-10)                          ② 일산화탄소

③ 이산화탄소                              ④ 이산화질소

**12** 작업강도의 분류에서 강노동의 에너지대사율(relative metabolic rate, RMR)은?

① 1~2                                  ② 2~4

③ 4~7                                  ④ 7 이상

---

**ANSWER** 11.④ 12.②

**11** 실내공기질 권고기준 항목에는 이산화질소(ppm), 라돈((Bq/㎥), 총휘발성유기화합물(㎍/㎥), 곰팡이(CFU/㎥)가 있다.

※ 실내공기질 권고기준〈실내공기질 관리법 시행규칙 별표3〉

| 　　　　　　　　　　　　오염물질 항목<br><br>다중이용시설 | 이산화질소<br>(ppm) | 라돈<br>(Bq/㎥) | 총휘발성<br>유기화합물<br>(㎍/㎥) | 곰팡이<br>(CFU/㎥) |
|---|---|---|---|---|
| 지하역사, 지하도상가, 철도역사의 대합실, 여객자동차터미널의 대합실, 항만시설 중 대합실, 공항시설 중 여객터미널, 도서관·박물관 및 미술관, 대규모점포, 장례식장, 영화상영관, 학원, 전시시설, 인터넷컴퓨터게임시설제공업의 영업시설, 목욕장업의 영업시설 | 0.1 이하 | 148 이하 | 500 이하 | – |
| 의료기관, 산후조리원, 노인요양시설, 어린이집, 실내 어린이놀이시설 | 0.05 이하 | | 400 이하 | 500 이하 |
| 실내주차장 | 0.30 이하 | | 1,000 이하 | – |

**12** ② RMR은 5단계로 분류할 수 있는데 강노동의 RMR은 2~4이다.

① 중등노동

③ 중노동

④ 격노동

※ RMR 단계

   ㉠ 경노동 : RMR 0~1

   ㉡ 중등노동 : RMR 1~2

   ㉢ 강노동 : RMR 2~4

   ㉣ 중노동 : RMR 4~7

   ㉤ 격노동 : RMR 7 이상

**13** 고온 노출에 의한 신체 영향 중 고온순화로 인한 생리적 변화에 대한 설명으로 가장 옳지 않은 것은?

① 심박수가 증가한다.

② 땀 분비량과 분비속도가 증가한다.

③ 땀의 염분 농도가 감소한다.

④ 사구체여과율이 증가한다.

**14** 식중독을 유발하는 식물과 유독성분을 옳게 짝지은 것은?

① 오색두 – 고시폴(gossypol)

② 피마자씨 – 리신(ricin)

③ 오두 – 청산(HCN)

④ 고사리 – 시쿠톡신(cicutoxin)

---

**ANSWER** 13.① 14.②

**13** ① 갑자기 고온 환경에 노출되면 심장박동수와 직장온도 및 피부온도가 증가하지만, 지속적인 노출 시 심장박동수와 직장온도
및 피부온도는 정상으로 돌아온다.
② 땀 분비량은 시간당 최대 2~3L로 증가하며 분비속도도 증가한다.
③ 부신 피질의 알도스테론 분비가 증가하면서 염분 농도는 감소한다.
④ 사구체여과율이 증가하면서 소변 내 염분 배출이 최소화된다.

**14** ② 피마자씨에는 알레르기성 단백질인 독성 리신(ricin)이 들어있다.
① 오색두－아미그달린(amygdalin), 목화씨－고시폴(gossypol)
③ 오두－아코니틴(aconitine), 작두콩－청산(HCN)
④ 고사리－프타퀼로사이드(ptaquiloside), 독미나리－시쿠톡신(cicutoxin)

**15** 〈보기〉는 A 지역의 인구 구성에 대한 정보이다. 이 지역의 노령화지수(Aging index) 의 값은?

---
〈보기〉
---

- 0~14세 인구 : 10명
- 15~164세 인구 : 100명
- 65세 이상 인구 : 40명

① 10

② 40

③ 50

④ 400

**16** 의료급여 진료체계에 대한 설명으로 가장 옳은 것은?

① 의료급여 진료체계는 2단계로 구분한다.

② 1차 의료급여기관은 입원을 원칙으로 한다.

③ 2차 의료급여기관은 시 · 도지사가 개설을 허가한 의료기관을 말한다.

④ 3차 의료급여기관은 1 · 2차 의료급여기관 중에서 보건복지부장관이 지정하는 의료기관을 말한다.

---

**ANSWER** 15.④ 16.③

**15** 노령화지수는 $\dfrac{노년인구}{유년인구} \times 100$으로 구할 수 있다. 따라서, $\dfrac{40}{10} \times 100 = 400$이다.

※ **연령별 구조**

　㉠ 영아 인구 : 1세 미만의 인구(초생아, 신생아, 영아)

　㉡ 유년 인구 : 1~14세 인구(유아, 학령 전기, 학령기)

　㉢ 생산연령인구 : 15~64세 인구(청년, 중년, 장년)

　㉣ 노년 인구 : 65세 이상 인구

**16** ③ 2차 의료급여 기관은 시 · 도지사의 개설 허가를 받은 의료기관으로, 수술 등 단기간 입원치료가 필요한 진료 또는 복잡한 치료법이 적용되는 외래치료 의료기관을 말한다.

① 1차 의료급여기관, 2차 의료급여기관, 3차 의료급여기관으로 구분할 수 있다. 1차 의료급여기관은 진찰 결과 또는 진찰 중에 2차 의료급여기관의 진료가 필요하다고 판단한 경우와 2차 의료급여기관은 3차 의료급여기관의 진료가 필요하다고 판단을 한 경우에는 의료급여의뢰서(유효기간 7일)를 각각 발급하여야 하며 의료급여의뢰서를 발급 받은 수급권자는 의료급여의뢰서에 정한 2차 의료급여기관 또는 3차 의료급여기관에서 진료를 받을 수 있다.

② 1차 의료급여기관은 초기 진단과 일상적인 질환에 대한 환자의 일상적인 요구에 대응하는 진료이다.

④ 3차 의료급여기관은 2차 의료급여기관 중 보건복지부장관이 지정한 의료기관이다.

**17** 「모자보건법 시행규칙」에 따른 임산부와 영유아의 정기 건강진단 실시기준으로 가장 옳은 것은?

① 임신 29주에서 36주까지의 임산부 : 4주마다 1회

② 임신 37주 이후의 임산부 : 2주마다 1회

③ 출생 후 1년 이내의 영유아 : 3개월마다 1회

④ 출생 후 1년 초과 5년 이내의 영유아 : 6개월마다 1회

---

**ANSWER** 17.④

**17** ① 2주마다 1회
② 1주마다 1회
③ 1개월마다 1회
※ 임산부 · 영유아 및 미숙아 등의 정기 건강진단 실시기준〈모자보건법 시행규칙 별표 1〉
  ㉠ 임산부
    • 임신 28주까지 : 4주마다 1회
    • 임신 29주에서 36주까지 : 2주마다 1회
    • 임신 37주 이후 : 1주마다 1회
    • 특별자치시장 · 특별자치도지사 또는 시장 · 군수 · 구청장은 임산부가 「장애인복지법」에 따른 장애인인 경우, 만 35세 이상인 경우, 다태아를 임신한 경우 또는 의사가 고위험 임신으로 판단한 경우에는 위에 정해진 건강진단 횟수를 넘어 건강진단을 실시할 수 있다.
  ㉡ 영유아
    • 신생아 : 수시
    • 영유아
    – 출생 후 1년 이내 : 1개월마다 1회
    – 출생 후 1년 초과 5년 이내 : 6개월마다 1회
  ㉢ 미숙아 등
    • 분만의료기관 퇴원 후 7일 이내에 1회
    • 1차 건강진단 시 건강문제가 있는 경우에는 최소 1주에 2회
    • 발견된 건강문제가 없는 경우에는 ㉡의 영유아 기준에 따라 건강진단을 실시한다.

**18** 「학교보건법」에서 정하는 〈보기〉의 내용을 실시하고 필요한 조치를 해야 하는 자는?

---

〈보기〉

- 학생과 교직원에 대하여 건강검사를 하여야 한다.
- 건강검사의 결과 질병에 감염되었거나 감염될 우려가 있는 학생에 대하여 질병의 치료 및 예방에 필요한 조치를 하여야 한다.
- 학생의 신체발달 및 체력증진, 질병의 치료와 예방, 음주·흡연과 약물 오용(誤用)·남용(監用)의 예방, 성교육, 정신건강증진 등을 위하여 보건 교육을 실시하고 필요한 조치를 하여야 한다.

---

① 교육감
② 학교의 장
③ 담임교사
④ 보건교사

---

**ANSWER** 18.②

18 학교의 장은 학생과 교직원에 대하여 건강검사를 하여야 한다. 다만, 교직원에 대한 건강검사는 「국민건강보험법」 제52조에 따른 건강검진으로 갈음할 수 있다〈학교보건법 제7조(건강검사 등) 제1항〉. 학교의 장은 제7조에 따른 건강검사의 결과 질병에 감염되었거나 감염될 우려가 있는 학생에 대하여 질병의 치료 및 예방에 필요한 조치를 하여야 한다〈학교보건법 제11조(치료 및 예방조치 등) 제1항〉. 학교의 장은 학생의 신체발달 및 체력증진, 질병의 치료와 예방, 음주·흡연과 마약류를 포함한 약물 오용(誤用)·남용(濫用)의 예방, 성교육, 이동통신단말장치 등 전자기기의 과의존 예방, 도박 중독의 예방 및 정신건강 증진 등을 위하여 보건교육을 실시하고 필요한 조치를 하여야 한다〈학교보건법 제9조(학생의 보건관리)〉.

※ 교육감은 검사비, 치료비 등 제2항 각 호의 조치에 필요한 비용을 지원할 수 있다〈학교보건법 제11조(치료 및 예방조치 등) 제3항〉.

**19** 「노인장기요양보험법」상 장기요양급여 종류에 대한 내용으로 가장 옳은 것은?

① 가족요양비는 재가급여에 포함된다.

② 요양병원간병비는 시설급여에 포함된다.

③ 단기보호는 시설급여에 포함된다.

④ 방문간호는 재가급여에 포함된다.

**ANSWER** 19.④

**19** ① 가족요양비는 제24조(가족요양비)에 따라 지급하는 가족장기요양급여로 특별현금급여에 해당한다〈노인장기요양보험법 제23조(장기요양급여의 종류) 제1항 3호 가목〉.

② 요양병원간병비는 제26조(요양병원간병비)에 따라 지급하는 요양병원장기요양급여로 특별현금급여에 해당한다〈노인장기요양보험법 제23조(장기요양급여의 종류) 제1항 3호 다목〉.

③ 단기보호는 수급자를 보건복지부령으로 정하는 범위 안에서 일정 기간 동안 장기요양기관에 보호하여 신체활동 지원 및 심신기능의 유지·향상을 위한 교육·훈련 등을 제공하는 장기요양급여에 해당한다〈노인장기요양보험법 제23조(장기요양급여의 종류) 제1항 1호 마목〉.

※ 장기요양급여의 종류

| 구분 | | 내용 |
|---|---|---|
| 재가급여 | 방문요양 | 장기요양요원이 수급자의 가정 등을 방문하여 신체활동 및 가사활동 등을 지원하는 장기요양급여 |
| | 방문목욕 | 장기요양요원이 목욕설비를 갖춘 장비를 이용하여 수급자의 가정 등을 방문하여 목욕을 제공하는 장기요양급여 |
| | 방문간호 | 장기요양요원인 간호사 등이 의사, 한의사 또는 치과의사의 지시서에 따라 수급자의 가정 등을 방문하여 간호, 진료의 보조, 요양에 관한 상담 또는 구강위생 등을 제공하는 장기요양급여 |
| | 주·야간보호 | 수급자를 하루 중 일정한 시간 동안 장기요양기관에 보호하여 신체활동 지원 및 심신기능의 유지·향상을 위한 교육·훈련 등을 제공하는 장기요양급여 |
| | 단기보호 | 수급자를 보건복지부령으로 정하는 범위 안에서 일정 기간 동안 장기요양기관에 보호하여 신체활동 지원 및 심신기능의 유지·향상을 위한 교육·훈련 등을 제공하는 장기요양급여 |
| | 기타재가급여 | 수급자의 일상생활·신체활동 지원 및 인지기능의 유지·향상에 필요한 용구를 제공하거나 가정을 방문하여 재활에 관한 지원 등을 제공하는 장기요양급여로서 대통령령으로 정하는 것 |
| 시설급여 | | 장기요양기관에 장기간 입소한 수급자에게 신체활동 지원 및 심신기능의 유지·향상을 위한 교육·훈련 등을 제공하는 장기요양급여 |
| 특별현금급여 | | 가족요양비, 특례요양비, 요양병원간병비 |

**20** 우리나라 사회보험 종류별 보장내용으로 가장 옳은 것은?

① 의료를 보장하는 사회보험은 국민연금과 산재보험이다.

② 소득을 보장하는 사회보험은 건강보험과 고용보험이다.

③ 의료와 소득을 모두 보장하는 사회보험은 산재보험이다.

④ 의료와 소득을 모두 보장하는 사회보험은 고용보험이다.

---

**ANSWER** 20.③

**20** ③④ 의료와 소득을 모두 보장하는 사회보험은 산재보험으로, 1964년에 시행되었다.
① 의료를 보장하는 사회보험은 건강보험, 산재보험이다.
② 소득을 보장하는 사회보험은 산재보험, 상병수당, 고용보험, 연금보험이다.
※ 4대 사회보험제도 주요 특성

| 구분 | 국민연금 | 건강보험 | 고용보험 | 산재보험 |
|---|---|---|---|---|
| 시행 연도 | 1988년 | 1977년<br>(노인장기요양보험 2008. 7. 1. 실시) | 1995년 | 1964년 |
| 기본 성격 | 소득보장, 장기보험 | 의료보장, 단기보험 | 실업고용,<br>중기보험 | 산재보상,<br>단기보험 |
| 급여 방식 | 현금급여, 소득비례 | 현물급여, 균등급여 | 현금급여,<br>소득비례 | 현물-균등급여,<br>현금-소득비례 |
| 재정 및 관리 | 수정적립방식,<br>전체일괄관리 | 부과방식, 이원화(직장, 지역)관리 | 수정적립방식 | 순부과방식 |
| 관리 단위 | 개인별 관리 | 사업장·세대별 관리 | 사업 | 사업장 |
| 보험료 관장 | 보건복지부장관 | 보건복지부장관 | 고용노동부장관 | 고용노동부장관 |
| 자격관리 방식 | 직장·지역 통합관리 | 직장·지역통합관리 | 사업별관리,<br>가입자관리 | 사업별관리,<br>가입자관리 |
| 보험료 부과 단위 | 사업장, 지역(개인별) | 사업장, 지역(세대별) | 사업 | 사업 |

# 2024. 6. 22. 제1회 지방직 시행

**1** 다음 설명에 해당하는 표본추출 방법은?

> 모집단에 대한 사전지식이 있을 때 모집단을 우선 몇 개의 동질적 소집단으로 분류한 다음 각 소집단으로부터 대상자를 무작위로 추출한다.

① 단순무작위추출법(simple random sampling)

② 계통추출법(systematic sampling)

③ 층화무작위추출법(stratified random sampling)

④ 집락추출법(cluster sampling)

**2** 알마아타 선언에서 제시한 일차보건의료의 필수내용이 아닌 것은?

① 예방접종          ② 안전한 식수의 공급

③ 치료기술의 개발    ④ 모자보건사업

---

**ANSWER** 20.③

**1** ③ **층화무작위추출법** : 모집단을 몇 개의 동질적인 소집단(층)으로 분류한 다음 각 소집단에서 무작위로 표본을 추출하는 것이다. 소집단의 특성을 반영하여 정확한 결과를 얻을 수 있다.
   ① **단순무작위추출법** : 집단의 모든 구성원이 동일한 확률로 선택될 수 있도록 무작위로 표본을 추출하는 방법이다.
   ② **계통추출법** : 모집단의 구성원들을 일정한 간격으로 선택하는 방법이다.
   ④ **집락추출법** : 모집단을 이질적인 소집단(집락)으로 나누고, 이 중 몇 개의 집락을 무작위로 선택하고 선택된 집락 내에서 모든 구성원 또는 일부를 표본으로 추출하는 방법이다.

**2** ③ 치료기술을 개발하는 것은 첨단 의료기술로 일차보건의료에 해당되는 내용이 아니다.
   ※ **알마아타 선언** … 1978년에 세계보건기구(WHO)와 유엔아동기금(UNICEF)이 공동으로 채택한 선언이다. 모든 사람이 일차보건의료에 접근하는 것이 목표이다. 일차보건의료의 필수내용은 예방접종, 안전한 식수의 공급, 모자보건사업, 기본적인 위생시설 제공, 질병 예방 및 관리, 필수 의약품 제공 등이 있다.

**3** 민간보험과 구별되는 우리나라 국민건강보험의 특징은?

① 임의 가입

② 균등한 급여수준

③ 보험료의 정액제

④ 자유경쟁의 원리 적용


**4** 세계보건기구(WHO)에 대한 설명으로 옳지 않은 것은?

① 1948년에 발족하였다.

② 5개의 지역사무소를 두고 있다.

③ 우리나라는 서태평양 지역사무소 소속이다.

④ 우리나라는 65번째로 가입하였다.


**5** 특정 지역에서 단기간 내에 빠른 속도로 전파되는 감염병의 역학적 유형은?

① 세계성(pandemic)

② 산발성(sporadic)

③ 토착성(endemic)

④ 유행성(epidemic)

---

**ANSWER** 3.② 4.② 5.④

**3**  ① 국민건강보험은 강제적으로 가입하는 방식이다.
  ③ 소득에 비례하여 보험료를 부과하는 정률제를 채택하고 있다.
  ④ 정부가 운영하는 단일 보험자로 자유경쟁의 원리를 적용하지 않는다.
  ※ 국민건강의 주요 특징…강제가입, 균등한 급여 수준, 보험료의 정률제, 비경쟁 원리

**4**  WHO는 6개의 지역사무소를 운영하고 있다. 지역사무소는 아프리카, 아메리카, 동남아시아, 유럽, 중동, 서태평양 지역에 위치한다.

**5**  ④ 유행성 : 특정 지역에서 단기간 내에 빠른 속도로 전파되어 많은 사람들이 동시에 감염되는 감염병으로 독감 유행이 대표적이다.
  ① 세계성 : 세계적 범위로 확산되어 여러 나라와 대륙에 걸쳐 영향을 미치는 감염병으로 COVID-19 팬데믹이 있다.
  ② 산발성 : 감염병이 특정 지역에서 불규칙하게, 드물게 발생하는 것으로 단일 사건의 식중독 발생 등을 의미한다.
  ③ 토착성 : 특정 지역이나 인구에서 지속적으로 존재하며 발생하는 감염병으로 말라리아가 일부 열대 지역에서 토착병으로 존재하는 것이다.

**6** 「검역법」상 '검역감염병'에 해당하는 것은?

① 콜레라

② 후천성면역결핍증(AIDS)

③ 말라리아

④ 결핵


**7** 다음에서 설명하는 식중독의 원인균은?

> • 어패류 섭취에 의해 많이 발생한다.
> • 70℃에서 15분간 조리하면 식중독을 예방할 수 있다.

① 클로스트리디움 퍼프린젠스(Clostridium perfringens)

② 캠필로박터(Campylobacter jejuni )

③ 장염비브리오(Vibrio parahaemolyticus)

④ 바실러스 세레우스(Bacillus cereus)


**8** 불쾌지수 측정에 필요한 온열요소만을 모두 고르면?

| ㉠ 기온 | ㉡ 기습 |
|---|---|
| ㉢ 기류 | ㉣ 복사열 |

① ㉠, ㉡

② ㉠, ㉢

③ ㉡, ㉣

④ ㉢, ㉣

---

**ANSWER** 6.① 7.③ 8.①

**6** 「검역법」 제2조(정의)에 의해 검역감염병은 콜레라, 페스트, 황열, 중증 급성호흡기 증후군(SARS), 동물인플루엔자 인체감염증, 신종인플루엔자, 중동 호흡기 증후군(MERS), 에볼라바이러스병이 해당한다.

**7** ③ 장염비브리오 : 주로 어패류(생선, 조개류 등)를 섭취함으로써 발생하는 식중독의 원인균이다. 70℃에서 15분간 조리하면 사멸하여 식중독을 예방할 수 있다.

　① 클로스트리디움 퍼프린젠스 : 주로 육류, 가금류 및 가공식품에서 발생한다.

　② 캠필로박터 : 주로 가금류, 오염된 물 및 비살균 우유에서 발생한다.

　④ 바실러스 세레우스 : 주로 쌀, 파스타 및 여러 식품에서 발생하며, 토양이나 먼지에 널리 분포하는 세균이다.

**8** 불쾌지수(Discomfort Index) … 사람의 체감 온도를 나타내는 지표이다. 사람의 열적 쾌적감에 큰 영향을 주고 불쾌지수를 측정하는 데 필수적인 요소인 기온과 기습(습도)을 바탕으로 계산된다.

**9** 다음 특징을 모두 가지는 공기의 조성 성분은?

> • 공기의 78%를 차지한다.
> • 이상기압일 때 발생하는 잠함병의 원인이 된다.
> • 호흡할 때 단순히 기도를 출입할 뿐 생리적으로 불활성인 기체이다.

① 산소　　　　　　　　　　　　② 질소
③ 이산화탄소　　　　　　　　　④ 일산화탄소

**10** 식품의 보존방법 중 물리적 방법은?

① 방사선 처리법　　　　　　　　② 염장법
③ 보존료 첨가법　　　　　　　　④ 산 저장법

**11** 보건지표와 그 산출에 필요한 정보가 옳게 짝지어지지 않은 것은?

① 조출생률 – 당해 연도 출생아 수, 당해 연도 15 ~ 49세까지의 여자 수
② 영아사망률 – 당해 연도 1세 미만 사망아 수, 당해 연도 출생아 수
③ 비례사망지수 – 당해 연도 50세 이상 사망자 수, 당해 연도 사망자 수
④ $\alpha$ –index – 당해 연도 영아 사망자 수, 당해 연도 신생아 사망자 수

---

**ANSWER** 9.② 10.① 11.①

**9**　① 산소 : 공기의 약 21%를 차지하며, 생명체의 호흡과 생리적 과정에 필수적인 역할을 한다.
　　③ 이산화탄소 : 공기의 소량을 차지하며, 호흡과정에서 중요한 역할을 하지만 공기의 78%를 차지하지 않는다.
　　④ 일산화탄소 : 매우 소량 존재하며, 독성이 있어 호흡 시 체내 산소 운반을 방해한다.

**10**　① 방사선 처리법 : 물리적 방법이다. 방사선을 이용하여 식품의 미생물을 사멸하거나 억제하여 보존성을 높이는 방법이다.
　　② 염장법 : 화학적 방법으로 소금을 이용하여 식품의 수분 활동을 낮추어 미생물의 성장을 억제하는 방법이다.
　　③ 보존료 첨가법 : 화학적 방법으로 보존료를 첨가하여 미생물의 성장을 억제하는 방법이다.
　　④ 산 저장법 : 화학적 방법으로 산을 이용하여 pH를 낮추어 미생물의 성장을 억제하는 방법이다.

**11**　출생률은 당해 연도 출생아 수를 총인구로 나누어 나오는 것으로 당해 연도 15 ~ 49세까지의 여자 수는 필요하지 않다.

**12** 「감염병의 예방 및 관리에 관한 법률」상 감염병병원체 확인기관이 아닌 것은?

① 보건소

② 보건지소

③ 보건환경연구원

④ 질병관리청

**13** 「의료법 시행규칙」상 '진료기록부 등'을 보존기간이 긴 것부터 순서대로 바르게 나열한 것은?

① 수술기록, 처방전, 환자 명부

② 환자 명부, 처방전, 검사내용 및 검사소견기록

③ 진료기록부, 조산기록부, 처방전

④ 처방전, 진료기록부, 환자 명부

---

**ANSWER** 12.② 13.③

**12** 「감염병의 예방 및 관리에 관한 법률」 제16조의2(감염병병원체 확인기관)에 의하면 실험실 검사 등을 통하여 감염병병원체를 확인할 수 있는 확인기관은 질병관리청, 질병대응센터, 「보건환경연구원법」 제2조에 따른 보건환경연구원, 「지역보건법」 제10조에 따른 보건소, 「의료법」 제3조에 따른 의료기관 중 진단검사의학과 전문의가 상근(常勤)하는 기관, 「고등교육법」 제4조에 따라 설립된 의과대학 중 진단검사의학과가 개설된 의과대학, 「결핵예방법」 제21조에 따라 설립된 대한결핵협회(결핵환자의 병원체를 확인하는 경우만 해당한다), 「민법」 제32조에 따라 한센병환자 등의 치료·재활을 지원할 목적으로 설립된 기관(한센병환자의 병원체를 확인하는 경우만 해당한다), 인체에서 채취한 검사물에 대한 검사를 국가, 지방자치단체, 의료기관 등으로부터 위탁받아 처리하는 기관 중 진단검사의학과 전문의가 상근하는 기관이 있다.

**13** 진료기록부(10년), 조산기록부(5년), 처방전(2년)

※ 진료기록부 등의 보존 … 의료인이나 의료기관 개설자는 법 제22조제2항에 따른 진료기록부등을 다음 각 호에 정하는 기간 동안 보존하여야 한다〈의료법 시행규칙 제15조〉.

　㉠ 환자 명부 : 5년

　㉡ 진료기록부 : 10년

　㉢ 처방전 : 2년

　㉣ 수술기록 : 10년

　㉤ 검사내용 및 검사소견기록 : 5년

　㉥ 방사선 사진(영상물을 포함한다) 및 그 소견서 : 5년

　㉦ 간호기록부 : 5년

　㉧ 조산기록부 : 5년

　㉨ 진단서 등의 부본(진단서·사망진단서 및 시체검안서 등을 따로 구분하여 보존할 것) : 3년

**14** 질병통계에 사용되는 역학지표에 대한 설명으로 옳은 것은?

① 2차 발병률은 질병의 중증도를 나타낸다.
② 발생률은 어떤 시점에 특정 질병에 이환되어 있는 환자 수이다.
③ 유행기간이 매우 짧을 때에는 유병률과 발생률이 같아진다.
④ 유병률은 일정한 기간에 한 인구 집단 내에서 새로 발생한 환자 수이다.

**15** 산업재해보상보험에 대한 설명으로 옳은 것은?

① 상시 근로자 1인 미만인 사업장은 제외된다.
② 사업주가 보험료 전액을 부담하는 것을 원칙으로 한다.
③ 사업주의 자유의사에 따라 가입을 선택할 수 있다.
④ 근로자가 통상적인 경로와 방법으로 출퇴근 중 발생하는 사고는 업무상 재해가 아니다.

**16** 「정신건강증진 및 정신질환자 복지서비스 지원에 관한 법률」상 정신건강전문요원에 해당하지 않는 것은?

① 정신건강임상심리사
② 정신건강사회복지사
③ 정신건강작업치료사
④ 정신건강보건교육사

---

**ANSWER** 14.③ 15.② 16.④

**14** ③ 유행기간이 매우 짧아지면 질병이 빨리 발생하고 회복되기 때문에 발생률과 유병률이 유사해질 수 있다.
① 2차 발병률은 감염된 사람과 접촉하여 감염된 사람의 비율을 나타내는 지표로, 질병의 중증도가 아니라 전파력을 나타낸다.
② 발생률은 일정 기간 동안 새로 발생한 질병의 환자 수로 특정 시점의 환자 수는 유병률이다.
④ 유병률은 특정 시점에서 인구 집단 내에 존재하는 총 환자 수로, 새로 발생한 환자 수는 발생률이다.

**15** ② 산업재해보상보험의 보험료는 사업주가 전액 부담하는 것이 원칙으로 근로자는 보험료를 부담하지 않는다.
① 상시 근로자 1인 이상인 사업장은 산업재해보상보험 적용 대상이지만, 1인 미만인 사업장도 적용받을 수 있습니다. 다만, 적용 예외 사업장이 있다.
③ 산업재해보상보험은 법에 의해 의무적으로 가입해야 하는 보험으로, 사업주의 자유의사로 가입을 선택할 수 없다.
④ 근로자가 통상적인 경로와 방법으로 출퇴근 중 발생하는 사고는 업무상 재해로 인정된다.

**16** 「정신건강증진 및 정신질환자 복지서비스 지원에 관한 법률」 제17조(정신건강전문요원의 자격 등)에 따라 정신건강임상심리사, 정신건강간호사, 정신건강사회복지사 및 정신건강작업치료사로 구분한다.

**17** 다음 빈칸에 들어갈 값은?

> 「산업재해보상보험법」상 장해보상일시금은 '장해등급표'에 따라 ☐☐☐☐개 등급으로 나누어 지급한다.

① 5

② 7

③ 10

④ 14

**18** 다음 사례에서 신종감염병 C에 대한 여자의 2021년 치명률(%)은?

> 2021년 인구수가 100,000명(남자 60,000명, 여자 40,000명)인 지역의 사망자 수는 1,000명(남자 750명, 여자 250명)이다. 이때 유행한 신종감염병 C의 확진자 수는 총 300명(남자 200명, 여자 100명)이며, 그중 2021년도 사망자는 25명(남자 15명, 여자 10명)이다.

① 4

② 10

③ 15

④ 40

---

**ANSWER** 17.④ 18.②

**17** 「산업재해보상보험법 시행령」[별표6] 장해등급의 기준에 따라서 등급은 14개의 등급으로 나뉜다.

**18** 치명률(Case Fatality Rate, CFR)은 특정 질병으로 인해 사망한 사람의 수를 해당 질병에 걸린 총 확진자 수로 나누어 백분율로 나태낸 것이다.

$$치명률(\%) = \left( \frac{여자\ 사망자의\ 수}{여자\ 확진자의\ 수} \right) \times 100 = \left( \frac{10}{100} \right) \times 100 = 10(\%)$$

2021년 신종감염병 C에 대한 여자의 치명률은 10%이다.

**19** 신증후군출혈열에 대한 설명으로 옳지 않은 것은?

① 등줄쥐가 매개체이다.

② 10 ~ 12월에 가장 많이 발생한다.

③ 병원체가 리케차이다.

④ 임상양상 중 이뇨기가 있다.

**20** 국민건강보험법령상 요양급여 대상에 해당하는 것은?

① 안경, 콘텍트렌즈 등을 대체하기 위한 시력교정술

② 멀미 예방, 금연 등을 위한 진료

③ 장애인 진단서 등 각종 증명서 발급을 목적으로 하는 진료

④ 파상풍 혈청주사 등 치료목적으로 사용하는 예방주사

......................................................................................................................

**ANSWER** 19.③  20.④

**19**  ③ 신증후군출혈열의 병원체는 리케차가 아니라 한타바이러스(Hantavirus)이다. 리케차는 발진티푸스와 같은 다른 질병의 병원체이다.

  ① 신증후군출혈열은 등줄쥐와 같은 설치류가 매개체로서 바이러스를 전파한다.

  ② 신증후군출혈열은 주로 가을철(10~12월)에 많이 발생한다.

  ④ 신증후군출혈열의 임상양상에는 발열기, 저혈압기, 핍뇨기, 이뇨기, 회복기의 다섯 단계가 있다.

**20**  ①②③ 미용 목적이나 생활 편의 수술, 예방을 목적으로 하는 진료, 증명서 발급을 위한 진료는 요양급여 대상이 아니다.

  ※ **요양급여** … 가입자와 피부양자의 질병, 부상, 출산 등에 대하여 진찰·검사, 약제(藥劑)·치료재료의 지급 처치·수술 및 그 밖의 치료, 예방·재활, 입원, 간호, 이송(移送)의 요양급여를 실시한다〈국민건강보험법 제41조〉.

  ※ **비급여대상** … 업무 또는 일상생활에 지장이 없는 경우에 실시 또는 사용되는 행위·약제 및 치료재료, 신체의 필수 기능개선 목적이 아닌 경우에 실시 또는 사용되는 행위·약제 및 치료재료, 예방진료로서 질병·부상의 진료를 직접목적으로 하지 아니하는 경우에 실시 또는 사용되는 행위·약제 및 치료재료, 보험급여 시책상 요양급여로 인정하기 어려운 경우 및 그 밖에 건강보험급여원리에 부합하지 아니하는 경우로서 다음 각목에서 정하는 비용·행위·약제 및 치료재료, 건강보험제도의 여건상 요양급여로 인정하기 어려운 경우, 약사법령에 따라 허가를 받거나 신고한 범위를 벗어나 약제를 처방·투여하려는 자가 보건복지부장관이 정하여 고시하는 절차에 따라 의학적 근거 등을 입증하여 비급여로 사용할 수 있는 경우 등이 있다〈국민건강보험 요양급여의 기준에 관한 규칙 [별표 2]〉.

# 02

# 보건행정

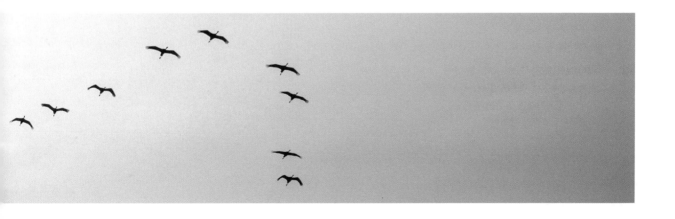

**1** 보건행정의 특성에 대한 설명으로 옳지 않은 것은?

① 사회 전체 구성원을 대상으로 사회적 건강향상을 추구한다.

② 강제적 권력을 지니지 않는다.

③ 국민 스스로 건강증진을 위해 노력하도록 조장한다.

④ 과학적이고 실천가능한 기술을 이용한다.


**2** 보건정책의 특징에 대한 설명으로 옳지 않은 것은?

① 국가정책에서 보건정책의 우선순위는 대체로 경제력과 비례한다.

② 정책효과의 범위가 광범위하고 파급기간도 장기간이다.

③ 인간의 생명을 다루고 있기 때문에 형평성보다는 효율성이 강조된다.

④ 일반 정책과 달리 시장경제의 원리를 적용하는 데에 어려움이 있다.

---

**ANSWER** 1.② 2.③

**1** 보건행정의 관리적 특징
㉠ 공공성 및 사회성
㉡ 봉사성
㉢ 조장성 및 교육성
㉣ 과학성 및 기술성

**2** 보건정책의 특징
㉠ 시장경제원리 적용의 한계
㉡ 국가 경제력과의 밀접한 관련성
㉢ 정책파급효과의 광범위
㉣ 형평성 강조
㉤ 욕구폭발현상
㉥ 구조적 다양성

**3** 보건기획의 과정을 순서대로 바르게 나열한 것은?

① 대안의 작성 – 목표설정 – 현황분석 – 대안의 비교평가 – 최종안 선택
② 대안의 비교평가 – 최종안 선택 – 목표설정 – 현황분석 – 대안의 작성
③ 목표설정 – 현황분석 – 대안의 작성 – 대안의 비교평가 – 최종안 선택
④ 현황분석 – 목표설정 – 대안의 비교평가 – 최종안 선택 – 대안의 작성


**4** 다음 글에 해당하는 보건의료서비스의 특성으로 옳은 것은?

> 의료기관별 항생제 처방률, 심장 관련 수술의 사망률, 수술 후 합병증 발생률을 소비자에게 공개한다.

① 공공재
② 수요 예측의 불확실성
③ 공급의 가격 비탄력성
④ 정보의 비대칭성

---

**ANSWER** 3.③ 4.④

**3** 기획과정 ⋯ 문제인지 → 목표설정 → 상황분석(정보의 수집 · 분석) → 기획전제의 설정 → 대안의 탐색 · 평가 → 최종안의 선택 →
집행 → 평가

**4** 보건의료서비스의 특징
   ㉠ 정보의 비대칭성 : 어떤 사안을 두고 양자 간의 거래에 있어서 한 쪽이 다른 쪽보다 비대칭적으로 더 많은 정보를 가지고 있
      는 경우
   ㉡ 외부효과의 존재 : 한 사람의 행동이나 활동이 타인에게 이익이나 손실을 초래하는 현상이나 상황
   ㉢ 법적인 공급독점 발생 : 일정수준의 자격을 갖춘 사람이나 특정교육을 받은 사람에게만 독점적인 공급자격이 부여되는 것
   ㉣ 불확실성 : 수요의 불확실성과 공급(치료)의 불확실성

**5** 다음 글에 해당하는 경제성평가 방법으로 옳은 것은?

> 동일한 예산하에서 '치매 노인 의료비 지원사업'보다는 '영유아 예방접종사업'이 건강한 생존수명 연장에 더 큰 기여를 할 것으로 예측되어 '영유아 예방접종사업'을 시행하기로 결정하였다.

① 비용 – 효과분석 　　　　　　　　　② 비용 – 효용분석

③ 비용 – 편익분석 　　　　　　　　　④ 생존분석

**6** 보건기획을 할 때 고려해야 할 원칙을 모두 고르면?

> ㉠ 목적성의 원칙　　　　　　　㉡ 표준화의 원칙
> ㉢ 계속성의 원칙　　　　　　　㉣ 장래예측성의 원칙
> ㉤ 수익성의 원칙

① ㉠, ㉡ 　　　　　　　　　　　　② ㉠, ㉡, ㉢

③ ㉠, ㉡, ㉢, ㉣ 　　　　　　　　④ ㉠, ㉡, ㉢, ㉣, ㉤

........................................................................................................................................

**ANSWER** 5.② 6.③

**5** 비용-효용(cost-utility)분석 … 프로그램 투자의 우선순위나 자원의 배분을 결정할 때 사용되는 분석이다. 금전적 기대가치보다는 효용성을 극대화할 수 있는 의사결정을 내리는 데 사용된다.

**6** 기획의 원칙
　㉠ 목적성의 원칙
　㉡ 단순성의 원칙
　㉢ 표준화의 원칙
　㉣ 신축성의 원칙
　㉤ 안전성의 원칙
　㉥ 경제성의 원칙
　㉦ 장래 예측성의 원칙
　㉧ 계속성(계층화)의 원칙

**7** 300병상을 초과하는 종합병원에서 설치해야 할 필수진료과목을 모두 고르면?

| | |
|---|---|
| ㉠ 영상의학과 | ㉡ 피부과 |
| ㉢ 산부인과 | ㉣ 치과 |
| ㉤ 비뇨기과 | ㉥ 응급의학과 |
| ㉦ 정신건강의학과 | ㉧ 소아청소년과 |

① ㉠, ㉡, ㉢, ㉣, ㉧
② ㉠, ㉢, ㉣, ㉦, ㉧
③ ㉠, ㉢, ㉤, ㉥, ㉦
④ ㉡, ㉣, ㉤, ㉦, ㉧

**8** 우리나라의 국민의료비에 포함되지 않는 것은?

① 의료서비스 이용을 위한 교통비
② 장기요양서비스 비용
③ 보건사업 행정비용
④ 의료시설에 대한 투자비용

**9** 응급의료에 관한 법령상 응급환자의 진료비 미수금 대지급(대불)에 대한 설명으로 옳지 않은 것은?

① 미수금이란 응급환자에게 응급의료를 제공하고 그 비용을 받지 못하였을 때, 그 비용 중 환자 본인이 부담하여야 하는 금액을 말한다.
② 대지급금을 구상함에 있어 상환이 불가능한 대지급금은 결손으로 처리할 수 있다.
③ 응급환자 진료비 미수금대불청구서는 국민건강보험공단 이사장에게 제출한다.
④ 응급의료기금은 응급환자 진료비 미수금의 대지급에 사용할 수 있다.

---

**ANSWER** 7.② 8.① 9.③

**7** 300병상을 초과하는 경우에는 내과, 외과, 소아청소년과, 산부인과, 영상의학과, 마취통증의학과, 진단검사의학과 또는 병리과, 정신건강의학과 및 치과를 포함한 9개 이상의 진료과목을 갖추고 각 진료과목마다 전속하는 전문의를 두어야 한다〈의료법 제3조의3(종합병원) 제1항 제3호〉.

**8** 국민의료비 … 한 나라 국민이 한 해 동안 보건의료를 위해 지출하는 화폐적 지출의 총합이다. 의료서비스 및 재화, 공중보건 및 예방프로그램, 그리고 행정에 대한 공공재원 및 민간재원(가구포함) 지출을 포함한다.

**9** 의료기관과 구급차 등을 운용하는 자는 응급환자에게 응급의료를 제공하고 그 비용을 받지 못하였을 때에는 그 비용 중 응급환자 본인이 부담하여야 하는 금액에 대하여는 기금관리기관의 장(기금의 관리·운용에 관한 업무가 위탁되지 아니한 경우에는 보건복지부장관)에게 대신 지급하여 줄 것을 청구할 수 있다〈응급의료에 관한 법률 제22조(미수금의 대지급) 제1항〉.

**10** 보건사업 기획 과정에 사용되는 방법에 대한 설명으로 옳은 것은?

① Program Evaluation and Review Technique은 사업에 필요한 활동들의 상호 연관성 및 소요시간을 보여줌으로써 사업수행을 조정하고 통제하는 방법이다.

② Planning Programming Budgeting System은 프로그램의 전년도 예산집행결과를 기준으로 소폭의 변화만을 가감하여 예산을 편성하는 방법이다.

③ Basic Priority Rating System은 건강문제의 상대적 크기를 기준으로 사업의 우선순위를 결정한다.

④ Golden diamond 방법은 건강 문제에 대한 주민 관심도 및 사업의 효과를 추정해 사업의 우선순위를 결정한다.

**11** V. Vroom의 기대이론에 대한 설명으로 옳지 않은 것은?

① 어떤 방법으로 동기를 불러일으킬 수 있는가에 초점을 둔 과정 이론이다.

② 수단성(instrumentality)은 개인 활동의 성과와 그에 따른 보상의 관계를 나타낸다.

③ 기대감(expectancy)은 특정 행위를 통해 달성될 성과의 객관적 확률이다.

④ 유의성(valence)은 특정한 보상에 대한 한 개인의 선호도이다.

**12** 질병군별 포괄수가제에 대한 설명으로 옳은 것은?

① 신의료기술의 도입에 유리하다.

② 제공되는 의료서비스의 양을 최대화한다.

③ 수술환자의 재원기간단축을 유도할 수 있다.

④ 일차예방을 중요시한다.

**13** 다음 상황에 적합한 갈등 관리 유형으로 옳은 것은?

---

㉠ 사안이 매우 중요하여 양보할 수 없다.

㉡ 비상상황에서 신속하고 단호한 결정을 해야 한다.

㉢ 조직의 질서 유지에 필수적인 법규를 시행해야 한다.

---

① 회피형(avoiding)

② 협동형(collaborating)

③ 타협형(compromising)

④ 압박형(forcing)

---

**ANSWER** 12.③ 13.④

**12** 질병군별 포괄수가제의 특징
  ㉠ 적정진료의 제공으로 의료비 상승을 통제한다.
  ㉡ 불확실한 진단이나 질병의 진료수가에 적용시키기는 어렵다.
  ㉢ 항생제 사용의 감소유도로 국민건강을 보호한다.
  ㉣ 행위별 수가제의 단점을 보완한 지불방식이다.

**13** 갈등관리 유형
  ㉠ 회피형(avoidong) : 갈등이 없었던 것처럼 행동하여 이를 의도적으로 피하는 방법이다.
  ㉡ 협동형(collaborating) : 양쪽 모두 다 만족할 수 있는 갈등해소책을 적극적으로 찾는 방법이다.
  ㉢ 타협형(compromising) : 양자가 조금씩 양보하여 절충안을 찾으려는 방법이다.
  ㉣ 압박형(forcing) : 강력한 압박을 가함으로써 갈등을 해소하려는 방법이다.

**14** 우리나라의 지역보건행정조직에 대한 설명으로 옳지 않은 것은?

① 보건소는 시 · 군 · 구별로 1개소씩 설치하며, 필요한 지역에 추가로 설치할 수 있다.

② 보건소 중 의료법에 의한 병원의 요건을 갖춘 경우에는 보건의료원이라는 명칭을 사용할 수 있다.

③ 보건진료소는 농어촌 등 보건의료를 위한 특별조치법에 근거하여 설치한다.

④ 인구 500명 미만인 의료취약지역은 지방자치단체장의 승인을 받아 보건진료소를 설치할 수 있다.

**15** 다음 중 의료법령상 지방자치단체장에게 신고 또는 승인받아야 하는 경우를 모두 고르면?

> ㉠ 의원을 개설한 의사 A 씨는 2개월 간의 해외출장을 이유로 의사 B 씨에게 진료를 맡기려고 한다.
> ㉡ 병원에 진단용 방사선 발생장치를 설치 · 운영하고자 한다.
> ㉢ 병원의 노사분규로 인하여 1개월 이상 휴업하고자 한다.

① ㉠, ㉡                    ② ㉠, ㉢

③ ㉡, ㉢                    ④ ㉠, ㉡, ㉢

---

**ANSWER** 14.④  15.④

**14** 인구 500명 미만(도서지역은 300명 미만)인 의료취약지역 중 보건진료소가 필요하다고 인정되는 지역이 있는 경우에는 보건복지부장관의 승인을 받아 그 지역에 보건진료소를 설치할 수 있다〈농어촌 등 보건의료를 위한 특별조치법 시행규칙 제17조(보건진료소의 설치) 제1항〉.

**15** ㉠ 변경 사항을 확인할 수 있는 서류의 사본을 첨부하여 신고사항 변경신고서를 시장 · 군수 · 구청장에게 제출하여야 한다〈의료법 시행규칙 제26조(의료기관 개설신고사항의 변경신고) 제2호〉.

㉡ 진단용 방사선 발생장치를 설치 · 운영하려는 의료기관은 보건복지부령으로 정하는 바에 따라 시장 · 군수 · 구청장에게 신고하여야 한다〈의료법 제37조(진단용 방사선 발생장치)〉.

㉢ 의료기관 개설자는 의료업을 폐업하거나 1개월 이상 휴업(입원환자가 있는 경우에는 1개월 미만의 휴업도 포함한다. 이하 이 조에서 이와 같다)하려면 보건복지부령으로 정하는 바에 따라 관할 시장 · 군수 · 구청장에게 신고하여야 한다〈의료법 제40조(폐업 · 휴업의 신고)〉.

**16** 보건의료서비스 수요의 탄력성에 대한 설명으로 옳은 것은?

① 급성 맹장수술에 대한 수요의 가격탄력성은 탄력적이다.

② 개인 건강검진 서비스 수요의 소득탄력성은 일반적으로 0보다 작다.

③ 의약품 A와 의약품 B가 보완재 관계에 있을 때, A의 가격이 오르면 B의 수요량은 증가한다.

④ 의약품 A와 의약품 B가 대체재 관계에 있을 때, A의 가격이 오르면 B의 수요량은 증가한다.

**17** 다음 중 의료급여법령상 의료급여 1종 수급권자를 모두 고르면? [기출변형]

> ㉠ 「국민기초생활 보장법」에 따른 의료급여 수급자 중 세대의 구성원을 양육·간병하는 사람으로 근로가 곤란하다고 보건복지부장관이 정하는 사람만으로 구성된 세대의 구성원
>
> ㉡ 「국민기초생활 보장법」에 따른 의료급여 수급자 중 보건복지부장관이 정하여 고시하는 결핵질환, 희귀난치성질환을 가진 사람만으로 구성된 세대의 구성원
>
> ㉢ 「의사상자 등 예우 및 지원에 관한 법률」에 따른 의사자 유족

① ㉠, ㉡

② ㉠, ㉢

③ ㉡, ㉢

④ ㉠, ㉡, ㉢

••••••••••••••••••••••••••••••••••••••••••••••••••••••••••••••••••••••••••••••••••••••••••••••••••••

**ANSWER** 16.④ 17.④

**16** 의약품 A와 의약품 B가 보완재 관계에 있을 때에는 B재의 가격이 오를 때 오히려 B재 뿐만 아니라 A재의 수요량이 감소한다.

**17** 수급권자의 구분 … 1종수급권자는 다음 각 호의 어느 하나에 해당하는 사람으로 한다〈의료급여법 시행령 제3조 제2항〉.

㉠ 법 제3조 제1항 제1호 및 제3호부터 제8호까지의 규정에 해당하는 사람 중 다음 각 목의 어느 하나에 해당하는 사람

• 다음의 어느 하나에 해당하는 사람만으로 구성된 세대의 구성원

－18세 미만인 사람

－65세 이상인 사람

－「장애인고용촉진 및 직업재활법」에 따른 중증장애인

－질병, 부상 또는 그 후유증으로 치료나 요양이 필요한 사람 중에서 근로능력평가를 통하여 특별자치시장·특별자치도지사·시장(특별자치도의 행정시장은 제외한다)·군수·구청장(구청장은 자치구의 구청장을 말하며, 이하 "시장·군수·구청장"이라 한다)이 근로능력이 없다고 판정한 사람

－세대의 구성원을 양육·간병하는 사람 등 근로가 곤란하다고 보건복지부장관이 정하는 사람

－임신 중에 있거나 분만 후 6개월 미만의 여자

－「병역법」에 의한 병역의무를 이행중인 사람

• 「국민기초생활 보장법」 제32조에 따른 보장시설에서 급여를 받고 있는 사람

• 보건복지부장관이 정하여 고시하는 결핵질환, 희귀난치성질환 또는 중증질환을 가진 사람

㉡ 법 제3조제1항 제2호 및 제9호에 해당하는 사람

㉢ 제2조제1호에 해당하는 수급권자

㉣ 제2조제2호에 해당하는 사람으로서 보건복지부장관이 1종의료급여가 필요하다고 인정하는 사람

**18** 우리나라의 보건의료시설에 대한 설명으로 옳지 않은 것은?

① 공공 의료기관보다 민간 의료기관의 수가 더 빠르게 증가하였다.

② 전체 병상 수 증가는 의원의 병상 수 증가에 의해 주도되었다.

③ 민간에 대한 의존도가 커서 국가정책 수립과 집행에 제한이 된다.

④ 의료전달체계 구축을 위한 보건의료시설이 지역별로 고르게 분포되지 못한 실정이다.

**19** 변혁적 리더십의 특성에 대한 설명으로 옳은 것은?

① 미래지향적이며 장기적 성향을 갖고 있다.

② 수직적 의사소통이 대부분이다.

③ 변화에 저항적이다.

④ 권력의 원천은 지위에서 온다.

**20** 다음 글에서 설명하는 보건의료자원의 평가요소로 옳은 것은?

> '의료인력 1인당 인구수'로 OECD 국가들과 우리나라의 의료인력 현황을 비교한다.

① 질적 수준(quality)  ② 양적 공급(quantity)

③ 분포(distribution)  ④ 효율성(efficiency)

---

**ANSWER** 18.② 19.① 20.②

**18** 전체 병상 수 증가는 의원의 병상 수 증가 뿐만 아니라 병원의 병상 수 증가에 의한 것이다.

**19** 변혁적 리더쉽 … 새로운 비전을 제시하고 구성원들이 혼신의 노력을 쏟을 수 있도록 커다란 변화를 창조해내는 영향력이다.

**20** ② 양적 공급(Quantity) : 필요한 보건의료서비스의 제공에 요구되는 자원이 양적으로 충분한지에 관한 것으로 흔히 인구당 자원의 양으로 표시된다.
① 질적 수준(Quality) : 보건의료인력의 기능수행 능력과 기술수준, 시설의 적정 규모의 구비 등과 같은 질적 수준에 대한 것이다.
③ 분포(distribution) : 지리적 분포, 직종간 분포, 전문과목별 균형적인 분포에 관한 것이다.
④ 효율성(efficiency) : 개발된 의료자원으로 얼마만큼의 보건의료서비스를 산출해 내느냐에 관한 것이다.

**1** 1986년 WHO 제1차 국제건강증진회의(오타와, 캐나다)에서 발표한 건강증진사업 5대 영역이 아닌 것은?

① 건강한 공공정책 구축

② 지원적 환경 창출

③ 지역사회 활동 강화

④ 건강에 대한 사회의 책임 제고

⑤ 보건서비스의 방향 재설정

**2** 건강을 '외부 환경의 변화에 대한 내부 환경의 항상성 유지상태'로 정의한 사람은?

① Hippocrates

② Bernard

③ Pasteur

④ Parson

⑤ Walsh

**ANSWER** 1.④ 2.②

**1** 제1차 국제건강증진회의 오타와 헌장의 내용
ㄱ 건전한 보건정책수립에 기여
ㄴ 사회 환경 조성
ㄷ 지역사회 조직 활동이 요구
ㄹ 개인 및 가족과 사회의 건강을 계속 향상시킬 수 있는 방법과 기술에 대한 교육
ㅁ 전체 보건의료제도의 새로운 방향

**2** Claude Bernard(1859, 프랑스) … 건강은 외부환경의 변동에 대하여 내부 환경의 항상성(Homeostasis)이 유지된 상태로, 질병은 이 균형이 붕괴된 상태로 파악하였다.

**3** 우리나라가 소속되어 있는 세계보건기구(WHO) 지역 사무소는?

① 동지중해 지역

② 동남아시아 지역

③ 서태평양 지역

④ 범미주 지역

⑤ 유럽 지역

**4** 사회보험의 특징이 아닌 것은?

① 최저생계를 보장한다.

② 보험가입은 강제성을 지닌다.

③ 보험료 부담은 공동 부담이 원칙이다.

④ 사회적 형평성을 추구한다.

⑤ 보험료 지불능력이 없는 저소득층을 대상으로 한다.

**ANSWER** 3.③ 4.⑤

**3** 세계보건기구의 지역 사무소
ㄱ 특성
• 모두 6개의 지역사무소가 있다.
• 우리나라는 1949년 65번째로 서태평양 지역에 가입하였다.
ㄴ 종류
• 동지중해지역(East Mediterranean) : 이집트의 알렉산드리아에 있다.
• 동남아시아지역(South-East Asia) : 인도의 뉴델리에 있다(북한 가입).
• 서태평양지역(Western Pacific) : 필리핀의 마닐라에 있다(우리나라 가입).
• 범미주지역(남북아메리카 지역 : PAHO) : 미국의 워싱턴 D.C.에 있다.
• 유럽지역(Europe) : 덴마크의 코펜하겐에 있다.
• 아프리카지역(Africa) : 콩고의 브라자빌(Brazaville)에 있다.

**4** 사회보험은 가능한 한 전체 국민의 복지를 목적으로 하며 보험자는 국가 또는 공공단체, 피보험자는 국민 전체 또는 일부를 대상으로 한다.

**5**  건강보험심사평가원의 업무에 해당하는 것은?

① 건강보험급여 비용의 지급

② 요양급여의 적정성 평가

③ 가입자 및 피부양자 자격관리

④ 건강보험에 관한 교육 훈련

⑤ 가입자 건강유지증진을 위한 예방사업

---

**ANSWER** 5.②

**5**  업무 등 … 심사평가원은 다음의 업무를 관장한다〈국민건강보험법 제63조 제1항〉.
  ㉠ 요양급여비용의 심사
  ㉡ 요양급여의 적정성 평가
  ㉢ 심사기준 및 평가기준의 개발
  ㉣ ㉠부터 ㉢까지의 규정에 따른 업무와 관련된 조사연구 및 국제협력
  ㉤ 다른 법률에 따라 지급되는 급여비용의 심사 또는 의료의 적정성 평가에 관하여 위탁받은 업무
  ㉥ 그 밖에 이 법 또는 다른 법령에 따라 위탁받은 업무
  ㉦ 건강보험과 관련하여 보건복지부장관이 필요하다고 인정한 업무
  ㉧ 그 밖에 보험급여 비용의 심사와 보험급여의 적정성 평가와 관련하여 대통령령으로 정하는 업무

**6** 보건행정의 특성으로 옳은 것을 모두 고르면?

| | |
|---|---|
| ㉠ 통합성 | ㉡ 조장성 |
| ㉢ 정치성 | ㉣ 봉사성 |

① ㉠, ㉡, ㉢

② ㉠, ㉢

③ ㉡, ㉣

④ ㉣

⑤ ㉠, ㉡, ㉢, ㉣

................................................................................................................

**ANSWER** 6.③

**6** 보건행정의 관리적 특징
　㉠ 공공성 및 사회성
　　• 보건행정은 국민건강의 유지·증진을 위한 조직화된 지역사회의 노력이므로 공공복지와 집단적 건강을 추구한다. 따라서 이윤추구에 몰두하는 사행정과는 다르다.
　　• 행정행위가 사회전체 구성원을 대상으로 한 사회적 건강향상에 있으므로 사회행정적 성격을 띠고 있다.
　　• WHO헌장 전문에 있는 건강의 정의(건강이란 신체적·정신적으로 질환이 없는 상태뿐만 아니라 사회적·심리적·영적으로 안녕해야 한다)는 건강이 건전한 개인인 동시에 지역사회 또는 국가를 통하여 파악되어야 하는 고도의 공공성과 사회성을 가지고 있음을 보여준다.
　㉡ 봉사성 : 행정국가의 개념이 과거 보안국가(Police State)로부터 복지국가(Welfare State)의 개념으로 변화됨에 따라 공공행정이 소극적인 질서유지로부터 국민의 행복과 복지를 위해 직접 개입하고 간섭하는 봉사행정으로 바뀌게 되었다. 대표적 예가 사회보장에 관한 것이며, 보건행정도 넓은 의미에서 국민에게 적극적으로 봉사하는 봉사행정이다.
　㉢ 조장성 및 교육성 : 오늘날의 행정은 자치행정, 조장행정, 지방행정이다. 따라서 보건행정은 지역사회 주민의 자발적인 참여 없이는 그 성과를 기대하기 어려우므로 지역사회 주민을 위한 교육 또는 조장으로 목적을 달성한다. 즉, 보건행정은 교육을 주된 수단으로 사용하고 있다.
　㉣ 과학성 및 기술성
　　• 보건행정은 사람과 관련된 분야이기 때문에 과학과 기술의 확고한 기초 위에만 성립될 수 있다.
　　• 보건행정에 이용되는 과학과 기술은 이용도(Availability)와 적용도(Applicability)가 높아야 하기 때문에 비교적 가격이 저렴하고 장치가 간단하며 조작이 용이해야 한다.

**7** 보건복지부 조직도에서 6국의 현재 직제로 옳지 않은 것은?

① 사회보장정책국                    ② 보건산업정책국

③ 장애인정책국                      ④ 건강정책국

⑤ 연금정책국

**8** 양질의 보건의료서비스 요건에서 Myers가 정의한 요소로 가장 적합한 것은?

① 질적 적정성 – 형평성 – 지속성 – 효율성

② 효율성 – 접근용이성 – 질적 적정성 – 통제성

③ 질적 적정성 – 접근용이성 – 지속성 – 효율성

④ 지속성 – 접근용이성 – 보장성 – 효율성

⑤ 효율성 – 지속성 – 민주성 – 통제성

---

**ANSWER** 7.① 8.③

**7** 보건복지부는 4실(기획조정실, 사회복지정책실, 인구정책실, 보건의료정책실) 6국(장애인정책국, 연금정책국, 사회보장위원회 사무국, 건강보험정책국, 건강정책국, 보건산업정책국) 체제이다.

**8** 양질의 보건의료 서비스 요건(Myers, 1969)

㉠ **접근용이성**(Accessibility) : 보건의료서비스는 필요하면, 언제 어디서라도 이용할 수 있도록 재정적, 지리적, 사회 · 문화적인 측면에서 주민이 필요한 보건의료서비스를 이용하는 데 있어서 장애를 받아서는 안 된다.

㉡ **질적 적정성**(Quality) : 보건의료의 의학적 적정성과 보건의료의 사회적 적정성이 동시에 달성될 수 있어야 하며, 질적 우수성이 전제가 된다.

㉢ **지속성**(Continuity)

• 개인에게 제공되는 보건의료 : 시간적 · 지리적으로 상관성을 갖고 적절히 연결되어야 한다.

• 지역사회 수준에서의 보건의료 : 의료기관들이 유기적인 관계를 가지고 협동적으로 보건의료서비스 기능이 수행되어야 한다.

• 전인적 보건의료 : 평생 또는 오랜 기간 동안 지속되어야 한다.

㉣ **효율성**(Efficiency)

• 보건의료의 목적을 달성하는 데 투입되는 자원의 양을 최소화하거나 일정한 자원의 투입으로 최대의 목적을 달성할 수 있어야 한다.

• 경제적인 합리성, 즉 자원의 소모 정도를 의미하며 효과보다 광의의 개념이다.

**9** 다음 중 미국에서 정부의 예산으로 운영하며, 빈곤자를 대상으로 하는 공적 의료보장제도는?

① Medicare                      ② Blue Shield

③ HMO                             ④ Medicaid

⑤ PSRO

---

**10** 다음 중 기획의 필요성으로 옳은 것을 모두 고르면?

| | |
|---|---|
| ㉠ 이해대립의 조정 및 결정 | ㉡ 새로운 지식과 기술개발 |
| ㉢ 자원의 효과적인 배분 | ㉣ 재정의 균등한 배분 |

① ㉠, ㉡, ㉢                      ② ㉠, ㉢

③ ㉡, ㉣                          ④ ㉣

⑤ ㉠, ㉡, ㉢, ㉣

---

**ANSWER** 9.④ 10.①

**9** 미국의 사회보장제도 … 전국민 의료보험을 채택하지 않았으므로 원칙적으로 65세 이상의 고령자 등을 대상으로 하는 Medicare 제도 밖에 없고, 정부의 예산으로 운영되는 빈곤자를 대상으로 한 부조방식의 Medicaid제도가 있다.

**10** 보건기획의 필요성
㉠ 자원의 효과적인 배분: 기관 사업별로 요구되는 인력, 시설 및 예산 등의 자원을 충족시키기 위해 자원의 효과적인 배분이 필요하다.
㉡ 합리적인 의사결정: 보건정책 과정과 희소자원의 효과적 배분을 위해서는 합리적인 의사결정이 필요하며, 합리적인 의사결정을 위해서는 상황분석, 장래추이분석, 우선순위 및 목표설정 등 효율성의 원리가 기초가 되어야 한다.
㉢ 이해대립의 조정 및 결정: 정책 간 목표달성을 위한 방법과 수단의 결정과정에서 상호 간 상충되는 가치와 의견이 있을 수 있으므로 이러한 갈등을 해결하기 위한 기획이 필요하다.
㉣ 새로운 지식과 기술개발: 급속도로 발전하는 사회에서는 보건정책에 필요한 새로운 지식과 기술이 필요하다.
㉤ 조직관리 통제의 용이성: 보건의료조직의 목표와 그에 필요한 직무가 수행되어야 할 일정 등을 명시함으로써 구성원의 직무를 통제하는 기준으로 삼을 수 있다.

**11** 건강보험정책에 관한 사항을 심의·의결하기 위하여 보건복지부장관 소속으로 있는 건강보험정책심의위원회에 관한 설명으로 가장 옳은 것은?

① 심의위원회 위원의 임기는 2년으로 한다.

② 심의위원회의 운영 등에 필요한 사항은 보건복지부령으로 정한다.

③ 심의위원회의 위원장은 보건복지부장관이다.

④ 근로자단체 및 사용자단체가 추천하는 위원은 각 3명이다.

⑤ 위원장 1명과 부위원장 1명을 포함하여 25명의 위원으로 구성한다.

**12** 사람에 대한 경직된 편견이나 고정관념에 의한 오차를 의미하는 것으로, 직원에 대한 평가가 그가 속한 사회적 집단에 대한 지각을 기초로 해서 이루어지는 것으로 보는 근무성적 평정상의 오류는?

① 상동적 오차　　　　　　　　　　② 대비 오차

③ 후광효과　　　　　　　　　　　 ④ 총계적 오차

⑤ 집중화 경향

......................................................................................................................

**ANSWER** 11.⑤  12.①

**11**　① 심의위원회 위원(제4항 제4호 가목에 따른 위원은 제외한다)의 임기는 3년으로 한다. 다만, 위원의 사임 등으로 새로 위촉된 위원의 임기는 전임위원 임기의 남은 기간으로 한다〈국민건강보험법 제4조(건강보험정책심의위원회) 제5항〉.

　② 심의위원회의 운영 등에 필요한 사항은 대통령령으로 정한다〈국민건강보험법 제4조(건강보험정책심의위원회) 제6항〉.

　③ 심의위원회의 위원장은 보건복지부차관이 되고, 부위원장은 제4항 제4호의 위원 중에서 위원장이 지명하는 사람이 된다〈국민건강보험법 제4조(건강보험정책심의위원회) 제3항〉.

　④ 심의위원회의 위원은 다음 각 호에 해당하는 사람을 보건복지부장관이 임명 또는 위촉한다〈국민건강보험법 제4조(건강보험정책심의위원회)제4항〉.

　　㉠ 근로자단체 및 사용자단체가 추천하는 각 2명

　　㉡ 시민단체(「비영리민간단체지원법」 제2조에 따른 비영리민간단체), 소비자단체, 농어업인단체 및 자영업자단체가 추천하는 각 1명

　　㉢ 의료계를 대표하는 단체 및 약업계를 대표하는 단체가 추천하는 8명

　　㉣ 다음 각 목에 해당하는 8명

　　　• 대통령령으로 정하는 중앙행정기관 소속 공무원 2명

　　　• 국민건강보험공단의 이사장 및 건강보험심사평가원의 원장이 추천하는 각 1명

　　　• 건강보험에 관한 학식과 경험이 풍부한 4명

**12**　상동적 오차(오류) … 타인을 평가할 때 경직된 편견을 가지고 그가 속한 사회적 집단, 예컨대 지역, 종교, 성(性), 연령 등에 따라 평가를 함으로써 잘못을 범하는 경우를 말한다.

**13** 진료보수 지불제도에 대한 설명으로 옳지 않은 것은?

① 행위별수가제 – 서비스의 양과 질을 최대화하는 경향이 있다.

② 인두제 – 등록된 환자 또는 사람 수에 따라 일정액을 보상받는다.

③ 봉급제 – 서비스가 관료적인 형태로 제공된다.

④ 포괄수가제 – 진료비 청구방법이 간편화된다.

⑤ 총액계약제 – 의료소비자의 자율적 규제가 가능하다.

**14** 우리나라 건강보험의 연혁에서 직장가입자와 지역가입자의 재정통합 연도와 노인장기요양보험 실시 연도가 순서대로 바르게 연결된 것은?

① 1989년 – 2000년

② 2000년 – 2003년

③ 2000년 – 2008년

④ 2003년 – 2008년

⑤ 2003년 – 2011년

**15** 조선시대 보건행정기관과 그 역할에 대한 연결로 옳은 것은?

① 대의감 – 의약행정 총괄

② 활인서 – 감염병 환자의 치료 및 관리

③ 혜민서 – 왕실의 의료 담당

④ 약전 – 의약교육의 시행

⑤ 상식국 – 서민을 위한 구료제도

---

**ANSWER** 13.⑤ 14.④ 15.②

**13** 총액계약제 … 지불자(보험자) 측과 진료자(의사단체) 측이 미리 진료보수 총액을 정하는 계약을 체결하고, 그 총액범위 내에서 진료를 담당하고 의료서비스를 이용하는 제도를 말한다.

**14** ㉠ 직장가입자와 지역가입자의 재정통합 : 2003년
ㄴ 노인장기요양보험 실시 : 2008년

**15** ② 활인서(조선시대) : 감염병 환자의 치료 및 구호를 담당하였다.
① 대의감(고려시대) : 중앙의 의약을 총괄하였다.
③ 혜민서(조선시대) : 서민의 구료사업을 담당하였다.
④ 약전(신라시대) : 의료행정을 담당한 기관이다.
⑤ 상식국(고려시대) : 임금의 수라상을 관장하던 관서이다.

**16** 「지역보건법 시행령」에 의한 시·군·구 지역보건의료계획의 내용으로 옳지 않은 것은? [기출변형]

① 정신질환 등의 치료를 위한 전문치료시설의 수급에 관한 사항

② 시·군·구의 지역보건의료기관의 설치·운영의 지원에 관한 사항

③ 의료기관의 병상수급에 관한 사항

④ 지역보건의료와 지역사회 사이의 연계성 확보 계획

⑤ 시·군·구의 지역보건의료기관 인력의 교육훈련에 관한 사항

---

**ANSWER** 16.④

**16** 지역보건의료계획의 세부 내용 … 시·도지사 및 특별자치시장·특별자치도지사는 법 제7조 제1항에 따라 수립하는 지역보건의료계획(이하 "지역보건의료계획"이라 한다)에 다음 각 호의 내용을 포함시켜야 한다〈지역보건법 시행령 제4조 제1항〉.
ㄱ 지역보건의료계획의 달성 목표
ㄴ 지역현황과 전망
ㄷ 지역보건의료기관과 보건의료 관련기관·단체 간의 기능 분담 및 발전 방향
ㄹ 법 제11조에 따른 보건소의 기능 및 업무의 추진계획과 추진현황
ㅁ 지역보건의료기관의 인력·시설 등 자원 확충 및 정비 계획
ㅂ 취약계층의 건강관리 및 지역주민의 건강 상태 격차 해소를 위한 추진계획
ㅅ 지역보건의료와 사회복지사업 사이의 연계성 확보 계획
ㅇ 의료기관의 병상(病床)의 수요·공급
ㅈ 정신질환 등의 치료를 위한 전문치료시설의 수요·공급
ㅊ 특별자치시·특별자치도·시·군·구(구는 자치구를 말하며, 이하 "시·군·구"라 한다) 지역보건의료기관의 설치·운영 지원
ㅋ 시·군·구 지역보건의료기관 인력의 교육훈련
ㅌ 지역보건의료기관과 보건의료 관련기관·단체 간의 협력·연계
ㅍ 그 밖에 시·도지사 및 특별자치시장·특별자치도지사가 지역보건의료계획을 수립함에 있어서 필요하다고 인정하는 사항

**17** 예방접종을 통하여 예방 및 관리가 가능하여 국가필수예방접종의 대상이 되는 감염병으로 바르게 연결된 것은? [기출변형]

① 파상풍, 장출혈성대장균감염증
② 레지오넬라증, 유행성이하선염
③ 폴리오, b형헤모필루스인플루엔자
④ 일본뇌염, 페스트
⑤ 성홍열, 디프테리아

**18** 다음 중 보건의료서비스의 사회·경제적 특징 중 일반적으로 수용되는 것이 아닌 것은?

① 지위재
② 공공재
③ 불확실성
④ 정보의 비대칭성
⑤ 노동 집약

**ANSWER** 17.③ 18.①

**17** 필수예방접종 … 디프테리아, 폴리오, 백일해, 홍역, 파상풍, 결핵, B형간염, 유행성이하선염, 풍진, 수두, 일본뇌염, b형헤모필루스인플루엔자, 폐렴구균, 인플루엔자, A형간염, 사람유두종바이러스 감염증, 그룹 A형 로타바이러스 감염증, 그 밖에 질병관리청장이 감염병의 예방을 위하여 필요하다고 인정하여 지정하는 감염병장티푸스, 신증후군출혈열〈감염병의 예방 및 관리에 관한 법률 제24조〉

**18** 지위재 … 다른 사람의 눈에 자주 관찰되고 또 자신이 가지고 있는(혹은 가지고 있지 않은) 품목과 손쉽게 비교평가가 될 수 있는 재화로 대표적인 예로는 자동차를 들 수 있다. 보건의료서비스는 지위재여서는 안 된다.

**19** 정책과정에서 공식적인 정책결정 참여자가 아닌 것은?

① 정당                      ② 국회

③ 행정부처              ④ 대통령

⑤ 법원

**20** 다음 중 대부분 국가의 보건의료체계에서 일반적으로 간주되는 5개 구성 요소에 해당하지 않는 것은?

① 보건의료 자원

② 보건의료 조직

③ 보건의료 관리

④ 보건의료 서비스 제공

⑤ 보건의료 서비스 유형의 개발

----

**ANSWER** 19.① 20.⑤

**19** 공공 정책 결정 과정의 참여자
　㉠ 공식적 정책 결정자 : 의회, 행정 수반, 행정부, 사법부, 지방자치단체 등
　㉡ 비공식적 정책 결정자 : 일반 시민과 시민단체, 정당, 이익 집단, 전문가, 언론기관 등

**20** 국가보건의료체계 … 지역주민 모두가 수용할 수 있는 지역사회보건의 실천적 원리이며, 새로운 의료질서이고, 전 세계적인 보건의료전략의 핵심으로 전 국민 또는 인류 모두의 건강을 위한 국가보건의료체제의 하부구조를 이루는 5가지 구성요소는 다음과 같다.
　㉠ 보건의료자원의 개발
　㉡ 자원의 조직적 배치
　㉢ 보건의료의 제공
　㉣ 경제적 지원
　㉤ 관리

**1** 건강도시사업과 관련 있는 국제기구는?

① 세계보건기구(WHO)  ② 국제연합(UN)

③ 유니세프(UNICEF)  ④ 세계건강협의회(GHC)


**2** 다음 보기 중 「의료법」에 의한 '상급종합병원'의 요건으로 옳지 않은 것은?

① 보건복지부령으로 정하는 인력·시설·장비 등을 갖추어야 한다.

② 10개 이상의 진료과목을 갖추고 각 진료과목마다 전문의를 두어야 한다.

③ 전문의가 되려는 자를 수련시키는 기관이어야 한다.

④ 질병군별 환자구성비율이 보건복지부령으로 정하는 기준을 충족해야 한다.


**ANSWER** 1.① 2.②

**1** 건강도시는 도시의 물리적·사회적 환경을 개선하고 지역사회의 모든 구성원이 상호 협력하여 시민의 건강과 삶의 질을 향상시키기 위해 노력하는 도시로 세계보건기구(WHO)와 관련 있다.

**2** **상급종합병원 지정** … 보건복지부장관은 다음의 요건을 갖춘 종합병원 중에서 중증질환에 대하여 난이도가 높은 의료행위를 전문적으로 하는 종합병원을 상급종합병원으로 지정할 수 있다〈의료법 제3조의4 제1항〉.
  ㉠ 보건복지부령으로 정하는 20개 이상의 진료과목을 갖추고 각 진료과목마다 전속하는 전문의를 둘 것
  ㉡ 제77조 제1항에 따라 전문의가 되려는 자를 수련시키는 기관일 것
  ㉢ 보건복지부령으로 정하는 인력·시설·장비 등을 갖출 것
  ㉣ 질병군별(疾病群別) 환자구성 비율이 보건복지부령으로 정하는 기준에 해당할 것

**3** 마이어스(Myers)의 보건의료서비스 요건 중 한 병원에서 진료를 받다가 상급병원으로 이송될 경우 중복된 의료서비스를 배제하고 신속히 다음 단계의 의료서비스를 제공받는 것은 어떤 요건에 해당하는가?

① 접근 용이성                 ② 질적 적정성

③ 지속성                     ④ 효율성

**4** 에머슨(Emerson)의 보건행정 범위에 해당되지 않는 것은?

① 보건시설의 운영            ② 만성병관리

③ 보건검사실 운영            ④ 감염병관리

---

**ANSWER** 3.③ 4.①

**3** 환자의 지속적이고 효과적인 진료를 위하여 각종 의료서비스 간의 상호교류를 통해 보건의료서비스의 지속성이 유지되어야 한다.

**4** 에머슨의 보건행정 범위
ⓐ 보건통계
ⓑ 보건교육
ⓒ 환경위생
ⓓ 감염병관리
ⓔ 모자보건
ⓕ 만성병관리
ⓖ 보건검사실 운영

**5** 보건행정의 운영원리 중 공동의 목표를 달성하기 위하여 업무를 분담하는 과정은?

① 의사결정과정                ② 조직화과정

③ 통제과정                   ④ 기획과정

**6** Roemer(1991)에 의한 국가보건의료체계의 유형으로 옳은 것은?

① 자유방임형, 사회보장형, 사회주의형

② 자유기업형, 복지지향형, 보편적 포괄주의형, 사회주의 중앙계획형

③ 사회보험, 공공부조, 공공서비스

④ 공적부조형, 의료보험형, 국민보건서비스

**7** 지불측과 진료측이 미리 진료보수총액을 정하는 계약을 체결하고, 진료측의 단체는 그 총액의 범위 내에서 진료를 담당하고, 지불자는 진료비에 구애받지 않고 보건의료서비스를 이용하는 제도는?

① 행위별수가제            ② 봉급제

③ 인두제                    ④ 총액계약제

---

**ANSWER** 5.② 6.② 7.④

**5** F.W. 테일러가 정의한 조직화과정에 대한 설명이다.

**6** Roemer의 국가보건의료체계 유형

| 구분 | | 정치적 요인 | | | |
|------|------|------|------|------|------|
| | | 자유 기업형 | 복지 지향형 | 보편적 포괄 주의형 | 사회주의 중앙 계획형 |
| 경제적 요인 | 선진국 | 미국 | 캐나다, 일본 | 영국, 뉴질랜드 | 구소련, 구동구권 |
| | 개도국 | 태국, 필리핀 | 브라질, 말레이시아 | 이스라엘 | 북한 |
| | 극빈국 | 가나, 네팔 | 인도, 미얀마 | 스리랑카 | 베트남 |
| | 자원 풍요국 | | 리비아 | 쿠웨이트 | |

**7** 총액계약제 … 지불측과 진료측이 미리 진료보수총액을 정하는 계약을 체결하고, 진료측의 단체는 그 총액의 범위 내에서 진료를 담당하고 지불자는 진료비에 구애받지 않고 보건의료서비스를 이용하는 제도로 독일 등의 국가에서 시행하고 있다.

**8** 정책결정의 이론 중 다음 특징을 갖는 것으로 가장 옳은 것은?

> • 경제적 합리성을 중요시함
> • 계량적 모형의 성격을 가짐
> • 합리적 모형과 초합리성 요인을 함께 고려함
> • 정책결정자의 직관, 판단력, 창의력과 같은 초합리적인 요인을 고려함

① 합리모형                 ② 점증모형
③ 최적모형                 ④ 혼합모형

**9** 새로운 장비나 기술에 대한 투자결정에 있어서 해당 의료장비나 의료기술이 가져다 줄 이윤에 대한 전망보다는 새로운 고객의 확보, 병원의 명성, 고급기술을 이용한다는 자부심 등을 더 중요하게 고려한다는 병원형태 모형은?

① 이윤극대화모형           ② Newhouse 비영리모형
③ 수입극대화모형           ④ 격차극소화모형

---

**ANSWER** 8.③ 9.④

**8** 제시된 내용은 정책결정 이론 중 최적모형에 대한 설명이다.

**9** 격차극소화모형 … 새로운 장비나 기술에 대한 투자결정에 있어서 새로운 고객의 확보, 병원의 명성, 고급기술을 이용한다는 자부심 등을 중요하게 고려하는 병원형태 모형으로, 비슷한 수준의 주변 병원들과 비교하여 시설투자 등에 대한 의사결정을 한다는 특징을 보인다.

**10** 우리나라 민영보험에서 운영되는 실손형 급여 보상 방법은?

① 국민보건서비스
② 지방보건서비스
③ 제3자 지불제도
④ 상환제

**11** 민츠버그(Mintzberg)의 조직유형 분류에서 전문적 관료제에서의 조정기제는?

① 직접감독
② 기술표준화
③ 산출표준화
④ 상호조절

**12** 동기부여 이론 중 사람들의 욕구는 단계적으로 이루어져 있지 않으며 불만족과 만족 증진은 서로 별개의 차원으로 이루어져 있다고 주장한 학자는?

① 맥그리그(McGregor)
② 아지리스(Argyris)
③ 브룸(Vroom)
④ 허즈버그(Hezberg)

**13** 매슬로우(Maslow)의 욕구이론 중 자신의 잠재력을 극대화시키려는 욕구단계는?

① 사회적 욕구
② 자아실현욕구
③ 존경의 욕구
④ 생리적 욕구

**ANSWER** 10.④ 11.② 12.④ 13.②

**10** 상환제 … 민영보험에서 흔히 사용하는 방법으로 가입자가 의료기관을 이용하고 진료비를 지불한 후 영수증을 보험회사에 제출하여 약정한 비율의 보험급여를 상환 받는 방식이다.

**11** 전문적 관료제 … 전문적 훈련을 받은 구성원으로 이루어진 조직으로 전문가 중심의 분권화, 표준화된 기술을 바탕으로 한 업무 수행, 안정된 조직 환경, 적은 외부통제의 특징을 보인다.

**12** 허즈버그의 2요인 이론 … 허즈버그는 인간의 욕구가 단계적으로 이루어진 것이 아니라고 보고 불만과 만족이 서로 별개의 차원에서 작용하는 이원적 욕구이론을 주장하였다.

**13** 자아실현 욕구 … 자신의 잠재력과 가능성을 극대화하여 목표를 달성하고자 하는 욕구이다.

**14** 보건사업을 시행할 경우 건강증진상의 효과를 질보정수명(QALY)으로 측정하여 사업 대안 간의 경제성을 비교하고자 할 때 가장 적합한 분석방법은?

① 비용효용분석　　　　　　　　　　② 비용효율분석

③ 비용효과분석　　　　　　　　　　④ 비용최소화분석


**15** 회계연도 개시 이전까지 예산이 국회에서 의결되지 못했을 경우 최초의 1개월분의 예산을 국회의 의결로 집행할 수 있는 것은?

① 가예산　　　　　　　　　　　　　② 준예산

③ 본예산　　　　　　　　　　　　　④ 잠정예산


**16** 담뱃값 인상이 금연인구의 증가를 가져왔는지를 평가하는 정책평가 기준은?

① 형평성　　　　　　　　　　　　　② 능률성

③ 효과성　　　　　　　　　　　　　④ 대응성


**17** 고의 또는 테러 등을 목적으로 이용된 병원체에 의하여 발생된 감염병이 바르게 연결된 것은?

① 페스트, 두창, 야토병　　　　　　② 황열, 웨스트나일열, 폴리오

③ 탄저병, 공수병, 큐열　　　　　　④ 콜레라, 탄저병, 신종전염병증후군

---

**ANSWER** 14.①　15.①　16.③　17.①

**14** 비용효용분석 … 건강증진상의 효과를 건강일수 또는 질보정수명으로 측정한다. 건강일수 하루당 또는 질보정수명 1년당 최소의 비용이 소요되는 방안이나 비용 한 단위당 최대의 효용을 갖는 대안을 비교하여 선택한다.

**15** 가예산 … 회계연도 개시 이전까지 예산이 국회의 의결을 거치지 못했을 경우 최초 1개월분의 예산을 국회의 의결로 집행할 수 있는 제도이다.

**16** 정책의 목표나 목적에 대한 목표 달성도를 평가하는 것은 효과성으로 능률성보다 넓은 의미로 쓰인다.

**17** 「감염병의 예방 및 관리에 관한 법률」 제2조(정의)에 의해서 고의 또는 테러 등을 목적으로 이용된 병원체에 의하여 발생된 감염병 중 질병관리청장이 고시하는 감염병은 생물테러감염병이다. 「질병관리청장이 지정하는 감염병의 종류 고시」에 따라서 생물테러감염병은 탄저, 보툴리눔독소증, 페스트, 마버그열, 에볼라열, 라싸열, 두창, 야토병이 있다.

**18** 「국민건강증진법」에서 규정하는 금연을 위한 조치사항에 해당하지 않는 것은?

① 지정된 금연구역에서는 누구든지 흡연을 하면 안 된다.
② 담배판매자는 담배자동판매기에 성인인증장치를 부착하여야 한다.
③ 지방자치단체는 관할 구역 안의 일정장소를 금연구역으로 지정할 수 있다.
④ 공중이 이용하는 시설 전체가 금연구역으로 지정되면 흡연실을 설치할 수 없다.

**19** 도나베디안(Donabedian)의 의료의 질 향상 접근 방법을 구조, 과정, 결과로 구분할 때 과정에 해당하는 것은?

① 면허와 자격증 인증제도
② 의료기관 신임제도
③ 의무기록 조사
④ 환자만족도 조사

---

**ANSWER** 18.④ 19.③

**18** ④ 다음 각 호의 공중이 이용하는 시설의 소유자·점유자 또는 관리자는 해당 시설의 전체를 금연구역으로 지정하고 금연구역을 알리는 표지를 설치하여야 한다. 이 경우 흡연자를 위한 흡연실을 설치할 수 있으며, 금연구역을 알리는 표지와 흡연실을 설치하는 기준·방법 등은 보건복지부령으로 정한다〈국민건강증진법 제9조(금연을 위한 조치) 제4항〉.
①②③ 「국민건강증진법」 제9조(금연을 위한 조치)

**19** 도나베디안의 의료의 질 향상 접근 방법

| 구분 | 내용 |
|------|------|
| 구조적 접근 | 진료가 행해지는 환경에 대한 평가방법으로 면허제도, 신임제도, 자격증 제도 등이 있다. |
| 과정적 접근 | 의료제공자와 환자들 간에 일어나는 행위에 대한 평가로 내부 및 외부평가, 의료이용도 조사, 임상진료지침 평가 등이 있다. |
| 결과적 접근 | 의료행위에 대한 현재, 미래의 상태를 평가하는 것으로 신체적인 것을 넘어 사회·심리적 요소까지 포함한다. |

**20** 우리나라는 일부 의료행위에 대해 질병군별 포괄수가제로 진료비를 보상하고 있다. 다음 중 포괄수가제로 진료비가 보상되는 의료행위가 아닌 것은?

① 백내장수술
② 충수절제술
③ 슬관절치환술
④ 제왕절개분만

---

**20** 포괄수가제 적용 의료행위
   ㉠ 안과 : 백내장수술(수정체 수술)
   ㉡ 이비인후과 : 편도수술 및 아데노이드 수술
   ㉢ 외과 : 항문수술(치질 등), 탈장수술(서혜 및 대퇴부), 맹장수술(충수절제술)
   ㉣ 산부인과 : 제왕절개분만, 자궁 및 자궁부속기(난소, 난관 등)수술(악성종양 제외)

**1** 보건행정의 특성으로 볼 수 없는 것은?

① 공공성

② 사회성

③ 교육성

④ 규제성

**2** 라론드(Lalonde)의 건강결정요인 중 건강의 결정에 가장 큰 영향을 미치는 요인은?

① 문화적 요인

② 유전적 요인

③ 보건의료서비스

④ 개인의 생활습관

--------

**ANSWER** 1.④ 2.④

**1** 보건행정의 관리적 특징

㉠ 공공성 및 사회성

• 보건행정은 국민건강의 유지·증진을 위한 조직화된 지역사회의 노력이므로 공공복지와 집단적 건강을 추구한다. 따라서 이윤추구에 몰두하는 사행정과는 다르다.

• 행정행위가 사회전체 구성원을 대상으로 한 사회적 건강향상에 있으므로 사회행정적 성격을 띠고 있다.

• WHO헌장 전문에 있는 건강의 정의(건강이란 신체적·정신적으로 질환이 없는 상태뿐만 아니라 사회적·심리적·영적으로 안녕해야 한다)는 건강이 건전한 개인인 동시에 지역사회 또는 국가를 통하여 파악되어야 하는 고도의 공공성과 사회성을 가지고 있음을 보여준다.

㉡ 봉사성 : 행정국가의 개념이 과거 보안국가(Police State)로부터 복지국가(Welfare State)의 개념으로 변화됨에 따라 공공행정이 소극적인 질서유지로부터 국민의 행복과 복지를 위해 직접 개입하고 간섭하는 봉사행정으로 바뀌게 되었다. 이러한 대표적 예가 사회보장에 관한 것이며, 보건행정도 넓은 의미에서 국민에게 적극적으로 봉사하는 봉사행정이다.

㉢ 조장성 및 교육성 : 오늘날의 행정은 자치행정, 조장행정, 지방행정이다. 따라서 보건행정은 지역사회 주민의 자발적인 참여 없이는 그 성과를 기대하기 어려우므로 지역사회 주민을 위한 교육 또는 조장으로 목적을 달성한다. 즉, 보건행정은 교육을 주된 수단으로 사용하고 있다.

㉣ 과학성 및 기술성

• 보건행정은 사람과 관련된 분야이기 때문에 과학과 기술의 확고한 기초 위에만 성립될 수 있다.

• 보건행정에 이용되는 과학과 기술은 이용도(Availability)와 적용도(Applicability)가 높아야 하기 때문에 비교적 가격이 저렴하고 장치가 간단하며 조작이 용이해야 한다.

**2** 마크 라론드(Marc lalonde)는 건강결정요인으로 개인의 생활습관을 생물학적 요인, 환경적 요인, 보건의료 체계의 지원보다 더 중요한 요소로 강조하였다.

**3** 다음 의료의 질을 구성하는 속성 중 '의료의 효과에 대한 환자와 환자 가족의 기대'를 나타내는 속성은?

① 효과성                        ② 수용성

③ 적정성                        ④ 효율성


**4** 〈보기〉에 해당하는 보건기획의 분석방법은?

---
〈보기〉

• 적용이 비교적 용이
• 외부효과와 무형적인 것을 분석하는 데 적합
• 시장가격으로 그 가치를 측정할 수 없는 재화를 다룰 수 있음

---

① 비용분석                      ② 주공정분석

③ 비용편익분석                ④ 비용효과분석


**5** 다음 중 공식조직의 특징으로 옳은 것은?

① 감정의 차원 존중             ② 자연발생적인 관계

③ 인위적으로 계획된 조직구조     ④ 조직기구표에 나타나 있지 않은 소집단

---

**ANSWER** 3.② 4.④ 5.③

**3** 도나베디안(Donabedian)의 의료의 질 7가지 속성
  ㉠ **효능성**(Efficacy) : 바람직한 환경에서의 영향
  ㉡ **효과성**(Effectiveness) : 일상적인 환경에서의 영향
  ㉢ **효율성**(Efficiency) : 비용 대비 효과
  ㉣ **적정성**(Optimality) : 비용 대비 상대적 효과 및 편익
  ㉤ **수용성**(Acceptability) : 접근성, 환자와 의료제공자의 관계, 쾌적한 환경, 의료의 효과에 대한 환자와 환자 가족의 기대, 의료비용에 대한 환자의 선호도
  ㉥ **합법성**(Legitimacy) : 사회적 선호도(윤리적 원칙, 가치, 법, 규제)와 개인의 수용성의 일치 정도
  ㉦ **형평성**(Equity) : 의료서비스의 분포와 의료의 편익이 인구집단에게 공평하게 제공되는 정도

**4** 비용효과분석 … 여러 정책대안 가운데 가장 효과적인 대안을 찾기 위해 각 대안이 초래할 비용과 산출 효과를 비교·분석하는 기법이다.

**5** ①②④ 비공식조직의 특징이다.
  ※ **공식조직** … 조직의 공식적 목표를 달성하기 위해 인위적으로 만들어진 분업체제를 말한다.

**6** 「암관리법 시행령」상 국민건강보험공단에서 실시하는 5대 암검진에 관한 내용으로 옳은 것은?

① 대장암 : 50세 이상 남녀, 1년마다 주기적 검진

② 위암 : 50세 이상 남녀, 2년마다 주기적 검진

③ 자궁경부암 : 30세 이상 여성, 2년마다 주기적 검진

④ 간암 : 40세 이상 B형 간염 바이러스 양성자, 1년마다 주기적 검진

**7** 국민건강보험에 대한 강제가입을 통해 보험가입자의 역선택을 방지하는 것은 보건의료서비스에 대한 정부의 역할 중 무엇을 강조한 것인가?

① 보험자로서의 역할

② 재정지원자로서의 역할

③ 정보제공자로서의 역할

④ 의료서비스 제공자로서의 역할

**8** 다음 중 동기부여이론의 제안자와 이론 및 그 특성을 바르게 조합한 것은?

① 허즈버그(Herzberg) – 2요인이론 – 불만족요인의 해소가 만족요인을 증대시킴

② 브룸(Vroom) – 기대이론 – 동기수준은 달성가능성과 욕구의 크기 등에 의해 결정됨

③ 맥그리거(McGregor) – X · Y이론 – X이론에서 인간은 조직문제 해결에 창의적임

④ 매슬로우(Maslow) – ERG이론 – 인간의 욕구를 존재욕구, 안전욕구, 성장욕구로 구분함

......................................................................................................

**ANSWER** 6.① 7.① 8.②

**6** 암의 종류별 검진주기와 연령 기준 등〈암관리법 시행령 별표1〉

| 암의 종류 | 검진주기 | 연령 기준 등 |
|---|---|---|
| 위암 | 2년 | 40세 이상의 남 · 여 |
| 간암 | 6개월 | 40세 이상의 남 · 여 중 간암 발생 고위험군 |
| 대장암 | 1년 | 50세 이상의 남 · 여 |
| 유방암 | 2년 | 40세 이상의 여성 |
| 자궁경부암 | 2년 | 20세 이상의 여성 |
| 폐암 | 2년 | 54세 이상 74세 이하의 남 · 여 중 폐암 발생 고위험군 |

**7** 국민건강보험에 대한 강제가입을 통해 보험가입자의 역선택을 방지하는 것은 보건의료서비스에 대한 정부의 역할 중 보험자로서의 역할을 강조한 것이다.

**8** ① 허즈버그–2요인이론–두 요인은 상호 독립되어 있다.

③ 맥그리거–X·Y이론–X이론은 본래 인간은 노동을 싫어하기 때문에 경제적인 동기가 있어야만 노동을 하고 명령이나 지시 받은 일 이외에는 시행하지 않는다는 전통 이론에 따른 인간관이다.

④ 알더퍼–ERG이론–인간의 핵심 욕구를 존재욕구, 관계욕구, 성장욕구의 세 가지로 보았다.

**9** 〈보기〉에 해당하는 본인부담금제도(cost sharing system)는?

─────── 〈보기〉 ───────

의료비가 일정수준에 이르기 전에는 전혀 보험급여를 해주지 않고, 그 이상에 해당되는 의료비만 보험급여의 대상으로 인정한다.

① 정률부담제(coinsurance)

② 정액부담제(copayment)

③ 급여상한제(limit)

④ 일정액 공제제(deductible clause)

**10** 다음 조직의 원리 중 통솔범위의 원리와 상반 관계에 있는 것은?

① 조정의 원리　　　　　　　　② 계층제의 원리

③ 전문화의 원리　　　　　　　④ 명령통일의 원리

─────────────────────────────

**ANSWER** 9.④ 10.②

**9** 제시된 내용은 일정액 공제제에 대한 설명이다.

※ 정률부담제와 정액부담제

ⓐ **정률부담제** : 일정 비율만 지불하는 방식

ⓑ **정액부담제** : 의료서비스 이용내용과 관계없이 서비스 건당 진료비의 일정액만을 가입자가 부담방식

**10** 통솔범위의 원리는 한 사람의 상관이 감독하는 부하의 수는 그 상관의 통제 능력 범위 내에 한정되어야 한다는 원리로, 인간이 기울일 수 있는 주의력 범위의 한계가 있다는 것에 대한 근거가 되는 조직 원리이다. 통솔범위의 원리와 상반 관계에 있는 것은 계층제의 원리이다.

**11** 다음의 상황에서 필요한 갈등해결 방법은?

> • 양보할 수 없는 중요한 문제
> • 신속하게 결정을 해야 하는 상황
> • 조직의 질서유지에 필수적인 법규 시행

① 강요형(forcing)
② 회피형(avoiding)
③ 협동형(collaborating)
④ 타협형(compromising)

**12** 〈보기〉에 해당하는 의사결정 방법으로 가장 적절한 것은?

> ─── 〈보기〉 ───
> • 자유로운 제안이 가능하다.
> • 많은 아이디어가 나올수록 좋으므로 대량발언을 한다.
> • 여러 사람이 모여 어느 한 문제에 대한 아이디어를 공동으로 낸다.

① 델파이기법(Delphi technique)
② 대기모형(Queuing model)
③ 브레인스토밍(Brainstorming)
④ 의사결정나무(Decision tree)

---

**ANSWER** 11.① 12.③

**11** 갈등관리 유형
ⓐ 회피형(avoidong) : 갈등이 없었던 것처럼 행동하여 이를 의도적으로 피하는 방법이다.
ⓑ 협동형(collaborating) : 양쪽 모두 다 만족할 수 있는 갈등해소책을 적극적으로 찾는 방법이다.
ⓒ 타협형(compromising) : 양자가 조금씩 양보하여 절충안을 찾으려는 방법이다.
ⓓ 강요형(forcing) : 강력한 압박을 가함으로써 갈등을 해소하려는 방법이다.

**12** 브레인스토밍 … 여러 사람이 모여 문제 해결을 위한 다양한 아이디어를 자유롭게 제시하고, 이러한 아이디어들을 취합·수정·보완해 독창적인 대안을 모색하려는 방법이다.

**13** 다음 중 예산에 대한 설명으로 옳지 않은 것은?

① 예산의 전용이란 행정과목인 세항, 목 사이의 상호융통을 의미한다.

② 순계예산과 기금은 전통적 예산원칙 중 완전성의 예외 항목에 해당한다.

③ 예산의 집행은 배정 → 지출원인행위 → 재배정 → 지출의 순서로 행해진다.

④ 준예산은 신회계년도가 개시되었는데도 예산이 입법부를 통과하지 못 할 경우의 예산운영을 대비한 제도이다.


**14** 「국민건강보험 요양급여의 기준에 관한 규칙」상 상급종합병원에 요양급여의뢰서를 제출해야만 2단계 요양급여를 받을 수 있는 경우는?

① 분만의 경우

② 치과에서 요양급여를 받는 경우

③ 혈우병 환자가 요양급여를 받는 경우

④ 상급종합병원 근무자의 배우자가 요양급여를 받는 경우


**15** 다음 중 우리나라의 의료보장제도에 대한 설명으로 옳지 않은 것은?

① 국민건강보험은 장기보험의 특성을 가지고 있다.

② 의료급여제도의 재원을 충당하기 위해 의료급여기금을 설치·운영한다.

③ 노인장기요양보험의 급여는 재가급여, 시설급여, 특별현금급여로 구성되어 있다.

④ 국민건강보험 가입자는 1단계 요양급여를 받은 후 2단계 요양급여를 받아야 한다.

---

**ANSWER** 13.③ 14.④ 15.①

**13** 예산집행은 예산 배정 및 재배정, 지출원인행위, 지출의 전 과정을 포함한다.

**14** 가입자 등이 상급종합병원에서 2단계 요양급여를 받고자 하는 때에는 상급종합병원에서의 요양급여가 필요하다는 의사소견이 기재된 건강진단·건강검진결과서 또는 요양급여의뢰서를 건강보험증 또는 신분증명서(주민등록증, 운전면허증 및 여권)와 함께 제출하여야 한다〈국민건강보험 요양급여의 기준에 관한 규칙 제2조(요양급여의 절차) 제4항〉.

**15** 국민건강보험은 일상생활에서 질병·사고·부상 등이 발생하여 짧은 기간에 고액의 진료비를 지불하게 되면서 가계가 어려움에 처하는 것을 막기 위해 마련된 제도다.

**16** 〈보기〉에 해당하는 건강행동 변화 이론은?

---
〈보기〉
---

- Bandura 등에 의해 제시되었다.
- 보건교육 프로그램에서 교육대상자에게 성공경험을 제공함으로써 자기효능감을 갖도록 유도하였다.

① 인지조화론　　　　　　　　　　　② 건강신념모형
③ 사회인지이론　　　　　　　　　　④ 합리적 행동론


**17** 우리나라는 보건의료자원이 공공부문보다는 민간부문에 집중되어 있다. 이에 따른 문제점에 대한 설명으로 가장 옳지 않은 것은?

① 의료기관의 도시지역 편중　　　　② 국민의료비의 과도한 상승
③ 예방 중심의 보건의료서비스　　　④ 보건정책 추진의 어려움


**18** 다음 중 「감염병의 예방 및 관리에 관한 법률」 및 관계법령에서 역학조사반에 대한 내용으로 옳지 않은 것은? [기출변형]

① 중앙역학조사반은 30명 이내, 시·도역학조사반은 각각 20명 이내로 구성한다.
② 보건복지부 소속 방역관은 감염병 관련 분야의 경험이 풍부한 4급 이상 공무원 중에서 임명한다.
③ 시·군·구 소속 방역관은 감염병 관련 분야의 경험이 풍부한 5급 이상 공무원 중에서 임명할 수 있다.
④ 질병관리청장은 감염병이 유행하면 감염병 전파를 막기 위하여 의료기관에 대한 업무 정지 조치를 하거나 필요한 일부 조치를 할 수 있다.

....................................................................................................................

**ANSWER** 16.③　17.③　18.①

**16** 사회인지이론 … Bandura에 의해 제안된 이론으로, 사회적 상황에서의 학습은 환경, 개인 변인과 행동 간의 삼원적 상호 작용에 의해 이루어진다는 것이다. 자기효능감은 어떤 문제를 자신의 능력으로 성공적으로 해결할 수 있다는 자기 자신에 대한 신념이나 기대감으로, 보건교육 프로그램에서 교육대상자에게 성공경험을 제공하는 것은 자기효능감을 갖도록 유도하는 방법이다.

**17** 보건의료자원이 민간부문에 집중되어 있을 경우 예방이 아닌 치료 중심의 보건의료서비스가 된다.

**18** 중앙역학조사반은 30명 이상, 시·도역학조사반 및 시·군·구역학조사반은 각각 10명 이상의 반원으로 구성한다〈감염병의 예방 및 관리에 관한 법률 시행령 제15조(역학조사반의 구성) 제2항〉.

**19** 구강보건사업 후 치아우식증 환자 발생률의 감소량을 측정하였다. 이에 해당하는 서치만(Suchman)의 사업평가 항목은?

① 노력평가

② 성과평가

③ 효율성평가

④ 성과의 충족량평가

**20** 다음 중 검역제도의 기원이 된 감염병은?

① 콜레라

② 페스트

③ 결핵

④ 두창

**1** 세계보건기구(WHO)가 규정한 보건행정의 범위에 포함된 영역으로 묶이지 않은 것은?

① 보건교육 - 보건관련 기록보존

② 환경위생 - 감염병 관리

③ 노인보건 - 구강보건

④ 모자보건 - 보건간호

......................................................................

**ANSWER** 1.③

1 세계보건기구(WHO)가 규정한 보건행정의 범위
  ㉠ 보건관련 기록의 보존
  ㉡ 대중에 의한 보건 교육
  ㉢ 환경위생
  ㉣ 감염병 관리
  ㉤ 모자보건
  ㉥ 의료
  ㉦ 보건간호
  ㉧ 재해예방

**2** 다음 〈보기〉에 해당하는 보건교육 방법은?

---
〈보기〉
---

• 비교적 적은 비용으로 짧은 시간에 많은 사람들에게 교육할 수 있다.
• 대상자의 적극적인 참여 없이도 이루어질 수 있다.
• 내용에 관해서 대상자가 기본지식이 없을 때 많이 이용된다.
• 교육 효과 측면에서 기대치가 가장 낮다.

① 강의(lecture)
② 역할극(role play)
③ 모의실험극(simulation)
④ 분단토의(buzz session)

---

**ANSWER** 2.①

**2**  ① 〈보기〉는 강의법에 대한 설명이다. 강의법은 가장 오래된 교수방법으로 사전에 계획된 내용체계에 따라 학습자에게 전달해
     야 할 지식이나 정보를 교사가 일방적으로 설명하거나 제시하는 형식의 교수방식이다.
   ② **역할극**: 학생들에게 접하기 쉽지 않은 상황을 경험해 보도록 하거나 다른 사람의 역할을 실행해 보도록 함으로써 자신이나
     타인의 행동에 대한 새로운 통찰을 얻도록 하는 교수방법이다.
   ③ **모의실험극(시뮬레이션)**: 현상의 복잡한 과정을 이해하기 위해 분석대상의 현상을 모형화하고 이 모형을 이용해 실험하는
     모의실험법이다.
   ④ **분단토의**: 학급 구성원을 몇 사람씩의 작은 분단으로 나누어 토의·학습하도록 하는 교수방법이다.

**3** 다음 중 「국민건강보험법」에서 규정하는 보험급여 중 요양급여가 아닌 것은?

① 치료재료의 지급          ② 장제비

③ 이송          ④ 예방과 재활

**4** 브룸(Vroom)의 기대이론(Expectancy Theory)에 대한 설명으로 옳지 않은 것은?

① 유의성은 보상에 대한 객관적 선호의 정도이다.

② 전체 동기부여 수준은 0의 값을 가질 수 있다.

③ 수단성은 성과가 보상을 가져올 것이라는 믿음이다.

④ 기대감은 자신의 노력이 일정한 성과를 달성한다는 기대이다.

**5** 다음 공식적 의사전달 유형 중 '횡적 의사전달' 방식은?

① 사후통지제도          ② 면접

③ 고충심사          ④ 발령

---

**ANSWER** 3.② 4.① 5.①

**3** 요양급여 … 가입자와 피부양자의 질병, 부상, 출산 등에 대하여 다음의 요양급여를 실시한다〈국민건강보험법 제41조〉.
ㄱ 진찰 · 검사
ㄴ 약제(藥劑) · 치료재료의 지급
ㄷ 처치 · 수술 및 그 밖의 치료
ㄹ 예방 · 재활
ㅁ 입원
ㅂ 간호
ㅅ 이송(移送)

**4** 유의성은 조직의 보상이 개인 목표나 욕구를 충족시키는 정도와 잠재적인 매력 정도로 주관적 선호의 정도이다.

**5** 공식적 의사전달
ㄱ **상의하달형** : 명령, 지시, 구내방송, 편람, 규정집, 일반정보
ㄴ **하의상달형** : 결재제도(보고제도, 품의제), 제안제도, 인사상담, 고충처리
ㄷ **횡적 의사전달** : 사전협조제도, 사후통지제도(회람), 회의, 위원회제도

**6** 다음 중 의료이용에 관한 개념과 설명으로 가장 옳지 않은 것은?

① 필요(need)는 일반인이 판단하는 것으로, 사회적 필요와 일치한다.

② 수요(demand)는 소비자들이 특정 가격 수준에서 구입하는 양으로, 실제 구매량은 아니다.

③ 미충족 의료(unmet health need)는 인지된 필요성은 있으나 소득 등의 이유로 진료를 못 받은 경우를 말한다.

④ 욕구(want)는 개인의 건강에 부여하는 가치나 증상 민감도 등에 영향을 받는다.

**7** 「의료법」에서 병원을 개설할 때 거쳐야 할 절차는?

① 시·도지사에게 신고

② 시·도지사에게 허가

③ 시장·군수·구청장에게 신고

④ 시장·군수·구청장에게 허가

**8** 예산과정 중 조직의 재정적 활동 및 그 수입·지출의 결과에 관하여 사실을 확증·검증하는 행위로 마지막 단계에서 수행되는 것으로 옳은 것은?

① 예산편성  ② 예산집행
③ 회계검사  ④ 회계결산

ANSWER 6.① 7.② 8.③

**6** 의료이용에서 필요(need)는 의료전문가가 판단하는 것이다. 개인적 판단은 want이다.

**7** 개설 등 … 종합병원·병원·치과병원·한방병원·요양병원 또는 정신병원을 개설하려면 시·도 의료기관개설위원회의 심의를 거쳐 보건복지부령으로 정하는 바에 따라 시·도지사의 허가를 받아야 한다. 이 경우 시·도지사는 개설하려는 의료기관이 다음 어느 하나에 해당하는 경우에는 개설허가를 할 수 없다〈의료법 제33조 제4항〉.

㉠ 제36조(준수사항)에 따른 시설기준에 맞지 아니하는 경우

㉡ 제60조(병상 수급계획의 수립 등) 제1항에 따른 기본시책과 같은 조 제2항에 따른 수급 및 관리계획에 적합하지 아니한 경우

**8** 회계검사 … 조직의 재정적 활동 및 그 수입·지출의 결과에 관하여 사실을 확증·검증하는 행위로, 예산의 편성·심의·집행·회계검사가 단계적으로 순환되는 예산과정의 마지막 단계에서 수행된다.

**9** 다음 〈보기〉에 해당하는 진료비 지불방식은?

---〈보기〉---

- 예방에 보다 많은 관심을 갖게 한다.
- 환자의 선택권이 제한된다.
- 환자의 후송·의뢰가 증가하는 경향이 있다.

① 총액계약제
② 행위별수가제
③ 포괄수가제
④ 인두제

**10** 보건복지부의 소속 기관 중에서 질병관리청의 핵심사업에 해당하지 않는 것은? [기출변형]

① 기후변화 건강 피해 예방
② 의약품 안전사용서비스(DUR) 제공
③ 4차 산업혁명 대비 첨단 의료 연구 강화
④ 의료감염 관리 및 항생제 내성 예방

........................................................................................................

**ANSWER** 9.④ 10.②

**9** 인두제 … 의료의 종류나 질에 관계없이 의사가 맡고 있는 환자 수에 따라 진료비를 지급하는 제도이다. 행정업무가 간편하며 의사 수입의 평준화로 인해 의료서비스 남용을 줄일 수 있지만 업무량에 비해 보수가 공평하지 않아서 전문의에게는 적용이 곤란하다는 단점이 있다.

**10** 의약품 안전사용서비스(DUR : Drug Utilization Review)는 건강보험심사평가원에서 제공하는 서비스이다.
　　※ 질병관리청 핵심사업

| 감염병으로부터<br>국민보호 및 안전사회 구현 | • 신종 및 해외 유입 감염병에 대한 선제적 위기 대응 체계 강화<br>• 결핵, 인플루엔자, 매개체 감염병 등 철저한 감염병 관리 예방<br>• 국가예방접종 지원 확대 및 이상 반응 감시 등 안전 관리<br>• 고위험병원체 안전 관리를 통한 생물 안전 보장<br>• 의료감염 관리 및 항생제 내성 예방 |
|---|---|
| 효율적 만성질환 관리로<br>국민 질병부담 감소 | • 만성질환 예방과 건강행태 개선을 위한 건강통계 생산 및 근거 정도 지원<br>• 고혈압, 당뇨병 등 심뇌혈관질환, 알레르기질환 등 만성질환 예방관리<br>• 국가 금연정책 지원을 위한 조사 및 흡연 폐해 연구<br>• 국가관리 대상 희귀질환 지정 지원<br>• 장기기증자 등 예우 지원 강화와 생명 나눔 인식 제고<br>• 미세먼지 건강 영향 감시, 취약계층 보호 대책 마련<br>• 기후변화(폭염, 한파 등) 건강 피해 예방 |
| 보건 의료 R&D 및<br>연구 인프라 강화로 질병 극복 | • 감염병 R&D를 선도하는 컨트롤 타워<br>• 건강수명연장을 위한 만성질환 연구 강화<br>• 보건 의료 연구 자원 공유·개방<br>• 4차 산업혁명 대비 첨단 의료 연구 강화 |

**11** 계층제(hierarchy)의 특성으로 가장 옳지 않은 것은?

① 업무 분담과 권한 위임의 통로

② 집단 의사결정에 기여

③ 의사소통의 통로

④ 조정과 해결의 기능

**12** 보건조직의 목표관리(MBO, management by objective)에 관한 설명으로 가장 옳지 않은 것은?

① 직무만족도와 생산성의 동시 향상

② 객관적 업무 평가 기준 제공

③ 역할의 모호성과 갈등 감소

④ 조직의 장기적 목표 설정

**13** 비용-편익분석(Cost-Benefit Analysis)에서 대안선택을 위한 판단기준으로 가장 옳지 않은 것은?

① 순현재가치(Net Present Value)

② 비용편익비(Benefit/Cost Ratio)

③ 내부수익률(Internal Rate of Return)

④ 질보정수명(Quality Adjusted Life Years)

**11** 계층제는 권한과 책임의 정도에 따라 직무를 등급화함으로써 상하 조직 단위 사이에 직무상 지휘·감독 관계를 설정하는 조직 구조로 집단 의사결정에 기여하지는 않는다.

**12** MBO는 목표와 성과의 계량적인 측정을 강조함으로써 질보다는 양을 중시하는 경향이 있고 지나치게 단기 목표를 강조하는 문제점을 지니고 있다.

**13** ④ **질보정수명**(Quality adjusted life years) : 건강과 관련한 삶의 질 수준을 고려한 수명으로, 성인이 건강을 유지한 상태에서 주어진 수명까지 사는 데 있어 질환이 얼마만큼의 손실을 끼치는지를 분석한 것이다. 질병이 있는 상태에서 건강과 관련한 삶의 질의 감소분과 질병에 따른 조기사망으로 발생한 손실분을 합해서 계산한다.
①②③ 비용-편익분석에서 대안선택을 위한 판단기준으로는 순현재가치, 비용편익비, 내부(투자)수익률 등을 들 수 있다.

**14** 다음 〈보기〉에 해당하는 정책결정 모형은?

---

〈보기〉

정책결정에는 제한된 자원, 불확실한 상황, 지식 및 정보결여 등으로 인하여 합리성이 제한되므로 직관 · 판단 · 창의성 같은 초합리적 요인을 고려해야 한다.

---

① 만족모형(satisficing model)

② 점증모형(incremental model)

③ 최적모형(optimal model)

④ 혼합(주사)모형(mixed scanning model)


**15** 건강보험과 가장 관련이 깊은 보건의료의 사회 · 경제적 특성으로 옳은 것은?

① 공공재적 성격

② 보건의료공급의 비탄력성

③ 수요발생의 예측불가능성

④ 소비자 무지의 존재

................................................................................

**ANSWER** 14.③ 15.③

**14** **최적모형** … 미국의 정치학자 드로어(Y. Dror)가 합리모형과 점증모형 등을 비판하고 제시한 정책결정 모형이다. 올바른 정책결정을 위해서는 대안 검토 · 결정 단계만이 아니라 정책결정 준비단계에서부터 정책집행 단계에 이르기까지 모든 정책과정에 대하여 새롭게 검토되어야 최적의 결정을 할 수 있고, 또 정책결정의 지침을 결정하는데는 합리성만이 아니라 직관이나 판단력과 같은 초합리적인 요소도 중요시해야 한다고 주장한다.

**15** 건강보험은 보건의료요구의 불균등하고 예측 불가능한 발생경향에 대비하기 위함이다.

※ 보건의료의 사회 · 경제적 특성

㉠ 보건의료의 요구는 불균등하고 예측 불가능하게 발생하는 경향이 있다.

㉡ 보건의료는 외부효과를 갖는다.

㉢ 보건의료는 인간에게 필수적인 요구이다.

㉣ 보건의료를 요구자하는 자들은 보건의료에 대한 지식이 결여되어 있다.

㉤ 보건의료를 소비하는 것은 투자적인 성격을 갖는다.

㉥ 보건의료는 인간에 의해서 제공된다.

㉦ 보건의료는 비영리적인 동기를 갖고 있다.

㉧ 보건의료를 제공하는 것 자체가 교육이 된다.

**16** 다음 〈보기〉에서 설명하는 조사방법으로 옳은 것은?

---
〈보기〉

각 전문가들에게 개별적으로 익명성이 보장된 설문지와 그 종합된 결과를 전달·회수하는 과정을 반복하여 독립적이고 동등한 입장에서 의견을 접근해 나간다.

---

① 브레인스토밍(Brainstorming)
② 델파이기법(Delphi technique)
③ 면접조사(Interview)
④ 코호트 조사(Cohort study)

**17** 다음 중 보건통계의 기능에 대한 설명으로 가장 적절하지 않은 것은?

① 보건통계는 개인이나 집단의 건강에 관한 지식, 태도, 행위를 바람직한 방향으로 변화시키는 데 목적이 있다.
② 보건통계는 보건사업의 필요성을 결정하고, 사업의 기획과 과정 및 평가에 이용된다.
③ 보건통계는 보건입법을 촉구하고 공공지원을 유도하는 효과가 있다.
④ 보건통계는 보건사업의 성패를 결정하는 자료가 된다.

**ANSWER** 16.② 17.①

**16** ① 브레인스토밍 : 여러 사람이 모여 문제 해결을 위한 다양한 아이디어를 자유롭게 제시하고, 이를 취합·수정·보완해 독창적인 아이디어를 얻는 방법이다.
③ 면접조사 : 조사대상을 조사원이 직접면접을 해서 구두에 의한 질문에 응답자가 구두로 답하는 방식이다.
④ 코호트 조사 : 처음 조건이 주어진 집단(코호트)에 대하여 이후의 경과와 결과를 알기 위해 미래에 대해서 조사하는 방법으로 전향적인 조사의 일종이다.

**17** 보건통계의 목적
㉠ 보건사업의 결과 평가
㉡ 보건사업의 우선순위 결정
㉢ 보건행정활동의 자료제공
㉣ 지역사회 보건수준 평가

**18** 「감염병의 예방 및 관리에 관한 법률」에서 규정하는 '감염병 위기관리대책'에 해당하지 않는 것은?

① 재난 및 위기상황의 판단, 위기경보 결정 및 관리체계

② 의료용품의 비축방안 및 조달방안

③ 예방접종

④ 해외신종감염병 유입에 대한 대응체계 및 기관별 역할

**19** 다음 중 전통적 예산의 원칙 중 정부는 국민들에게 필요 이상의 돈을 거두어서는 안되며 계획대로 명확하게 지출해야 한다는 원칙은?

① 공개성의 원칙

② 완전성의 원칙

③ 통일성의 원칙

④ 정확성의 원칙

**ANSWER** 18.③  19.④

**18** 감염병 위기관리대책의 수립·시행 … 감염병 위기관리대책에는 다음 각 호의 사항이 포함되어야 한다〈감염병의 예방 및 관리에 관한 법률 제34조 제2항〉.
ㄱ 재난상황 발생 및 해외 신종감염병 유입에 대한 대응체계 및 기관별 역할
ㄴ 재난 및 위기상황의 판단, 위기경보 결정 및 관리체계
ㄷ 감염병위기 시 동원하여야 할 의료인 등 전문인력, 시설, 의료기관의 명부 작성
ㄹ 의료·방역 물품의 비축방안 및 조달방안
ㅁ 재난 및 위기상황별 국민행동요령, 동원 대상 인력, 시설, 기관에 대한 교육 및 도상연습, 제1급감염병 등 긴급한 대처가 필요한 감염병에 대한 위기대응 등 실제 상황대비 훈련
ㅂ 감염취약계층에 대한 유형별 보호조치 방안 및 사회복지시설의 유형별·전파상황별 대응방안
ㅅ 그 밖에 재난상황 및 위기상황 극복을 위하여 필요하다고 보건복지부장관 및 질병관리청장이 인정하는 사항

**19** 전통적 예산의 원칙
ㄱ 예산 공개의 원칙 : 예산의 편성, 의결, 결산, 집행 등에 관한 정보를 공개해야 한다.
ㄴ 사전 의결의 원칙 : 예산 집행 이전에 의회가 먼저 예산안을 심의·의결하여야 한다.
ㄷ 예산 엄밀(정확성)의 원칙 : 예산은 정확하고 엄밀하게 표시되어야 하며 예산과 결산이 가급적 일치되도록 해야 한다.
ㄹ 예산 단일의 원칙 : 하나의 예산만을 갖고 운영해야 한다. → 예외) 특별회계예산, 추가경정예산, 기금 등
ㅁ 예산 통일의 원칙 : 특정 세입과 특정 세출을 직결시켜서는 안 된다. → 예외) 특별회계예산, 목적세
ㅂ 한계(한정)성의 원칙 : 질적, 양적, 시간적으로 한계가 분명해야 한다.
ㅅ 회계연도 독립의 원칙 : 각 회계연도의 세출은 그 연도의 세입으로 충당해야 한다. → 예외) 이월, 다년도 지출 등.
ㅇ 완전성의 원칙(총계주의 원칙) : 일체의 수입, 지출은 예산에 계상되어야 한다.

**20** 다음 중 「의료법 시행규칙」에서 규정하는 진료에 관한 기록보존 연한으로 옳지 않은 것은?

① 환자 명부 - 5년

② 검사소견기록 - 5년

③ 간호기록부 - 5년

④ 처방전 - 5년

---

**ANSWER** 20.④

**20** 진료기록부 등의 보존⟨의료법 시행규칙 제15조 제1항⟩

ⓐ 환자 명부 : 5년

ⓑ 진료기록부 : 10년

ⓒ 처방전 : 2년

ⓓ 수술기록 : 10년

ⓔ 검사내용 및 검사소견기록 : 5년

ⓕ 방사선 사진(영상물을 포함한다) 및 그 소견서 : 5년

ⓖ 간호기록부 : 5년

ⓗ 조산기록부 : 5년

ⓘ 진단서 등의 부본(진단서 · 사망진단서 및 시체검안서 등을 따로 구분하여 보존할 것) : 3년

**1** 「지역보건법」의 지역보건의료계획에 대한 내용으로 옳은 것은?

① 지역보건의료에 관련된 통계의 수집 및 정리

② 의료비 상승 억제 정책 연구

③ 지역보건의료계획을 5년마다 수립

④ 국민의료비 측정

**2** 메르스(MERS)에 대한 예방 및 관리대책을 기획할 때 지켜야 할 원칙은?

① 불분명하지만 포괄적인 목적이 제시되어야 한다.

② 불필요한 수정은 피하고 일관성이 있도록 해야 한다.

③ 전문적인 용어를 많이 사용하는 것이 더 좋은 기획이 된다.

④ 기획수립에는 가능한 한 모든 자원을 동원하고 경제성은 고려하지 말아야 한다.

**ANSWER** 1.① 2.②

**1** 지역보건의료계획의 수립 등…시·도지사 또는 시장·군수·구청장은 지역주민의 건강 증진을 위하여 다음 각 호의 사항이 포함된 지역보건의료계획을 4년마다 제3항 및 제4항에 따라 수립하여야 한다〈지역보건법 제7조 제1항〉.

㉠ 보건의료 수요의 측정

㉡ 지역보건의료서비스에 관한 장기·단기 공급대책

㉢ 인력·조직·재정 등 보건의료자원의 조달 및 관리

㉣ 지역보건의료서비스의 제공을 위한 전달체계 구성 방안

㉤ 지역보건의료에 관련된 통계의 수집 및 정리

**2** ① 예방 및 관리대책은 분명하게 제시되어야 한다.

③ 전문적인 용어를 많이 사용하기보다는 이해하기 쉽게 작성해야 한다.

④ 경제성을 고려해야 한다.

**3** 다음 글에서 노인장기요양보험에 대한 설명으로 옳은 것을 모두 고르면? [기출변형]

> ⊙ 장기 요양급여에는 재가급여, 시설급여, 특별현금급여가 있다.
> ⓒ 장기요양보험을 받는 모든 자는 그 비용의 일부를 본인이 부담한다.
> ⓒ 장기요양보험의 보험자는 국민건강보험공단이다.
> ② 신청대상은 60세 이상의 노인 또는 60세 미만의 자로서 치매, 뇌혈관성질환 등 대통령령으로 정하는 노인성 질병을 가진 자이다.

① ⊙, ⓒ

② ⊙, ⓒ

③ ⊙, ⓒ, ⓒ

④ ⊙, ⓒ, ⓒ, ②

**4** 아담스(Adams)의 공정성(공평성) 이론에 대한 설명으로 옳지 않은 것은?

① 비교집단과 투입 – 산출의 비율에 대한 비교를 통해 공정하다고 느낄 때 인간은 행동한다.

② 형평성의 비교과정을 투입에 대한 산출의 비율로 설명한다.

③ 투입에는 직무수행에 동원한 노력, 기술, 교육수준, 사회적 지위 등이 포함된다.

④ 산출에는 개인이 받게 되는 보수, 승진, 직업안정성, 사회적 상징, 책임 등이 포함된다.

**ANSWER** 3.② 4.①

**3** ⓒ 장기요양급여(특별현금급여는 제외)를 받는 자는 대통령령으로 정하는 바에 따라 비용의 일부를 본인이 부담한다. 이 경우 장기요양급여를 받는 수급자의 장기요양등급, 이용하는 장기요양급여의 종류 및 수준 등에 따라 본인부담의 수준을 달리 정할 수 있다〈노인장기요양보험법 제40조(본인부담금) 제1항〉

　② "노인 등"은 65세 이상의 노인 또는 65세 미만의 자로서 치매·뇌혈관성질환 등 대통령령으로 정하는 노인성 질병을 가진 자를 말한다〈노인장기요양보험법 제2조(정의) 제1호〉.

**4** ① 공정성 이론은 조직 속에서 개인은 자신이 투자한 투입(inputs)과 여기서 얻어지는 결과(outcomes)를 다른 개인이나 집단의 그것들과 비교한다고 가정한다. 자신이 투자한 투입 대 결과의 비율이 타인의 그것과 동일하면 공정하다고 느끼고 만족하지만, 이에 대해 불공정성을 지각하게 되면 공정성을 회복하는 쪽으로 행동하게 된다.

**5** 보건의료서비스에 대한 국가의 개입이 정당화되는 이유로 옳은 것을 모두 고르면?

> ㉠ 시장기능의 실패
> ㉡ 건강의 총체적 특성
> ㉢ 의료의 공공재적 특성
> ㉣ 건강권의 대두

① ㉠, ㉢
② ㉡, ㉣
③ ㉠, ㉡, ㉢
④ ㉠, ㉡, ㉢, ㉣


**6** 다음은 보건행정이 추구하는 목적 중 무엇에 대한 내용인가?

> 국민의 요구에 부응하는 보건정책을 수행하였는지를 묻는 것으로 정책수혜자의 요구와 기대, 그리고 환경변화에 얼마나 융통성 있게 대처해 나가느냐에 대한 능력을 의미한다.

① 대응성(responsiveness)
② 형평성(equity)
③ 능률성(efficiency)
④ 효과성(effectiveness)

**ANSWER** 5.④  6.①

**5**  제시된 내용은 모두 보건의료서비스에 대한 국가의 개입을 정당화하는 요인이다.

**6**  ① 대응성(responsiveness) : 정책대상자의 선호를 만족시키는 능력이다.
   ② 형평성(equity) : 사회의 다양한 집단과 개인 간의 가치배분과 관련하여 정책의 효과나 편익이 모든 사람에게 공정하게 배분되어 있는가를 분석하는 기준이다.
   ③ 능률성(efficiency) : 투입 대 산출의 비율을 의미한다.
   ④ 효과성(effectiveness) : 보건사업의 목적 또는 목표 달성 정도를 의미한다.

**7** 우리나라 의료기관 인증제도에 대한 설명으로 옳은 것은?

① 인증등급은 인증, 조건부인증으로만 구분한다.

② 인증의 유효기간은 4년, 조건부인증의 경우에는 1년이다.

③ 인증은 종합병원급 이상 의료기관이 자율적으로 인증을 신청한다.

④ 인증전담기관의장은 의료기관 인증 신청을 접수한 날부터 15일 내에 해당 의료기관의 장과 협의하여 조사 일정을 정하고 이를 통보해야 한다.


**8** "의사는 충분한 지식과 기술을 지니고 있어야 하며 각종연수교육, 학술잡지, 학술모임 등을 통해 나날이 발전하는 의학을 계속 공부하여 자신의 능력을 향상시켜야 한다"는 것은 마이어스(Myers)가 주장한 양질의 의료서비스 구성요소 중 어떤 요건을 의미하는가?

① 질적 적정성(Quality)

② 효율성(Efficiency)

③ 지속성(Continuity)

④ 접근 용이성(Accessibility)

**ANSWER** 7.② 8.①

**7** ① 인증등급은 인증, 조건부인증 및 불인증으로 구분한다〈의료법 제58조의3(의료기관 인증기준 및 방법 등) 제2항〉.
　 ③ 보건복지부장관은 의료의 질과 환자 안전의 수준을 높이기 위하여 병원급 의료기관 및 대통령령으로 정하는 의료기관에 대한 인증을 할 수 있다〈의료법 제58조(의료기관 인증) 제1항〉.
　 ④ 인증원의 장은 의료기관 인증 신청을 접수한 날부터 30일 내에 해당 의료기관의 장과 협의하여 조사일정을 정하고 이를 통보하여야 한다〈의료법 시행규칙 제64조의2(조사일정 통보)〉.

**8** 마이어스(Myers)가 주장한 양질의 의료서비스 구성 요소
　 ㉠ 접근 용이성 : 재정적, 지리적, 사회·문화적인 이유로 인하여 주민들이 필요한 보건의료서비스를 이용하는 데 장애가 있어서는 안 된다.
　 ㉡ 포괄성 : 보건의료의 내용에 예방, 치료, 재활 및 건강증진사업 등 관련되는 다양한 서비스가 잘 조정되어 포함되어야 한다.
　 ㉢ 질적 적정성 : 보건의료의 의학적 최적성과 보건의료의 사회적 최적성을 동시에 달성할 수 있도록 적절하게 제공되어야 한다.
　 ㉣ 지속성 : 각 개인에게 제공되는 보건의료가 시간적, 지리적으로 상관성을 갖고 적절히 연결되어야 한다.
　 ㉤ 효율성 : 보건의료의 목적을 달성하는 데 투입되는 자원의 양을 최소화하거나 일정한 자원의 투입으로 최대의 목적을 달성할 수 있어야 한다.

**9** 리와 존스(Lee and Jones)의 양질의 의료서비스 요건에 해당하지 않는 것은?

① 의과학에 기초  ② 전인간적인 진료

③ 국소적 치료의 강조  ④ 사회복지사업과 연계

**10** 다음 글에서 설명하는 건강모형으로 옳은 것은?

---

• 정신과 신체의 이원성
• 특정 병인설
• 전문가 중심의 의료체계에 중점

---

① 생의학적 모형  ② 생태학적 모형

③ 세계보건기구 모형  ④ 사회·생태학적 모형

---

**ANSWER** 9.③ 10.①

**9** 리와 존스(Lee and Jones)의 양질의 의료서비스 … 양질의 보건의료란 그 시대의 사회·문화 및 전문지식의 발전 정도에 따라
내용이 결정된다.
㉠ 의과학에 근거한 합리적인 의료행위
㉡ 예방의 강조
㉢ 의료제공자와 소비자 간의 긴밀하고 지속적인 협조
㉣ 각 개인에 대한 전인적인 치료
㉤ 환자와 의사 간에 긴밀하고 지속적인 인간관계의 유지
㉥ 사회복지사업과의 연계
㉦ 다양한 보건의료서비스의 통합·조정
㉧ 주민의 필요충족에 요구되는 보건의료서비스의 제공

**10** 생의학적 모형 … 질병을 생화학적 불균형이나 신경 생리적 병리와 같은 비정상적인 신체적 과정을 바탕으로 설명하며, 심리
적·사회적 과정은 질병의 진행 과정에 크게 관련이 없다고 주장한다.
㉠ 환원주의적 관점: 건강이나 질병과 같은 복합적 현상이 궁극적으로 하나의 우선적 요인들로부터 기인한다는 관점이다.
㉡ 몸과 마음의 이원주의: 몸과 마음을 상호작용하지 않는 분리되고 자치적인 기관으로 보는 입장이다.

**11** 우리나라의 의료급여제도에 관한 설명으로 옳지 않은 것은?

① 보건지소는 제1차 의료급여기관에 해당한다.

② 진료비 심사기관은 건강보험심사평가원이다.

③ 의료급여사업의 보장기관은 보건복지부이다.

④ 「국민기초생활 보장법」에 의한 의료급여 수급권자는 1종과 2종으로 구분한다.

**12** 보건의료체계의 투입 – 산출 모형에 관한 설명으로 옳지 않은 것은?

① 환경에는 사회체계와 국가정책이 포함된다.

② 삶의 질에 근거한 안녕상태는 최종산출에 해당한다.

③ 과정은 보건의료공급자와 수요자 간의 상호작용이다.

④ 소인성 요인과 필요 요인은 투입요소 중 보건의료 전달 체계의 특성이다.

........................................................................................................

**ANSWER** 11.③ 12.④

**11** 이 법에 따른 의료급여에 관한 업무는 수급권자의 거주지를 관할하는 특별시장·광역시장·도지사와 시장·군수·구청장이 한다〈의료급여법 제5조(보장기관) 제1항〉.

**12** 소인성 요인은 질병발생 이전에 존재하는 것으로 보건의료정책이나 보건사업에 관계없이 개인의 의료이용에 영향을 미치는 변수이다. 성, 연령, 직업, 교육수준, 결혼상태 등이 해당한다. 필요 요인은 개인이 인식하는 요구로 상병의 존재나 상병발생을 인지하여 이용상 가장 직접적인 요인이 될 수 있다.

**13** 다음은 근무성적평가방법 중 무엇을 설명한 것인가?

> 피평가자의 직무와 관련되는 중요한 행동이나 사건들을 나열해 주고 각각의 행동들에 대하여 '자주'하는지 '전혀' 안 하는지의 척도를 매기게 하여 총점을 계산한다. 업무와 직결되는 행동이라 평가하기도 쉽고 피평가자가 좋은 점수를 받기 위해 구체적으로 어떤 행동을 해야 하는지를 제시해 줄 수 있는 장점도 있다.

① 중요사건서술법(Critical incident appraisal method)
② 평가센터법(Assessment Center)
③ 목표관리법(MBO : management by objectives)
④ 행위기준평가법(Behaviorally Anchored Rating Scales)

**14** 진료의 표준화와 진료비 산정의 간소화로 효율적인 행정이 가능하지만, 과소진료와 서비스 최소화 등의 문제점을 가진 진료비 지불 방법으로 옳은 것은?

① 인두제        ② 행위별수가제
③ 포괄수가제       ④ 총액계약제

---

**ANSWER** 13.④   14.③

**13** 행위기준평가법 … 평정척도법의 결점을 보완하기 위한 시도에서 개발된 것으로 중요사건 서술법과 평정척도법을 결합하여 평가의 정당성과 타당성을 높이려는 것이다. 이 방법은 직무에서 요구되는 효과적인 또는 비효과적인 중요한 사실들을 추출하여 행동기준을 마련하므로 행동기대고과법이라고도 한다.

**14** 포괄수가제 … 환자에게 제공되는 의료 서비스의 종류나 양에 관계없이 어떤 질병의 진료를 위해 입원했었는가에 따라 미리 책정된 일정액의 진료비를 의료기관에 지급하는 제도이다. 항생제 사용과 같은 불필요한 진료행위와 환자의 진료비 부담이 줄어들고, 진료비 계산을 둘러싸고 병·의원과 이견이 없는 대신, 의료 서비스의 질 저하나 건강보험재정 부담 등이 단점으로 지적된다.

**15** 다음 중 경상의료비의 구성 항목으로 옳은 것을 모두 고르면?

> ㉠ 자본형성
> ㉡ 개인의료비
> ㉢ 집합보건의료비

① ㉠, ㉡　　　　　　　　　　② ㉠, ㉢
③ ㉡, ㉢　　　　　　　　　　④ ㉠, ㉡, ㉢

**16** 다음 글에서 설명하는 것으로 옳은 것은?

> 예산안이 국회를 통과하여 예산이 성립된 이후 예산에 변경을 가할 필요가 있을 때에 이를 수정·제출하여 국회의 심의를 거쳐 성립되는 예산

① 본예산　　　　　　　　　　② 잠정예산
③ 수정예산　　　　　　　　　　④ 추가경정예산

**ANSWER** 15.③　16.④

**15** 경상의료비는 보건의료서비스와 재화의 소비를 위하여 국민 전체가 1년간 지출한 총액이다.

**16** ④ 추가경정예산 : 본예산을 성립하고 난 이후에 발생한 부득이한 사유로 예산을 변경해야 할 필요가 있을 때 변경을 하여 성립이 되는 예산이다.
　① 본예산 : 예산편성에 있어 회계연도 개시 전에 정상적인 절차에 따라 처음 편성된 예산이다.
　② 잠정예산 : 회계연도 개시 전일까지 예산이 의회에서 의결되지 않는 경우 일정기간 동안 정부가 잠정적으로 사용할 수 있는 예산이다.
　③ 수정예산 : 정부가 예산안을 국회에 제출한 후 국회의 심의·확정 전에 부득이한 사정으로 수정해서 제출하는 예산이다.

**17** 「의료법」에 규정되어 있는 의료기관에 관한 내용으로 옳은 것은?

① 의원급 의료기관은 주로 입원환자를 대상으로 한다.

② 조산원은 조산사가 조산과 임부 · 해산부 · 산욕부 및 신생아를 대상으로 보건활동과 교육 · 상담을 하는 곳이다.

③ 상급종합병원은 보건복지부령으로 정하는 10개 이상의 진료과목을 갖추면 된다.

④ 의원급 의료기관은 의사 및 치과의사만이 개설할 수 있다.


**18** 다음 글에서 설명하는 것으로 옳은 것은?

> 국민들의 건강증진을 성취하기 위해 건강에 대한 관심과 보건의료의 수요를 충족시키는 건강한 보건정책을 수립하도록 촉구하는 개념을 의미한다.

① 수용(Acceptance)

② 역량강화(Empowerment)

③ 연합(Alliance)

④ 옹호(Advocacy)


**ANSWER** 17.② 18.④

**17**  ① 의원급 의료기관은 의사, 치과의사 또는 한의사가 주로 외래환자를 대상으로 각각 그 의료행위를 하는 의료기관으로서 그 종류는 의원, 치과의원, 한의원이 있다〈의료법 제3조(의료기관) 제2항〉.

③ 상급종합병원은 보건복지부령으로 정하는 20개 이상의 진료과목을 갖추고 각 진료과목마다 전속하는 전문의를 두어야 한다〈의료법 제3조의4(상급종합병원 지정) 제1항 제1호〉.

④ 다음 각 호의 어느 하나에 해당하는 자가 아니면 의료기관을 개설할 수 없다. 이 경우 의사는 종합병원 · 병원 · 요양병원 · 정신병원 또는 의원을, 치과의사는 치과병원 또는 치과의원을, 한의사는 한방병원 · 요양병원 또는 한의원을, 조산사는 조산원만을 개설할 수 있다〈의료법 제33조(개설 등) 제2항〉.

- 의사, 치과의사, 한의사 또는 조산사
- 국가나 지방자치단체
- 의료업을 목적으로 설립된 법인(이하"의료법인"이라 한다)
- 「민법」이나 특별법에 따라 설립된 비영리법인
- 「공공기관의 운영에 관한 법률」에 따른 준정부기관, 「지방의료원의 설립 및 운영에 관한 법률」에 따른 지방의료원, 「한국보훈복지의료공단법」에 따른 한국보훈복지의료공단

**18**  건강증진의 3대 원칙

㉠ 옹호 : 건강한 보건정책을 수립하도록 촉구하는 것이다.

㉡ 역량강화 : 그들의 권리로 인정하며, 스스로의 건강관리에 적극 참여하며 자신들의 행동에 책임을 느끼는 것이다.

㉢ 연합 : 모든 관련 분야 전문가들이 협조하는 것이다.

**19** 다음 글에서 설명하는 조직 구조로 옳은 것은?

> • 전통적인 기능 조직과 프로젝트 조직의 장점을 혼합한 조직임
> • 의사결정의 어려움 및 권력 투쟁의 발생가능성이 단점임
> • 관련분야 간 상호협력 및 조직의 유연성 제고가 장점임

① 라인스탭 조직
② 프로젝트 조직
③ 라인 조직
④ 매트릭스 조직


**20** 보건정책결정의 합리모형에 대한 설명으로 옳은 것은?

① 인간능력의 한계 때문에 현실적으로 제약된 합리성을 추구 한다는 이론모형이다.
② 현실을 긍정하고 비교적 한정된 수의 정책 대안만 검토하는 이론모형이다.
③ 의사결정자의 전지전능성의 가정과 주어진 목표 달성의 극대화를 위하여 최대한의 노력을 한다는 이론모형이다.
④ 근본적 결정에는 합리모형을 적용하고 세부적 결정에는 점증모형을 적용하는 이론모형이다.

**ANSWER** 19.④ 20.③

**19** ④ 매트릭스 조직 : 정해진 기능부서를 유지하면서 프로젝트를 위해서 각각의 부서에서 인력을 뽑아서 조직을 설계하는 방식을 의미한다.
① 라인스탭 조직 : 직계참모조직이다. 조직의 주된 업무·활동에 관해서는 명령·지휘를 일원화하여 부분 라인 조직을 취한다. 라인 조직에 대해 전문지식에 의거해서 책임과 권한을 수평적으로 확립하는 조직형태이다.
② 프로젝트 조직 : 특정한 사업 목표를 달성하기 위해 임시적으로 조직 내의 인적·물적 자원을 결합한 조직형태이다. 해산을 전제로 하여 임시로 편성된 일시적 조직이며, 혁신적·비일상적인 과제의 해결을 위해 형성되는 동태적인 조직이다.
③ 라인 조직 : 조직의 산출에 직접적으로 공급하는 활동들의 조직구조이다. 각 조직 구성원은 바로 위 상급자의 지휘명령만 따르고 또 그 상급자에 대해서만 책임을 진다. 일원적으로 지휘·명령을 관리하기 때문에 질서유지에는 용이하지만 전문화를 무시한다는 단점이 있다.

**20** 합리모형 … 인간과 조직의 합리성, 완전한 정보환경 등을 전제로 하여, 목표 달성의 극대화를 위한 합리적 대안의 탐색·선택을 추구하는 규범적·이상적 정책결정 모형을 말한다.

**1** 미국에서 65세 이상 노인을 대상으로 시행하는 공적 의료보험에 해당하는 것으로 가장 옳은 것은?

① Medicaid

② Medicare

③ HMO(Health maintenance organization)

④ PPOs(Preferred-provider organization)

---

**ANSWER** 1.②

**1**  ② Medicare : 미국에서 시행되고 있는 공적의료보험제도로, 사회보장세를 20년 이상 납부한 65세 이상 노인과 장애인에게 연방 정부가 의료비의 50%를 지원한다.
   ① Medicaid : 1965년 민주당 케네디 대통령 시절에 도입된 공공의료보험으로, 소득이 빈곤선의 65% 이하인 극빈층에게 연방 정부와 주정부가 공동으로 의료비 전액을 지원하는 제도다.
   ③ HMO(Health maintenance organization) : 미국의 회원제 민간 건강 유지 단체로 회원은 종합적인 의료 서비스를 중앙 의료 센터에서 받을 수 있다.
   ④ PPOs(Preferred-provider organization) : 진료 계약 기관으로, 보험 회사 같은 대규모 기관과 계약에 의해 의료 서비스를 제공하는 회사를 말한다.

**2** 요양급여와 관련하여 비용을 심사하고 급여의 적정성을 평가하는 기관으로 가장 옳은 것은?

① 보건복지부

② 국민건강보험공단

③ 건강보험심사평가원

④ 보건소

**3** 일반정책과 다른 보건정책의 특성으로 가장 옳은 것은?

① 국가 경제력에 영향을 받지 않는다.

② 인간생명을 다루어야 하는 위험의 절박성 때문에 효율성이 강조된다.

③ 보건의료부문은 구조적으로 단순한 연결고리를 가진다.

④ 보건정책의 대상은 국민 모두를 포함할 정도로 정책파급 효과가 광범위하다.

---

**ANSWER** 2.③ 3.④

**2** 업무 등 … 심사평가원은 다음 각 호의 업무를 관장한다〈국민건강보험법 제63조 제1항〉.

ⓐ 요양급여비용의 심사

ⓑ 요양급여의 적정성 평가

ⓒ 심사기준 및 평가기준의 개발

ⓓ ⓐ부터 ⓒ까지의 규정에 따른 업무와 관련된 조사연구 및 국제협력

ⓔ 다른 법률에 따라 지급되는 급여비용의 심사 또는 의료의 적정성 평가에 관하여 위탁받은 업무

ⓕ 그 밖에 이 법 또는 다른 법령에 따라 위탁받은 업무

ⓖ 건강보험과 관련하여 보건복지부장관이 필요하다고 인정한 업무

ⓗ 그 밖에 보험급여 비용의 심사와 보험급여의 적정성 평가와 관련하여 대통령령으로 정하는 업무

**3** ① 보건정책은 국가 경제력에 영향을 받는다.

② 보건정책은 형평성 및 공익성이 강조된다.

③ 보건의료부문은 구조적으로 복잡한 연결고리를 가진다.

## 4  〈보기〉의 운영기준을 준수해야 하는 기관은?

─────────────── 〈보기〉 ───────────────

• 의사는 연평균 1일 입원환자 80명까지는 2명, 80명 초과 입원환자는 매 40명마다 1명이 근무하여야
  함(한의사 포함)
• 간호사는 연평균 1일 입원환자 6명마다 1명이 근무하여야 함
• 간호조무사는 간호사 정원의 2/3 범위에서 근무 가능함

① 요양원                                      ② 병원
③ 한방병원                                    ④ 요양병원

**ANSWER**  4.④

**4**  의료기관에 두는 의료인의 정원〈의료법 시행규칙 별표 5〉

| 구분 | 의사 | 치과의사 | 한의사 | 조산사 | 간호사 |
|------|------|----------|--------|--------|--------|
| 종합병원 | 연평균 1일 입원환자를 20명으로 나눈 수(이 경우 소수점은 올림). 외래환자 3명은 입원환자 1명으로 환산함 | 의사의 경우와 같음 | 추가하는 진료과목당 1명(법 제43조제1항에 따라 한의과 진료과목을 설치하는 경우) | 산부인과에 배정된 간호사 정원의 3분의 1 이상 | 연평균 1일 입원환자를 2.5명으로 나눈 수(이 경우 소수점은 올림). 외래환자 12명은 입원환자 1명으로 환산함 |
| 병원 | 종합병원과 같음 | 추가하는 진료과목당 1명(법 제43조제3항에 따라 치과 진료과목을 설치하는 경우) | 추가하는 진료과목당 1명(법 제43조제1항에 따라 한의과 진료과목을 설치하는 경우) | 종합병원과 같음(산부인과가 있는 경우에만 둠) | 종합병원과 같음 |
| 치과병원 | 추가하는 진료과목당 1명(법 제43조 제2항에 따라 의과 진료과목을 설치하는 경우) | 종합병원과 같음 | | – | |
| 한방병원 | | 추가하는 진료과목당 1명(법 제43조제3항에 따라 치과 진료과목을 설치하는 경우) | 연평균 1일 입원환자를 20명으로 나눈 수(이 경우 소수점은 올림). 외래환자 3명은 입원환자 1명으로 환산함 | 종합병원과 같음(법 제43조제2항에 따라 산부인과를 설치하는 경우) | 연평균 1일 입원환자를 5명으로 나눈 수(이 경우 소수점은 올림). 외래환자 12명은 입원환자 1명으로 환산함 |
| 요양병원 | 연평균 1일 입원환자 80명까지는 2명으로 하되, 80명을 초과하는 입원환자는 매 40명마다 1명을 기준으로 함(한의사를 포함하여 환산함). 외래환자 3명은 입원환자 1명으로 환산함 | | 연평균 1일 입원환자 40명마다 1명을 기준으로 함(의사를 포함하여 환산함). 외래환자 3명은 입원환자 1명으로 환산함 | – | 연평균 1일 입원환자 6명마다 1명을 기준으로 함(다만, 간호조무사는 간호사 정원의 3분의 2 범위 내에서 둘 수 있음). 외래환자 12명은 입원환자 1명으로 환산함 |
| 의원 | 종합병원과 같음 | – | – | 병원과 같음 | 종합병원과 같음 |
| 치과의원 | – | 종합병원과 같음 | – | | |
| 한의원 | – | – | 한방병원과 같음 | – | 한방병원과 같음 |

\* 간호사의 경우 치과의료기관은 치과위생사 또는 간호사

**5** 진료기록부 등의 보존기간이 모두 옳은 것은?

① 처방전(2년), 진료기록부(5년), 조산기록부(5년)

② 환자명부(5년), 진단서(3년), 간호기록부(5년)

③ 수술기록부(5년), 처방전(3년), 방사선사진 및 소견서(5년)

④ 진단서(3년), 검사내용 및 검사소견기록(3년), 수술기록부(10년)

**6** 고령화에 따른 주요 노인보건관리에 대한 설명으로 가장 옳지 않은 것은?

① 기존 가족구조의 변화가 노인부양 문제를 일으킨다.

② 노인은 한가지 이상의 만성질환을 가지는 경우가 많아서 의료비가 급증한다.

③ 노인장기요양보험 도입으로 65세 이상의 저소득층 노인에 한하여 장기요양서비스를 제공하고 있다.

④ 노인인구집단에 대한 소득보장 및 사회복지 서비스 확대에 따른 재정지출이 증가하고 있다.

**ANSWER** 5.② 6.③

**5** 진료기록부 등의 보존 … 의료인이나 의료기관 개설자는 진료기록부 등을 다음에 정하는 기간 동안 보존하여야 한다. 다만, 계속적인 진료를 위하여 필요한 경우에는 1회에 한정하여 다음에 정하는 기간의 범위에서 그 기간을 연장하여 보존할 수 있다 〈의료법 시행규칙 제15조 제1항〉.

㉠ 환자 명부 : 5년

㉡ 진료기록부 : 10년

㉢ 처방전 : 2년

㉣ 수술기록 : 10년

㉤ 검사내용 및 검사소견기록 : 5년

㉥ 방사선 사진(영상물을 포함) 및 그 소견서 : 5년

㉦ 간호기록부 : 5년

㉧ 조산기록부 : 5년

㉨ 진단서 등의 부본(진단서 · 사망진단서 및 시체검안서 등을 따로 구분하여 보존) : 3년

**6** 장기요양서비스 … 저소득층 노인이 아닌 고령이나 노인성 질병 등의 사유로 일상생활을 혼자서 수행하기 어려운 노인 등에게 제공한다.

**7** 세계보건기구(World Health Organization, WHO)가 제시한 일차보건의료(PHC)의 기본원칙에 해당하지 않는 것은?

① 균등성

② 전문성

③ 유용성

④ 포괄성

**8** 우리나라 의료기관 인증제도에 대한 설명으로 가장 옳지 않은 것은?

① 의료기관 인증제는 모든 의료기관을 대상으로 하고 있으며, 모든 의료기관은 3년마다 의무적으로 인증 신청을 하여야 한다.

② 요양병원은 의무적으로 인증신청을 하도록 의료법에 명시되어 있다.

③ 상급종합병원으로 지정받고자 하는 병원급 의료기관은 인증을 받아야 한다.

④ 전문병원으로 지정받고자 하는 병원급 의료기관은 인증을 받아야 한다.

---

**7** WHO가 제시한 일차보건의료의 기본 원칙

ㄱ 균등성 : 기본적인 건강서비스는 누구나 어떤 여건에서든 필요한 만큼의 서비스를 똑같이 받을 수 있어야 한다.

ㄴ 근접성 : 주민이 쉽게 이용하기 위해서는 주거지역에서 근접한 거리에서 사업이 제공되어야 한다.

ㄷ 상호협조성 : 관련부서가 서로 협조함으로써 의뢰체계를 구축하여야 한다.

ㄹ 수용성 : 서비스를 받는 주민이 받아들일 수 있는 방법이어야 하며, 이는 곧 서비스 이용에 따른 비용을 주민이 부담할 수 있어야 한다는 것과도 관계가 있다.

ㅁ 유용성 : 주민들에게 꼭 필요하고 유용한 서비스여야 한다.

ㅂ 주민참여 : 건강관리 서비스를 주고받는 주민도 보건사업의 도반자로 참여 하여야 한다.

ㅅ 지속성 : 기본적인 건강상태를 유지하기 위해 필요한 서비스 제공이 지속적으로 이루어져야 한다.

ㅇ 포괄성 : 기본적인 건강관리 서비스는 모든 사람에게 필요한 서비스를 제공하여야 한다.

**8** 「의료법」제58조(의료기관 인증) 제1항에 따라 보건복지부장관은 의료의 질과 환자 안전의 수준을 높이기 위하여 병원급 의료 기관 및 대통령령으로 정하는 의료기관에 대한 인증을 할 수 있다. 동법 제58조의3(의료기관 인증기준 및 방법 등) 제3항에 따라서 인증의 유효기간은 4년으로 한다. 다만, 조건부인증의 경우에는 유효기간을 1년으로 한다.

**9** 〈보기〉에서 보건복지부 소관 기금만을 모두 고른 것은?

---
〈보기〉
---

　　㉠ 국민연금기금　　　　　　　　　　㉡ 국민건강증진기금

　　㉢ 응급의료기금　　　　　　　　　　㉣ 산업재해보상보험 및 예방기금

　　㉤ 고용보험기금　　　　　　　　　　㉥ 사회보험성기금

① ㉠, ㉡, ㉢　　　　　　　　　　　　② ㉠, ㉤, ㉥

③ ㉡, ㉣, ㉥　　　　　　　　　　　　④ ㉡, ㉤, ㉥

**10** 의료보장제도 중 사회보험방식(NHI)과 국가보건서비스방식(NHS)에 대한 설명으로 가장 옳지 않은 것은?

① 영국, 스웨덴 등은 국가보건서비스방식을 채택하고 있다.

② 국가보건서비스방식은 첨단 의료기술 발전에 긍정적이며 양질의 의료제공이 가능하다.

③ 사회보험방식의 재원조달은 보험료를 기본으로 하며 일부 국고에서 지원한다.

④ 우리나라에서는 사회보험방식을 채택하고 있다.

**11** 조직이 대규모화되는 초기상황, 경영환경이 안정적이고 확실성이 높은 상황에 효과적인 조직 형태는?

① 라인스탭 조직(line staff organization)

② 라인 조직(line organization)

③ 프로젝트 조직(project organization)

④ 매트릭스 조직(matrix organization)

---

**ANSWER** 9.① 10.② 11.①

**9** ㉠㉡㉢ 보건복지부 소관 기금으로는 국민연금기금, 국민건강증진기금, 응급의료기금이 있다.
　　㉣㉤ 고용노동부 소관 기금이다.

**10** 사회보험방식(NHI)에 대한 설명이다.

**11** 라인스탭 조직은 라인 업무의 지원을 위하여 스탭 기능을 분화하여 발달시킨 형태의 조직으로, 조직이 대규모화되는 초기상황, 경영환경이 안정적이고 확실성이 높은 상황에 효과적인 조직 형태이다.

**12** 「지역보건법」에 의거하여 국가와 서울시는 지역사회 건강실태 조사를 실시하고 있다. 이에 대한 설명으로 가장 옳지 않은 것은?

① 지방자치단체의 장은 매년 보건소를 통해 조사를 실시한다.
② 조사 항목에는 건강검진, 예방접종 등 질병 예방에 관한 내용이 포함된다.
③ 일반적으로 표본조사이지만, 필요 시 전수조사를 실시할 수 있다.
④ 건강검진은 실측을 통해 통상 2년에 1회 실시하나, 사무직이 아닐 경우 1년에 1회 실시한다.

**13** 정부 조직상 서울시 각 자치구에 위치되어 있는 보건소는 어느 조직 소속인가? [기출변형]

① 행정안전부                 ② 보건복지부
③ 질병관리청                 ④ 식품의약품안전처

**14** 보건의료인에 대한 설명 중 가장 옳지 않은 것은?

① 응급구조사가 되려는 사람은 보건복지부장관의 면허를 받아야 한다.
② 치과기공사가 되려는 사람은 보건복지부장관의 면허를 받아야 한다.
③ 보건교육사가 되려는 사람은 보건복지부장관의 자격증을 교부받아야 한다.
④ 간호조무사가 되려는 사람은 보건복지부장관의 자격인정을 받아야 한다.

---

**ANSWER** 12.④   13.①   14.①

**12** 법 제52조에 따른 건강검진(이하 "건강검진"이라 한다)은 2년마다 1회 이상 실시하되, 사무직에 종사하지 않는 직장가입자에 대해서는 1년에 1회 실시한다. 다만, 암검진은 「암관리법 시행령」에서 정한 바에 따르며, 영유아건강검진은 영유아의 나이 등을 고려하여 보건복지부장관이 정하여 고시하는 바에 따라 검진주기와 검진횟수를 다르게 할 수 있다〈국민건강보험법 시행령 제25조(건강검진) 제1항〉.

**13** 정부 조직상 서울시 각 자치구에 위치되어 있는 보건소는 지역보건의료기관으로 행정안전부 소속이다.

**14** 응급구조사가 되려는 사람은 보건복지부장관의 자격인정을 받아야 한다〈응급의료에 관한 법률 제36조(응급구조사의 자격) 제2항〉.

**15** 맥그리거(Mcgregor)의 Y이론에 대한 설명으로 가장 옳은 것은?

① 구성원은 처벌과 통제를 해야 한다.

② 조직구성원들의 경제적 욕구 추구에 대응한 경제적 보상 체계가 확립되어야 한다.

③ 자기 통제와 자기 지시를 행할 수 있다.

④ 인간은 자기중심적이고 책임지는 것을 싫어한다.

**16** 〈보기〉에서 설명하는 직무설계 방법은?

─────────────── 〈보기〉 ───────────────

한 사람이 맡아서 수행하는 직무를 다양하게 부여하여 작업 수와 종류를 증가시키는 것으로, 직무에 대한 흥미와 만족도를 높일 수 있으나 새로운 업무를 학습하기 위한 비용이 많이 든다.

① 직무 순환　　　　　　　　　② 직무 확대

③ 직무 충실화　　　　　　　　④ 직무 단순화

---

**ANSWER** 15.③  16.②

**15** ①②④ X이론에 대한 설명이다.

**16** 제시된 내용은 직무 확대에 대한 설명이다.

**17** 조직변화를 설명하는 레윈(Lewin)의 이론에 대한 설명으로 가장 옳지 않은 것은?

① 조직변화를 위한 준비단계를 해빙기라고 한다.

② 변화기에는 문제해결을 통해 변화하고자 하는 동기를 갖는다.

③ 변화 영역에 변화를 주고자 하는 단계를 변화기라고 한다.

④ 재결빙기가 있으면 안정화된다.

**18** 〈보기〉의 설명에 해당하는 조직의 원리는?

─────── 〈보기〉 ───────

• 조직의 공동 목표를 달성하기 위해 하위체계 간의 노력을 통일하기 위한 과정
• 협동의 실효를 거둘 수 있도록 집단적, 협동적 노력을 질서있게 배열하는 것
• 자신이 소속된 기관의 이익만을 중심으로 생각하는 할거주의 해소에 필요함
• 조직의 목표를 설정하여 관리하는 것

① 전문화의 원리                    ② 조정의 원리
③ 계층제의 원리                    ④ 명령통일의 원리

---

**ANSWER** 17.② 18.②

**17** 문제해결을 통해 변화하고자 하는 동기를 갖는 것은 해빙기이다.
   ※ 레윈은 조직의 성공적인 변화를 위해서는 현재 상태에 대한 해빙(unfreezing), 원하는 상태로의 변화(movement), 새로운
      변화가 지속될 수 있도록 재동결(refreezing)하는 과정이 필요하다고 하였다.

**18** 〈보기〉는 조정의 원리에 대한 설명이다.
   ※ 조직의 원리
      ㉠ 계층제의 원리 : 조직구조의 상하관계와 형태를 조직하는 데 요구되는 원리이다.
      ㉡ 분업의 원리(전문화, 분업화)) : 조직의 업무를 직능 또는 성질별로 구분하여 한 사람에게 동일한 업무를 분담한다.
      ㉢ 조정의 원리(목표통일) : 조직 내에서 업무의 수행을 조절하고 조화로운 인간관계를 유지한다.
      ㉣ 명령통일의 원리 : 부하는 한 지도자로부터 명령과 지시를 받고 그에게만 보고한다.
      ㉤ 통솔범위의 원리 : 한 지도자가 직접 통솔할 수 있는 수에는 한계가 존재한다.

**19** 도나베디언의 질 평가 모형과 사례가 가장 옳게 연결된 것은?

① 구조 – 의무기록 조사

② 구조 – 환자만족도 조사

③ 과정 – 동료검토

④ 결과 – 의료이용량 조사(utilization review)


**20** 소속 의사에게 감염병을 보고받은 의료기관의 장이 즉시 관할 보건소장에게 신고하여야 하는 법정 감염병으로 옳은 것은?

① 세균성이질

② 수두

③ 폐흡충증

④ 두창

---

**ANSWER** 19.③ 20.④

**19** ①④ 과정
② 결과

**20** ④ 제1급감염병
①② 제2급감염병
③ 제4급감염병
※ 보고를 받은 의료기관의 장 및 감염병병원체 확인기관의 장은 제1급감염병의 경우에는 즉시, 제2급감염병 및 제3급감염병의 경우에는 24시간 이내에, 제4급감염병의 경우에는 7일 이내에 질병관리청장 또는 관할 보건소장에게 신고하여야 한다〈감염병의 예방 및 관리에 관한 법률 제11조(의사 등의 신고) 제3항〉.

**1** 건강증진에 대한 설명으로 가장 옳은 것은?

① 질병이 없는 완전한 상태이다.

② 스스로 건강을 개선하고 관리하는 과정이다.

③ 최상의 의료서비스를 제공받는 상태이다.

④ 일차, 이차, 삼차 예방으로 나뉜다.

**2** 비용편익분석(CBA)과 비용효과분석(CEA)에 대한 설명으로 가장 옳지 않은 것은?

① 비용편익분석(CBA)은 화폐가치로 환산이 가능해야 한다.

② 비용편익분석(CBA)은 공공분야 적용에 한계가 있다.

③ 비용효과분석(CEA)은 산출물이 화폐적 가치로 표시 된다.

④ 비용효과분석(CEA)이 추구하는 목적은 목표달성도와 관련된다.

---

**ANSWER** 1.② 2.③

**1** 오타와 헌장에 따르면 건강증진이란 사람들로 하여금 자신들의 건강을 통제하게 해서 개선하게 하는 과정이다. 즉, 건강증진은 건강한 생활습관을 유지해 사전에 질병을 예방하고, 오래도록 건강한 삶을 누리기 위해 스스로 건강을 개선하고 관리하는 적극적인 과정이라고 할 수 있다.

**2** 산출물이 화폐적 가치로 표시되는 것은 비용편익분석이다. 비용효과분석은 특정 사업에 투입되는 비용은 화폐적 가치로 환산하나, 그 사업으로부터 얻게 되는 편익 또는 산출물은 화폐적 가치로 환산하지 않고 산출물 그대로 분석에 활용하는 특징을 지닌다.

　※ 비용편익분석과 비용효과분석

　　㉠ 비용편익분석(Cost-Benefit Analysis) : 여러 정책대안 가운데 목표 달성에 가장 효과적인 대안을 찾기 위해 각 대안이 초래할 비용과 편익을 비교·분석하는 기법이다.

　　㉡ 비용효과분석(Cost-Effectiveness Analysis) : 여러 정책대안 가운데 가장 효과적인 대안을 찾기 위해 각 대안이 초래할 비용과 산출 효과를 비교·분석하는 기법이다.

**3** 매트릭스 조직에 대한 설명으로 가장 옳지 않은 것은?

① 구성원의 능력과 재능을 최대한 활용할 수 있다.

② 강력한 추진력으로 의사결정을 신속하게 할 수 있다.

③ 고객의 요구나 시장의 변화에 신속하게 대응할 수 있다.

④ 구성원들의 역할과 관련된 갈등이나 모호성이 발생할 수 있다.

---

**ANSWER** 3.②

**3** 매트릭스 조직은 기존의 기능별 부서 상태를 유지하면서 특정한 프로젝트를 위해 서로 다른 부서의 인력이 함께 일하는 조직이다. 매트릭스 조직은 구성원의 능력과 재능을 최대한 활용할 수 있고, 고객의 요구나 시장의 변화에 신속하게 대응할 수 있다는 장점이 있다. 그러나 이중적 구조로 인해 구성원의 역할과 관련된 갈등이나 모호성이 발생할 수 있으며, 그 과정에서 의사결정이 지연되는 단점이 있다.

※ 매트릭스 조직

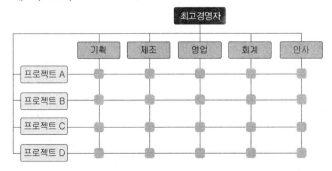

**4** 사회보험제도에서 소득수준에 따른 보험료의 차등부과 방식이 해당하는 정책의 유형은?

① 구성정책

② 규제정책

③ 분배정책

④ 재분배정책

**5** 직장 내 교육훈련(OJT: On the Job Training)에 대한 설명으로 가장 옳지 않은 것은?

① 교육훈련이 실제적이다.

② 다수의 직원을 일시에 교육할 수 있다.

③ 직원의 습득도와 능력에 따라 교육할 수 있다.

④ 상사나 동료 간 이해와 협동정신을 강화시킨다.

**ANSWER** 4.④ 5.②

**4** 로위(T. J. Lowi)의 정책 유형
ⓛ **구성정책**: 정부기관의 신설 및 변경 또는 정치체제의 조직 변경 등에 관한 정책이다.
ⓛ **규제정책**: 개인이나 집단의 활동에 대하여 정부가 가하는 규제나 간섭 등과 관련된 정책이다.
ⓛ **분배정책**: 정부가 특정의 개인이나 집단에게 재화나 용역 또는 지위·권리 등의 가치를 분배해 주는 것을 내용으로 하는 정책이다.
ⓛ **재분배정책**: 한 사회내에서 계층별 또는 집단별로 나타나 있는 재산·소득·권리 등의 불균형적 분포 상태를 사회적 형평성의 이념에 입각하여 재정리·변화시키고자 하는 정책이다.

**5** 다수의 직원을 일시에 교육하기에는 Off-JT(Off the Job Traing)이 적절하다.
※ OJT(On the Job Training) … 일상의 업무를 통해서 사원을 교육하는 일로, 상사나 동료 등이 실무를 수행하는 동시에 후임 직원에 대한 교육훈련이 이루어진다. 업무에 필요한 실제적인 지식이나 기능을 몸에 익히게 되므로 교육훈련이 실제적이고 기업 입장에서는 교육훈련을 위한 비용을 절약할 수 있다. 또한 개별 직원의 습득도와 능력에 따라 교육할 수 있으며 교육훈련 과정에서 상사나 동료 간 이해와 협동정신이 강화된다. 그러나 교육 담당자 입장에서는 일상 업무와 교육훈련을 동시에 진행해야 하므로 부담이 커질 수 있으며, 다수의 직원 교육에 적용하기에는 한계가 따른다.

**6** 하버드대학 메이오(Mayo) 교수의 호슨 공장실험을 통한 조직관리에 대한 주장을 〈보기〉에서 모두 고른 것은?

───────── 〈보기〉 ─────────

⊙ 지나친 인간의 기계화, 작업 세분화는 오히려 작업의 능률 저하를 보였다.
ⓒ 조직구성원의 감정과 대인관계의 중요성을 보여주었다.
ⓒ 업무배분을 통한 전문화의 성과로 과학적 관리론의 중요성을 보여주었다.
ⓔ 최소한의 비용과 노동으로 최대의 생산효과를 찾는 것을 거부하였다.

① ⊙
② ⊙, ⓒ
③ ⊙, ⓒ, ⓒ
④ ⊙, ⓒ, ⓒ, ⓔ

**7** 베버리지의 사회보장 6대 핵심 원칙에 해당하지 않는 것은?

① 정액급여의 원칙
② 포괄성의 원칙
③ 급여의 적절성 원칙
④ 행정책임의 분권원칙

---

**ANSWER** 6.② 7.④

**6** ⓒ 과학적 관리론에 대한 설명이다.
　ⓔ 인간관계론 역시 조직의 생산성을 중시한다. 따라서 최소한의 비용과 노동으로 최대의 생산효과를 찾는 것을 거부한다고 볼 수 없다.
　※ 메이오(Mayo) 교수의 호슨 공장실험 … 당초 과학적 관리론에 바탕하여 작업장의 조명, 휴식 시간 등의 물리적·육체적 작업 조건과 물질적 보상 방법의 변화가 근로자의 동기 유발과 노동생산성에 미치는 영향을 분석하려고 설계되었다. 그러나 실험의 결과는 종업원의 생산성이 작업 조건보다는 비공식집단의 압력 등 인간적·사회적 요인에 의해 더 많은 영향을 받는 것으로 나타나 인간관계론의 이론적 바탕이 되었다.

**7** 베버리지의 사회보장 6대 원칙
　⊙ 정액 급여의 원칙 : 소득 중단 사유나 정도에 상관없이 모두 균일한 보험 급여를 지급한다는 원칙이다.
　ⓒ 정액 기여금의 원칙 : 누구나 동일한 보험금을 낸다는 원칙이다.
　ⓒ 행정책임 통합의 원칙 : 경비절감과 제도 간 상호 모순을 방지하기 위해 행정책임을 통합한다는 원칙이다.
　ⓔ 급여 적절성의 원칙 : 최저생활보장에 충분한 급여가 적시에 지급되어야 한다는 원칙이다.
　ⓜ 포괄성의 원칙 : 적용 대상이 전 국민을 대상으로 포괄적이어야 하고, 모든 욕구를 포괄할 수 있어야 한다는 원칙이다.
　ⓗ 대상 계층화의 원칙 : 최저생활수준의 차이 및 발생사고 종류에 따라 계층이 구분되어야 한다는 원칙이다.

**8** 홍역예방접종 의료수가를 1,000원에서 500원으로 인하 하였더니 수요가 1,000명에서 1,400명으로 늘었다면 가격탄력성(IEI)은?

① 0.5

② 0.8

③ 1.0

④ 1.5

**9** 정부가 법률로 정하여 특정 사업이 지속적, 안정적으로 운영되도록 마련한 것으로, 국민연금, 응급의료 및 국민 건강증진에 특별히 마련된 자금의 형태는?

① 기금

② 본예산

③ 특별회계

④ 추가경정예산

---

**ANSWER** 8.② 9.①

**8** 가격탄력성은 가격에 대한 수요의 탄력성으로, 상품의 가격이 변화할 때 판매량이 어떻게 달라지는지를 나타내는 지표이다. 따라서 홍역예방접종 의료수가의 가격탄력성은 $\frac{400}{500} = 0.8$이다.

**9** 기금은 예산원칙의 일반적인 제약으로부터 벗어나 좀더 탄력적으로 운영할 수 있도록 특정사업을 위해 보유·운영하는 특정자금이다. 국민연금기금, 응급의료기금, 국민건강증진기금 등이 있다.

※ 예산의 종류
  ㉠ 회계의 성질별 분류 : 사업의 성질에 따라 일반회계, 특별회계로 구분한다.
    • 일반회계 : 주민의 공공복지 증진을 위하여 운영되는 회계이다.
    • 특별회계 : 특정한 목적을 달성하기 위하여 특정한 세입으로 특정한 세출에 충당하는 예산 제도이다.
  ㉡ 성립성격에 따른 분류
    • 본예산 : 회계연도 개시 전에 정상적인 절차에 따라 편성하고 국회에 제출하여 심의·의결된 당초의 예산이다.
    • 수정예산 : 이미 편성되어 예산안을 국회에 제출한 후 국회의 심의, 확정 전에 부득이한 사정으로 수정해 제출하는 예산이다.
    • 추가경정예산 : 예산이 국회에서 의결된 이후 발생한 사유로 인하여 예산을 변경할 필요가 있을 때 편성하는 예산이다.
    • 준예산 : 국가의 예산이 법정기간 내에 성립하지 못한 경우, 정부가 일정한 범위 내에서 전회계연도 예산에 준하여 집행하는 잠정적인 예산이다.

**10** 〈보기〉에서 계층제의 역기능에 대한 설명으로 옳은 것을 모두 고른 것은?

---
〈보기〉
---

　㉠ 내부통제수단
　㉡ 서열주의 강조
　㉢ 권한배분의 기준
　㉣ 갈등 및 대립의 조정수단
　㉤ 비민주적 관리
　㉥ 의사소통의 왜곡

① ㉠, ㉤, ㉥　　　　　　　　　　　② ㉡, ㉢, ㉣

③ ㉣, ㉤, ㉥　　　　　　　　　　　④ ㉡, ㉤, ㉥

**ANSWER** 10.④

**10**　계층제는 권한과 책임의 정도에 따라 직무를 등급화함으로써, 상하 조직 단위(계층) 사이에 직무상 지휘·감독 관계를 설정하는 조직구조이다. 〈보기〉의 ㉠㉢㉣은 계층제의 순기능이고 ㉡㉤㉥은 계층제의 역기능에 해당한다.

　※ 계층제의 특징
　　㉠ 조직이 양적으로 확대되고 업무가 전문화될수록 계층이 증가한다.
　　㉡ 상위 계층일수록 주요정책·장기계획·비정형적 업무를 맡게 되고, 하위계층일수록 구체적인 실무를 담당한다.
　　㉢ 계층이 많을수록 통솔범위가 좁아지고 계층이 적을수록 통솔의 범위가 넓어진다.
　　㉣ 조직 내 최고경영자가 궁극적인 권한과 책임을 가지는 단임적 조직구조이다.
　　㉤ 계선기관을 주축으로 하는 피라미드 구조를 이룬다.
　　㉥ 지나치게 확대될 경우 관료제의 병리현상을 초래한다.

**11** 지역사회 주민의 자발적 참여 없이는 그 성과를 기대하기 어렵다는 보건행정의 특성은?

① 봉사성
② 공공성 및 사회성
③ 과학성 및 기술성
④ 교육성 및 조장성

**12** 한정된 보건의료자원으로 최대한의 보건의료서비스를 제공할 수 있도록 유도하는 보건행정의 가치는?

① 능률성(efficiency)
② 대응성(responsiveness)
③ 접근성(accessibility)
④ 효과성(effectiveness)

---

**ANSWER** 11.④  12.①

**11** 보건행정의 특성

㉠ **공공성 및 사회성**: 보건행정은 국민건강의 유지·증진을 위해 조직된 지역사회 노력이다. 따라서 보건행정은 이윤추구에 몰두하는 사행정과는 다르게 공공복지와 집단적 건강을 추구하고, 행정행위가 사회전체 구성원을 대상으로 한 사회적 건강향상에 있으므로 사회·행정적 성격을 띠고 있다.

㉡ **봉사성**: 행정국가의 개념이 보안국가에서 복지국가로 변화됨에 따라, 공공행정 또한 소극적인 질서유지가 아닌 국민의 행복과 복지를 위해 직접 개입하고 간섭하는 봉사행정으로 바뀌게 되었다.

㉢ **조장성 및 교육성**: 보건행정은 지역사회 주민의 자발적인 참여 없이는 그 성과를 기대하기 어려우므로 지역사회 주민을 위한 교육 또는 조장함으로써 목적을 달성할 수 있다.

㉣ **과학성 및 기술성**: 보건행정에서 응용되고 있는 과학적인 지식은 지역사회 건강증진을 위하여 이용되고 실천적이며 실제적인 기술을 제공하고 있다. 따라서 보건행정은 과학행정인 동시에 기술행정이라 할 수 있다. 또한 보건행정에 이용되는 과학과 기술은 이용도(Availability)와 적용도(Applicability)가 높아야 하므로 가격이 비교적 저렴하고 장치가 간단하며 조작이 쉬워야 한다.

**12** ① **능률성(efficiency)**: 산출 대 투입의 비율로, 제한된 자원과 수단을 사용하여 산출의 극대화를 기하는 것을 의미한다. 설정하는 목표를 최소의 비용을 투입하여 달성한다는 것과 일정한 비용으로 최대의 효과를 획득한다는 것을 포함한다.

② **대응성(responsiveness)**: 정책수혜자의 요구와 기대 그리고 환경변화에 얼마나 융통성 있게 대처해 나가느냐 하는 능력을 의미하며, 대응성의 기준은 수혜자의 만족도를 평가하는 기준이 된다.

③ **접근성(accessibility)**: 보건행정의 형평성과 효과성을 높일 수 있는 유용한 수단으로 지리적 접근성, 시간적 접근성, 경제적 접근성을 포괄한다.

④ **효과성(effectiveness)**: 정책의 목표나 목적에 대한 달성도를 의미한다. 목표의 달성도는 효율성을 측정하는 하나의 기준이 되며, 또한 정책성공 여부를 판단하는 기준이 된다.

**13** 로머(Roemer)가 제시한 보건의료체계 분류에서 의료서비스는 개인의 구매력에 의해 좌우되며 보건의료비가 개인적으로 조달되는 것이 특징인 점을 강조한 유형은?

① 자유기업형

② 복지국가형

③ 저개발국가형

④ 사회주의국가형

.....

**ANSWER** 13.①

**13** 로머의 보건의료체계 유형별 특징

㉠ **자유기업형** : 미국, 의료보험 실시 전의 우리나라

• 정부의 개입을 최소화하고 수요 · 공급 및 가격을 시장에 의존한다.

• 보건의료비에 대해 개인 책임을 강조하는 입장으로 민간보험 시장이 발달하였으며, 시장의 이윤추구를 통해 효율성을 제고한다.

• 의료의 남용 문제가 발생할 수 있다.

㉡ **복지국가형** : 프랑스, 독일, 스웨덴, 스칸디나비아 등

• 사회보험이나 조세를 통해 보건의료서비스의 보편적 수혜를 기본 요건으로 한다.

• 민간에 의해 보건의료서비스를 제공하지만 자유기업형과 다르게 질과 비용 등의 측면에서 정부가 개입 · 통제할 수 있다.

• 보건의료서비스의 형평성이 보장되지만, 보건의료비 상승의 문제가 발생할 수 있다.

㉢ **저개발국가형** : 아시아, 아프리카 등 저개발국

• 전문인력 및 보건의료시설이 부족하여 전통의료나 민간의료에 의존한다.

• 국민의 대다수인 빈곤층의 경우 공적부조 차원에서 보건의료서비스가 이루어진다.

㉣ **개발도상국형** : 남미, 아시아 일부 지역

• 자유기업형 + 복지국가형의 혼합형태 또는 사회주의국형을 보인다.

• 경제개발의 성공으로 국민들의 소득이 증가하여 보건의료서비스에 대한 관심이 증가했다.

• 경제개발 논리에 밀려 보건의료의 우선순위가 낮고, 사회보험이 근로자 중심의 형태를 보인다.

㉤ **사회주의국형** : 구 소련, 북한, 쿠바 등

• 국가가 모든 책임을 지는 사회주의 국가로 보건의료 역시 국유화하여 국가가 관장한다.

• 형평성이 보장되지만 보건의료서비스 수준과 생산성이 떨어진다.

• 넓은 의미에서 볼 때 뉴질랜드, 영국도 이 유형으로 볼 수 있다.

**14** 〈보기〉에서 보건행정조직에서 리더십이 강조되는 이유로 옳은 것을 모두 고른 것은?

─────────〈보기〉─────────

ⓐ 다양한 전문가들의 복잡한 구조로 이루어져 있어 이를 조직성과로 이끄는데 리더십이 필요하다.
ⓑ 끊임없이 변화하는 외부환경에 적절히 대응하고 적응하기 위해 리더십이 필요하다.
ⓒ 새로운 기술의 도입과 같은 변화가 조직에 통합될 수 있도록 리더십이 필요하다.
ⓓ 보건행정조직은 빠른 의사결정과 통합을 위해 조직의 상하 수직관계의 리더십이 더욱 강조된다.

① ㉠                                    ② ㉠, ㉡
③ ㉠, ㉡, ㉢                          ④ ㉠, ㉡, ㉢, ㉣

**15** 조직에서 인간의 동기를 설명하는 허즈버그(Herzberg)의 이론에 대한 설명으로 가장 옳지 않은 것은?

① 사람의 욕구를 만족과 불만족의 2요인으로 설명하고 있다.
② 욕구를 단계적으로 보고 하위욕구가 충족되면 다음 단계의 욕구가 동기부여를 할 수 있다.
③ 임금에 대한 불만족을 제거하여야 하지만 이를 통해 동기가 부여되는 것은 아니다.
④ 성취감, 승진 등의 동기요인이 만족되면 적극적인 태도로 유도될 수 있다.

........................................................................................................................................

**ANSWER** 14.③ 15.②

**14** ㉣ 보건행정조직은 의사결정 과정에서 상하 간의 협의를 중시하는 민주적 리더십의 강조된다.

**15** 욕구를 단계적으로 보고 하위욕구가 충족되면 다음 단계의 욕구가 동기부여를 할 수 있다고 가정한 것은 매슬로우의 욕구위계 이론에 대한 설명이다.

※ 허즈버그의 2요인 이론 … 인간의 욕구 가운데는 동기요인과 위생요인의 두 가지가 있으며, 이 두 요인은 상호 독립되어 있다고 주장한다.
ⓐ 동기요인(만족요인) : 조직구성원에게 만족을 주고 동기를 유발하는 요인이다.
   ex) 성취, 인정, 직무 내용, 책임, 승진, 승급, 성장 등
ⓑ 위생요인(불만요인) : 욕구 충족이 되지 않을 경우 조직구성원에게 불만족을 초래하지만 그러한 욕구를 충족시켜 준다 하더라도 직무 수행 동기를 적극적으로 유발하지 않는 요인이다.
   ex) 조직의 정책과 방침, 관리 감독, 상사/동료/부하직원과의 관계, 근무환경, 보수, 지위, 안전 등

**16** 제1차 건강증진국제대회인 캐나다 오타와(Ottawa)헌장에 명시된 건강증진을 위한 중요원칙에 해당하지 않는 것은?

① 과학적 근거의 강화(Strengthen the Science and Art of Health Promotion)

② 지지적인 환경조성(Create Supportive Environments)

③ 건강에 좋은 공공정책 수립(Build Healthy Public Policy)

④ 지역사회 행동 강화(Strengthen Community Actions)

**17** 〈보기〉에서 우리나라의 사회보험제도 중 의료보장에 해당하는 것을 모두 고른 것은?

─────────── 〈보기〉 ───────────

㉠ 건강보험
㉡ 고용보험
㉢ 국민연금
㉣ 산재보험

① ㉠

② ㉠, ㉡

③ ㉠, ㉣

④ ㉠, ㉡, ㉢, ㉣

......................................................................

**ANSWER** 16.① 17.③

**16** 건강증진의 5가지 원칙
 ㉠ 건강에 이로운 공공정책 수립(Build Healthy Public Policy)
 ㉡ 지원적 환경 창출(Create Supportive Environments)
 ㉢ 지역사회 활동 강화(Strengthen Community Actions)
 ㉣ 개개인의 기술 개발(Develop Personal Skills)
 ㉤ 보건의료서비스 방향의 재설정(Reorient Health Services)

**17** 우리나라의 의료보장에 해당하는 것은 건강보험, 산재보험, 의료급여가 있으며 이중 건강보험과 산재보험은 사회보험이고 의료급여는 공공부조에 해당한다.

**18** 다음 중 제1급감염병에 대한 설명으로 옳지 않은 것은? [기출변형]

① 음압격리 등 높은 수준의 격리가 필요하다.
② 집단 발생의 우려가 큰 감염병이다.
③ 발생 또는 유행 즉시 신고하여야 한다.
④ 결핵, C형간염, 홍역 등이 포함된다.

**19** 보건행정에서 거버넌스(governance)에 대한 설명으로 가장 옳은 것은?

① 시장체계 내에서 정부와 민간의 일이 엄격히 구분 되는 것으로 본다.
② 정치 권력하에, 공공서비스의 생산과 공급을 정부가 독점한다.
③ 다양한 이해집단의 참여를 기초로 한 참여자 간 네트워크이다.
④ 이해관계자들 각각의 의견을 전적으로 반영한다.

---

**ANSWER** 18.④ 19.③

**18** 결핵, 홍역은 제2급감염병, C형간염은 제3급감염병에 해당한다.

**19** ① 정부와 민간의 일이 엄격히 구분되지 않는다.
② 공공서비스의 생산과 공급에 다양한 분야에서 참여한다.
④ 이해관계자들의 의견을 전적으로 반영하는 것은 불가능하다.
※ 거버넌스(governance) … 국가 · 정부의 통치조직체를 가리키는 거버먼트(government)와 구별되는 용어로, 공공서비스 공급
　체계의 복합적 기능에 중점을 두는 포괄적인 개념이며, 통치 · 지배보다는 경영적 측면을 강조한다. 즉, 거버넌스는 정부 ·
　준정부를 비롯하여 반관반민 · 비영리 · 자원봉사 등의 조직이 수행하는 공공활동, 즉 공공서비스의 공급체계를 구성하는 다
　원적 조직 네트워크의 상호작용이라고 할 수 있다.

**20** 카슬(Kasl)과 콥(Cobb)이 제시한 건강관련 행태 중 〈보기〉의 행태를 설명하는 것은?

――――――――――――――――――――――― 〈보기〉 ―――――――――――――――――――――――

40세 환자는 내과의사로부터 위암진단을 받아 자신의 건강을 되찾고, 질병의 진행을 중지시키기 위하여 치료를 받고자 일상적인 사회 역할로부터 일탈하였다.

① 건강행태
② 질병행태
③ 환자역할행태
④ 의료이용행태

....................................................................................................................................................

**ANSWER** 20.③

**20** 카슬과 콥이 제시한 건강관련 행태(Concept of health behavior)
  ㉠ 예방적 건강행태(preventive health behavior) : 스스로 건강하다고 믿는 개인이(I am healthy) 무증상 상태에서 질병을 예방하고 발견하기 위한 목적으로 수행하는 모든 활동이다.
  ㉡ 질병행태(illness behavior) : 증상이나 징후 때문에 신체 감각이나 감정에 곤란함을 겪어서 스스로 건강하다고 확신하지 못하는 개인이(I feel sick), 이러한 상황을 판명해 줄 수 있는 타인을 찾아 나서는 모든 활동이다.
  ㉢ 환자역할행태(sick-role behavior) : 스스로 혹은 다른 사람에 의해 질병이 있다고 여겨지는 개인이(I am sick) 낫기 위해 수행하는 모든 활동이다.

**1** 공중보건의 의미에 대한 설명으로 가장 옳은 것은?

① 질병을 치료하고 장애의 중증도를 낮추는 것에 중점을 둔다.

② 개인적인 노력이 가장 중요하다.

③ 위생적인 환경을 구축하여 건강행동을 실천한다.

④ 단일 조직의 전문적인 활동이 강조된다.

**2** 왕실의 내용(內用) 및 사여(賜與) 의약을 담당하며 의학교육과 의과취재 등의 일반 의료행정을 수행한 조선시대 중앙의료기관은?

① 내의원          ② 전의감

③ 활인서          ④ 혜민서

---

**ANSWER** 1.③ 2.②

**1** 공중보건은 조직적인 지역사회의 노력을 통해서 질병을 예방하고 수명을 연장시키며, 신체적·정신적 효율을 증진시키는 기술과 과학이다. 조직화된 지역사회의 노력으로 환경위생, 전염병의 관리, 개인위생에 관한 보건교육, 질병의 조기발견과 예방을 위한 의료 및 간호 서비스의 조직화, 모든 사람이 자기의 건강을 유지하는 데 적합한 생활수준을 보장 받도록 사회제도를 발전시키는 것을 포함하고 있다.

**2** ② 전의감: 의료행정 및 의학교육을 하던 기관이다. 조선시대 궁중에서 사용하는 의약품을 공급하고 왕실과 조관을 진찰하거나 약을 조제하는 등의 일을 하는 중앙의료기관이었다.

① 내의원: 조선시대에 궁중에 의약을 관리하는 관청이다.

③ 활인서: 조선시대에 도성 내에 거주하는 환자를 구호 및 치료하는 업무를 관장하였다.

④ 혜민서: 조선시대에 의약, 백성의 질병에 치료, 의녀교습을 담당하였던 관청이다.

**3** 〈보기〉에서 의료비 상승 억제 효과가 있는 진료비 지불 제도를 모두 고른 것은?

┌─────────────────────────〈보기〉─────────────────────────┐
│  ㉠ 인두제                          ㉡ 포괄수가제            │
│  ㉢ 총액계약제                      ㉣ 행위별 수가제          │
└──────────────────────────────────────────────────────────┘

① ㉠, ㉡                                    ② ㉡, ㉢
③ ㉠, ㉡, ㉢                               ④ ㉠, ㉡, ㉢, ㉣

**4** 보건정책결정 과정을 순서대로 바르게 나열한 것은?

① 문제의 인지 → 정보의 수집 및 분석 → 대안의 작성 및 평가 → 대안의 선택 → 환류
② 대안의 선택 → 정보의 수집 및 분석 → 대안의 작성 및 평가 → 문제의 인지 → 환류
③ 정보의 수집 및 분석 → 문제의 인지 → 대안의 작성 및 평가 → 대안의 선택 → 환류
④ 대안의 작성 및 평가 → 정보의 수집 및 분석 → 문제의 인지 → 대안의 선택 → 환류

........................................................................................................

**ANSWER** 3.③ 4.①

**3** ㉣ 의료서비스 항목 단가 및 제공횟수만큼 진료비가 계산되는 지불제도다. 이는 의료인이 환자를 진료할 때마다 그 횟수에 따라 진료비를 지급하기 때문에 진료 횟수가 늘어날수록 환자가 부담해야 하는 비용이 늘고 의료인의 수입은 증가한다.
㉠ 의사가 맡고 있는 환자수, 즉 자기의 환자가 될 가능성이 있는 일정지역의 주민수에 일정금액을 곱하여 이에 상응하는 보수를 지급 받는 방식이다.
㉡ 분류체계를 이용해 입원환자의 진료비를 보상하는 것으로 입원기간 동안 제공된 진료의 종류나 양에 관계없이 어떤 질병의 진료를 위해 입원했는가에 따라 미리 정해진 일정액을 지불하는 제도다.
㉢ 보험자 측과 의사단체(보험의협회)간에 국민에게 제공되는 의료서비스에 대한 진료비 총액을 추계하고 협의한 후, 사전에 결정된 진료비 총액을 지급하는 방식으로(의사단체는 행위별 수가기준 등에 의하여 각 의사에게 진료비를 배분함) 독일의 보험의에게 적용되는 방식이다.

**4** ㉠ 문제의 인지 : 고통을 주는 상황이나 조건을 해결해야 할 문제로 인식하는 것이다.
㉡ 정보의 수집 및 분석 : 문제를 발견하게 되면 문제의 범위, 심각성, 관련되는 사람의 수 등에 관한 구체적인 자료를 만들어 문제의 성격을 분석해야 한다.
㉢ 대안의 작성 및 평가 : 해결방법에 대해 논의하는 단계이다. 이 단계를 통해 성취하고자 하는 최종 목표와 수단적 목적들이 분명하게 드러난다.
㉣ 대안의 선택 : 정책이 실제로 시행되는 과정이다.
㉤ 환류 : 프로그램의 집행과정에서 예상치 못했던 오류가 발행하는 경우가 많다. 오류를 바로잡기 위해서 프로그램에 대해서 평가하고 사정하는 작업을 반드시 해야 한다.

**5** 공무원의 임용방식 중 실적주의의 특성으로 가장 옳지 않은 것은?

① 기회의 균등
② 정치적 중립
③ 공무원 신분의 보장
④ 정실주의, 자격주의

**6** 앤더슨 모형(Anderson model)에 따른 개인의 의료 이용에 영향을 미치는 요인 중 의료인력과 시설의 분포, 건강보험과 같이 의료서비스를 이용할 수 있도록 하는 요인으로 가장 옳은 것은?

① 소인성 요인(predisposing factor)
② 가능성 요인(enabling factor)
③ 강화 요인(reinforcing factor)
④ 필요 요인(need factor)

---

**ANSWER** 5.④ 6.②

**5** 정실주의 … 사람을 공직에 임용함에 있어 실적 이외의 요인, 즉 정치적 요인뿐만 아니라 혈연, 지연, 학연 등 개인적인 친분, 기타의 온정관계 등을 기준으로 행하는 것을 말한다.
　※ **공무원의 임용방식 중 실적주의의 특성**
　　㉠ 응시자들에게 균등한 공직취임 기회를 부여한다.
　　㉡ 신규채용방식은 공개경쟁채용시험으로 한다.
　　㉢ 실적이 임용의 기준이 된다.
　　㉣ 인사행정상 공평한 처우 및 공직자 권익을 최대로 보장 한다.
　　㉤ 일한 만큼의 보수를 실현하고 적절한 인센티브를 부여 한다.
　　㉥ 교육 및 훈련으로 직무능력을 향상시킨다.
　　㉦ 공무원의 신분을 보장한다.
　　㉧ 정치적 중립을 보장한다.

**6** 앤더슨의 의료모형
　㉠ **소인성 요인(Predisposing component)** : 질병발생 이전에 존재하는 것이며, 보건의료정책이나 보건산업에 관계없이 개인의 의료이용에 영향을 미치는 변수들로서 성, 연령, 교육수준, 결혼상태 등이 있다.
　㉡ **가능성 요인(Enabling component)** : 개인의 의료이용을 가능케 하여 의료서비스에 대한 필요를 충족시키는 요인으로서 소득, 의료보장수혜 등의 개인적 변수와 의료기관과의 거리, 의료이용 소요시간 등의 지역변수들이 포함된다.
　㉢ **필요성 요인(Enabling component)** : 개인의 인식요구로 질병의 존재나 질병발생을 인지하는 것으로 의료이용의 가장 직접적인 요인이다.

**7** 「농어촌 등 보건의료를 위한 특별조치법」 및 동법 시행 규칙상 보건진료소에 대한 설명으로 가장 옳은 것은?

① 보건진료소 설치·운영은 시·도지사만이 할 수 있다.

② 보건진료 전담공무원은 24주 이상의 직무교육을 받은 사람이어야 한다.

③ 보건진료 전담공무원은 의사 면허를 가진 자만이 할 수 있다.

④ 보건진료소는 의료취약지역을 인구 100명 이상 3천명 미만을 기준으로 구분한 하나 또는 여러 개의 리·동을 관할구역으로 하여 주민이 편리하게 이용할 수 있는 장소에 설치한다.

---

ANSWER 7.②

**7** ②③ 보건진료 전담공무원은 간호사·조산사 면허를 가진 사람으로서 보건복지부장관이 실시하는 24주 이상의 직무교육을 받은 사람이어야 한다〈농어촌 등 보건의료를 의한 특별조치법 제16조(보건진료 전담공무원의 자격) 제1항〉.

① 시장(도농복합형태(都農複合形態)의 시의 시장을 말하며, 읍·면 지역에서 보건진료소를 설치·운영하는 경우만 해당) 또는 군수는 보건의료 취약지역의 주민에게 보건의료를 제공하기 위하여 보건진료소를 설치·운영한다. 다만, 시·구의 관할구역의 도서지역에는 해당 시장·구청장이 보건진료소를 설치·운영할 수 있으며, 군 지역에 있는 보건진료소의 행정구역이 행정구역의 변경 등으로 시 또는 구 지역으로 편입된 경우에는 보건복지부장관이 정하는 바에 따라 해당 시장 또는 구청장이 보건진료소를 계속 운영할 수 있다〈농어촌 등 보건의료를 특별조치법 제15조(보건진료소의 설치·운영) 제1항〉.

④ 법 제15조에 따른 보건진료소는 의료 취약지역을 인구 5천 명 미만을 기준으로 구분한 하나 또는 여러 개의 리·동을 관할구역으로 하여 주민이 편리하게 이용할 수 있는 장소에 설치한다〈농어촌 등 보건의료를 위한 특별조치법 시행규칙 제17조(보건진료소의 설치) 제1항〉.

**8** 〈보기〉에서 설명하는 보건의료체계로 가장 옳은 것은?

---
〈보기〉
---

- 건강권의 개념이 보편화되어 있는 국가에서 채택하고 있는 유형이다.
- 보건의료서비스 수혜자는 전체 국민이다.
- 모든 보건의료서비스는 무료이며 재원은 조세에서 조달된다.

① 공적부조형
② 복지국가형
③ 의료보험형
④ 국민보건서비스형

**8** ④ **국민보건서비스형**: 베버리지(Beveridge)형 의료제도이다. 국민의 의료문제는 국가가 책임져야 한다는 관점에서 조세를 재원으로 사용하여 국가가 모든 국민에게 직접 의료를 제공하는 의료보장방식이다. 사회계층에 따라 불평등한 의료혜택과 의료이용도가 소득계층·지역·성별·직업·연령의 차이에 따라서 사회적인 불만의 원인으로 대두되고 있다. 이러한 사회적 현상에 따라 보건의료서비스가 의식주 다음으로 중요한 기본적 수요로 인식됨에 따라 의료보장제도의 필요성이 나날이 높아지면서 채택되고 있는 유형이다. 부담의 형평이라는 측면에서는 사회보험형보다는 우수하지만 의료의 질 저하 및 관리 운영상의 비효율이 나타날 수 있다.

① **공적부조형**: 빈곤선 이하에 있는 저소득층에게 국가가 기본적인 생계유지를 도우면서 의료·교육·주택 등의 급여를 지급하는 사회보장제도이다. 공적부조는 개인의 근로소득이나 사회보험제도에 의해 소득보장이 충족되지 못하는 국민에 대한 가장 기초적인 사회적 보호장치이다. 공공부조, 사회부조, 혹은 국민부조라고도 불린다.

② **복지국가형**: 사회보험이나 조세 방식에 의한 의료보장을 받고 있는 국가들이 취하는 유형이다. 사회보험방식에서는 진료비가 제3자 지불방식에 의해 보험자인 국가가 의료기관에게 보상한다. 진료비가 중앙정부나 지방정부의 책임으로 지불한다. 전국민이 의료보험을 실시하고 대부분의 의료보장이 잘 되어 있어 우리나라는 복지국가형과 가깝다.

③ **의료보험형**: 비스마르크(Bismarck)형 의료제도이다. 개인의 기여를 기반으로 한 보험료를 주재원으로 하는 제도이다. 사회보험의 낭비를 줄이기 위하여 수진 시에 본인일부부담금을 부과하는 것이 특징이다.

**9** 일차보건의료의 4A에 대한 설명으로 가장 옳지 않은 것은?

① Accessible : 소외된 지역 없이 보건의료활동이 전달 되어야 한다.

② Available : 과학적인 방법으로 접근해 건강문제를 해결해야 한다.

③ Acceptable : 지역사회가 쉽게 받아들일 수 있는 방법으로 제공되어야 한다.

④ Affordable : 재정적으로 부담 가능한 방법으로 이루어져야 한다.

**10** 브라이언트(Bryant)의 건강문제 우선순위 결정기준에 해당하지 않는 것은?

① 문제의 크기

② 문제의 심각도

③ 주민의 관심도

④ 지역사회의 역량

---

**ANSWER** 9.② 10.④

**9**   ① 접근성(Accessible) : 지역적 · 지리적 · 경계적 · 사회적으로 지역주민이 이용하는 데 차별이 있어서는 안되며, 개인이나 가족 단위의 모든 주민이 시간장소적으로 보건의료서비스를 쉽게 이용가능해야 한다.
　② 주민참여가능성(Available) : 지역사회개발정책의 일환으로, 지역 내의 보건의료 발전을 위해 지역주민의 참여가 무엇보다 중요하다.
　③ 수용가능성(Acceptable) : 주민이 수용할 수 있는 건강문제 해결을 위한 접근으로 지역사회가 쉽게 받아들일 수 있는 사업을 제공해야 한다.
　④ 지불부담능력(Affordable) : 보건의료사업은 국가나 지역사회가 재정적으로 부담할 수 있는 방법으로 지역사회의 지불능력에 맞는 보건의료수가로 제공되어야 한다.

**10**   브라이언트의 결정요인 4요소 … 유병률, 심각성, 주민 관심도, 관리 난이도

**11** 〈보기〉에서 설명하는 조직의 원리로 가장 옳은 것은?

---
〈보기〉

- 한 사람의 상관이 몇 사람의 부하를 직접 적절하게 감독할 수 있는가의 문제이다.
- 직무의 성질, 시간적·공간적 요인, 인적요인을 고려한다.
---

① 통솔범위의 원리

② 조정의 원리

③ 명령통일의 원리

④ 전문화의 원리


**12** 〈보기〉 중 보건복지부의 소속기관을 모두 고른 것은?

---
〈보기〉

| ㉠ 국립재활원 | ㉡ 국립암센터 |
| ㉢ 국립중앙의료원 | ㉣ 건강보험분쟁조정위원회 사무국 |
---

① ㉠, ㉢

② ㉠, ㉣

③ ㉡, ㉢

④ ㉡, ㉣


---

**ANSWER** 11.① 12.②

**11** ① 한사람의 상관이 부하직원을 관리하는데 있어 지휘의 한계가 있다는 점에서 적정수의 부하나 하부조직을 가져야 한다는 것이다. 통솔범위에 영향을 미치는 요인으로서는 감독해야 할 직무의 성질, 감독 여건, 구성원의 능력, 그리고 감독자의 사회적 심리 등이 있다.
② 공통의 목표를 달성하기 위해 조직구성원의 행동통일을 유도하는 것으로 분업에 따른 필연적인 원리라고 할 수 있다.
③ 사회복지조직의 원리로서 명령통일의 원리는 조직에 있어서 한 사람의 직속상관으로부터 명령을 받고 보고해야 한다는 것이다.
④ 조직의 구성원에게 동일한 업무를 분담시키면서 동시에 전문화를 지향하는 것이다. 현대사회는 조직의 규모가 확대되고 업무처리의 전문성이 증가되고 있다는 점에서 반드시 필요하다.

**12** 보건복지부의 소속기관 … 국립정신건강센터, 국립나주병원, 국립부곡병원, 국립춘천병원, 국립공주병원, 국립소록도병원, 국립재활원, 국립장기조직혈액관리원, 오송생명과학단지지원센터, 국립망향의동산관리원, 건강보험분쟁조정위원회 사무국, 첨단재생의료 및 첨단바이오의약품 심의위원회 사무국

**13** 예방접종과 관계가 깊은 보건의료서비스의 사회경제적 특성으로 가장 옳은 것은?

① 외부효과

② 정보의 비대칭성

③ 수요의 불확실성

④ 공급의 법적 독점


**14** 「의료법」상 우리나라 보건의료기관 시설과 인력 기준에 대한 설명으로 가장 옳은 것은?

① 상급종합병원은 9개 이상의 진료과목이 개설되어야 한다.

② 치과병원과 요양병원은 30병상 이상의 입원시설이 필요하다.

③ 100병상을 초과하는 종합병원에는 반드시 치과가 포함되어야 한다.

④ 종합병원에 설치되는 필수진료과목에는 전속하는 전문의가 있어야 한다.


**ANSWER** 13.① 14.④

**13** 보건의료 서비스의 사회경제적 특성
ⓐ 소비자의 지식부족, 합리적이지 않음
ⓑ 수요예측 불가능성
ⓒ 외부효과(전염병 예방주사)
ⓓ **의료공급의 독점성**(불완전 시장) : 정부의 개입 요함 공급자에 대한 제한(의료인, 비영리기관 등)
ⓔ 필수재, 공공재(국민은 누구나 생존에 필요한 최소한의 의료서비스를 받을 권리가 있음), 우량재(다른 서비스보다 앞서는 것)
ⓕ 가격에 관계없이 비탄력성
ⓖ 소비 겸 투자
ⓗ 수요와 공급의 불일치
ⓘ 수요와 공급의 동시성
ⓙ 노동, 자본 집약적 서비스
ⓚ 비영리적 동기
ⓛ 치료의 불확실성
ⓜ 노동집약적 인적 서비스

**14** ① 보건복지부령으로 정하는 20개 이상의 진료과목을 갖추고 각 진료과목마다 전속하는 전문의를 두어야 한다〈의료법 제3조 의4(상급종합병원 지정) 제1항 제1호〉.
② 요양병원의 경우는 30명 이상을 수용할 수 있는 입원실이 필요하다〈의료법 시행규칙 별표 3〉.
③④ 100병상 이상 300병상 이하인 경우에는 내과·외과·소아청소년과·산부인과 중 3개 진료과목, 영상의학과, 마취통증의 학과와 진단검사의학과 또는 병리과를 포함한 7개 이상의 진료과목을 갖추고 각 진료과목마다 전속하는 전문의를 둘 것〈의 료법 제3조의3(종합병원) 제1항 제2호〉.

**15** 동기부여 이론 중 내용이론이 아닌 것으로 가장 옳은 것은?

① 매슬로우(Maslow)의 욕구단계이론

② 아지리스(Argyris)의 미성숙-성숙이론

③ 브룸(Vroom)의 기대이론

④ 허즈버그(Herzberg)의 2요인이론

**16** 새로운 회계연도가 개시될 때까지 예산 의결이 이루어지지 않은 경우 전년도 예산에 준하는 경비를 지출할 수 있는 것으로, 우리나라에서 현재 채택하고 있는 제도는?

① 본예산

② 가예산

③ 준예산

④ 추가경정예산

---

**ANSWER** 15.③  16.③

**15** ③ 개인의 동기는 그 자신의 노력이 어떤 성과를 가져오리라는 기대와, 그러한 성과가 보상을 가져다주리라는 수단성에 대한 기대감의 복합적 함수에 의해 결정된다는 Victor H. Vroom의 동기이론을 말한다.

① 내용이론은 사람들을 동기부여하는 요인은 욕구라고 생각하고 이러한 구체적인 욕구를 규명하는 것이다. 인간을 동기부여할 수 있는 욕구가 계층을 형성하고 있는 것으로 파악한다.

② 아지리스는 맥그리거의 이론적 가설에 입각한 관리 방식이 아직까지 널리 채택됨으로서 현대 미국의 대다수 사람들이 미성숙한 인간으로 취급당하고 있다고 보고 이러한 상황을 설명하기 위해 조직의 가치 체계를 관료적 피라미드형 가치체계와 인간중심주의적 민주적 가치체계로 분류 비교하였다.

④ 직무에 만족을 주는 요인을 동기유발인, 불만족을 초래하는 요인을 위생요인으로 본다.

**16** ③ 새로운 회계연도가 개시될 때까지 예산안이 의결되지 못한 경우 전년도 예산에 준하여 지출할 수 있도록 한 것으로 의회의 의결을 필요로 하지 않는다.

① 연간예산으로서 맨 처음 편성하여 의회에 제출되는 예산으로 당초예산이라고도 한다.

② 새로운 회계연도가 개시될 때까지 예산안이 의결되지 못한 경우 1개월 이내의 예산의 집행을 허용하는 것으로 1개월분의 집행에 대한 의회의 의결을 필요로 한다. 의회의 의결을 필요로 한다는 점에서 준예산과 구별되고, 최초의 1개월분으로 제한된다는 점에서 잠정예산과 차이가 있다.

④ 예산성립 후에 생긴 사유로 인하여 이미 성립된 예산에 변경을 가할 필요가 있을 때 편성하는 예산이다.

**17** 〈보기〉에서 설명하는 정책결정 이론 모형으로 가장 옳은 것은?

---
〈보기〉
---

근본적인 방향의 설정은 관련된 모든 사안을 꼼꼼히 살펴보고 분석, 예측하여 최선의 대안을 선택하지만, 세부적인 문제의 결정은 기존의 정책을 바탕으로 약간 향상된 대안을 탐색하는 현실적인 모형

① 최적모형                          ② 혼합모형
③ 합리모형                          ④ 점증모형


**18** 베버리지(Beveridge)의 원칙에 대한 설명으로 가장 옳지 않은 것은?

① 베버리지의 원칙에는 정액급여의 원칙, 정액기여의 원칙, 행정책임 분리의 원칙, 급여 적절성의 원칙 등이 있다.
② 포괄성의 원칙은 사회보험 적용 대상이 신분과 수입에 상관없이 전국민이 되어야 한다는 것이다.
③ 대상분류의 원칙은 지역사회의 다양한 삶의 형태를 고려하여 사회보험을 적용해야 한다는 것이다.
④ 급여 적절성의 원칙은 최저생계를 보장해야 한다는 것이다.

---

**ANSWER** 17.② 18.①

**17**  ② 점증모형과 만족모형에서 제시된 아이디어를 받아들여 근본적 결정에서 요구되는 세부사항 분석에 대한 제한을 가함으로써 합리모형의 비현실적 측면을 감소시키고, 맥락을 고려하는 합리주의를 통해서 장기적 대안들을 탐색함으로써 점증모형의 보수적 성향을 극복하고자 한다.
  ① 정책결정과정을 체계이론적 관점에서 파악하고 정책결정체계의 성과를 최적화(산출이 투입보다 커야한다는 것)하고자 하였다. 최적모형은 합리모형을 추구하며, 따라서 관행과 보수주의의 잠재적 위험 또한 인지하고 정책결정을 개선하기 위한 시도의 지침을 제시하는 장점이 있다.
  ③ 최적화 기준에 따라 목표와 문제를 완전하게 파악하며, 가능한 모든 대안을 포괄적으로 탐색·평가하여 최적의 합리적 대안을 선택할 수 있다고 보는 총체적·연역적·규범적·이상적·합리적 접근방법이다.
  ④ 실제정책을 결정하는 데 있어서는 언제나 규범적이고 합리적인 결정을 하는 것이 아니라 현실을 긍정하고 그것보다 약간 향상된 결정에 만족하여 현재의 정치나 행정보다 크게 다른 쇄신적·창의적인 결정을 기대하지 않는다.

**18**  베버리지의 사회보장 6대 원칙 … 정액 급여의 원칙, 정액 기여금의 원칙, 행정책임 통합의 원칙, 급여 적절성의 원칙, 포괄성의 원칙, 대상 계층화의 원칙

**19** 보건의료자원에 해당하지 않는 것으로 가장 옳은 것은?

① 보건의료인력
② 보건의료시설
③ 보건의료지식
④ 건강보험재정

**20** 라인-스태프 조직에 대한 설명으로 가장 옳지 않은 것은?

① 스태프 조직은 실질적인 집행권이나 명령권을 가진다.
② 조직이 대규모화 되면서 업무 조언을 위한 기능이 설치된 조직이다.
③ 스태프는 라인의 합리적인 의사결정을 도울 수 있다.
④ 라인과 스태프 간의 권한과 책임의 소재가 불분명할 수 있다.

**ANSWER** 19.④ 20.①

**19** 보건의료자원 … 보건의료인력, 보건의료시설, 보건의료 장비 및 물자, 보건의료 지식 및 기술

**20** 스태프는 직무에 대한 실제적인 집행이나 명령권은 없으나 라인 관리자가 의사결정을 할 때 조언, 지원 조성, 촉진, 협조 등을 하는 조직으로 조직이 목적달성을 더 잘할 수 있도록 간접적으로 기여한다.

※ 라인-스태프 조직 … 라인조직에서는 추구하기 힘든 사원의 '전사적 안목' 그리고 직능별 조직의 단점인 '명령계통의 복잡성' 을 동시에 극복하고자 하기 위해서 탄생한 조직이다. 라인-스태프 조직은 지휘, 명령의 일원화가 파괴되지 않고 개인의 전 문적 지식이나 견해가 충분히 활용될 수 있다는 이점이 있다. 또한 직계참모조직의 한 형태로서 각 종업원은 한 사람의 감 독자를 가지고, 각 상급관리자는 기능적인 여러 하급관리자를 가지는 조직이 있다. 이 조직은 특히 기업규모가 큰 경우에 매우 큰 이점이 있다.

**1** 보건행정을 '공중보건의 목적을 달성하기 위해 행정조직을 통하여 행하는 일련의 과정'이라고 정의할 때 내포된 특징으로 가장 옳지 않은 것은?

① 보건행정은 지역사회 주민의 건강증진에 중점을 둔다.

② 지역사회 주민의 욕구와 수요를 반영하여야 한다.

③ 지역사회 주민이 주도적으로 업무를 관장해야 한다.

④ 보건사업의 기획, 집행 및 통제를 통해 공중보건의 목적을 달성하기 위한 업무를 수행한다.

**ANSWER** 1.③

**1** 보건행정이란 지역사회 주민의 건강을 유지, 증진시키고 정신적 안녕 및 사회적인 효율을 도모할 수 있도록 하기 위한 공적인 행정활동을 말한다. 따라서 국가나 지방자치단체가 주도적으로 수행하는 국민의 건강을 위한 제반활동으로 여겨진다.

※ 보건행정 특징

ㄱ 보건행정의 목적은 지역사회 주민의 건강증진에 중점을 두어야 한다.

ㄴ 지역사회 주민의 욕구와 수요를 반영하며, 시대와 환경변화에 부응해야 한다.

ㄷ 국가나 지방자치 단체가 주도적으로 업무를 관장한다.

ㄹ 관리적 측면에서 볼 때 보건의료사업을 기획하고 집행 및 통제함으로써 국민의 건강증진을 달성하는 기능을 수행한다.

ㅁ 우리나라 보건행정은 공공행정으로 기능이 미약하지만 앞으로 역할을 강화하고 공익성을 확대해 나가야한다.

**2** 〈보기〉의 내용에 해당하는 직무평가 방법으로 가장 옳은 것은?

---
〈보기〉
---

- 직무에 등급을 매기는 방법
- 간편하고 이용도가 높다는 장점이 있다.
- 많은 직무 중 직군을 등급으로 매겨서 비교적 유사 혹은 동질적인 직무를 한 등급으로 평가한다.
- 이 방법은 강제적으로 배정하는 특성이 있으므로 정부기관에서 널리 사용되는 경향이 있다.

① 서열법(ranking method)
② 직무분류법(job classification method)
③ 점수법(point rating method)
④ 요소비교법(factor comparisons method)

---

**ANSWER** 2.②

**2** 직무평가 ··· 경영조직에 있어서 개인의 직무를 상대적으로 평가하여 모든 직무를 직무가치체계로 종합하는 것을 말한다. 직무평가 목적은 경영에 있어서 직무의 상대적 유용성을 측정하여 공평하고 합리적인 임금관리를 행할 뿐 아니라 합리적인 직무분류를 함으로 승진 경로나 배치 기준을 명확히 하여 종업원의 배치나 이동, 승진과 훈련 등을 효과적으로 수행하며 종업원에 공정한 인사관리를 기하려는 데 있다.

※ 직무평가법
  ㉠ 서열법(ranking method) : 등급법이라고도 한다. 직무를 그 곤란함 정도와 책임 정도에서 상호비교하여 수행의 난이도 순서로 배열하여 등급을 정하는 방법이다.
  ㉡ 분류법 : 평가하고자 하는 직무를 그 곤란도와 책임도를 종합적으로 관찰하여 등급정의에 따라 적정한 등급으로 편입하는 방법이다.
  ㉢ 점수법 : 직무의 상대적 가치를 점수로 표시하는 방법이다.
  ㉣ 요소비교법 : 직무의 상대적 가치를 임금액으로 평가한다.

**3** 건강행태 모형 중 건강믿음모형(Health Belief Model)에 대한 설명으로 가장 옳지 <u>않은</u> 것은?

① 사람들은 어떤 질병에 걸릴 감수성을 생각한다.

② 일종의 심리적인 비용-편익 비교 모형이다.

③ 어떤 질병에 걸렸을 때 나타날 수 있는 질병의 심각성을 주관적으로 판단한다.

④ 올바른 지식의 축적을 통해 태도의 변화를 가져올 수 있으며, 이를 통해 바람직한 건강행태가 일어날 수 있다.

**4** 앤더슨(Anderson)의 공중보건사업 수행의 3대 수단에 해당하지 <u>않는</u> 것은?

① 봉사행정

② 보건교육

③ 예방의료

④ 법규에 의한 통제행정

........................................................................................................................................................

**ANSWER** 3.④  4.③

**3** 올바른 지식의 축적을 통해 태도의 변화를 가져올 수 있으며 이를 통해 바람직한 건강행태가 일어날 수 있다는 것은 지식 - 태도 - 실천 모형의 관한 설명이다.

※ 건강믿음모형(Health belief model) … 건강행동의 실천여부는 개인의 신념(인식)에 따라 결정되며 이러한 인식은 주관적(연령과 성별, 경제수준이나 교육수준)영향을 받는다고 하는 이론이다. 특정 건강행동의 실천에 있어 질병에 대한 가능성과 심각성, 행위의 이익과 실천에 따른 장해요인에 대한 믿음 수준이 행동에 영향을 주는 것을 설명하는 모형이다.

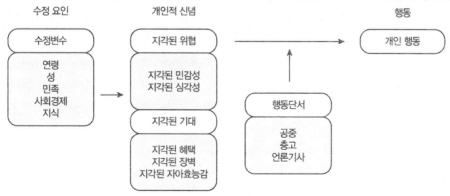

**4** 앤더슨(Anderson)의 공중보건사업 수행 3대 원칙은 보건교육(교육에 의한 조장행정), 법규(법규에 의한 통제행정), 봉사(보건행정, 보건서비스에 의한 봉사행정)이며, 법규는 개발도상국과 후진국에 효과적이라고 했다.

**5** 정책결정의 합리모형(Rational Model)에 대한 설명으로 가장 옳지 않은 것은?

① 현실적으로 완전한 합리성이란 존재하지 않으며 제한된 합리성을 추구한다.

② 의사결정자는 목표나 가치를 극대화하는 대안을 선택한다.

③ 경제적 합리성을 추구한다.

④ 각 대안으로부터 나타날 모든 결과가 계산되고 예측이 가능하여 최적의 대안을 선택한다.


**6** 비공식조직의 특성에 대한 설명으로 가장 옳은 것은?

① 감정의 원리가 지배한다.

② 과학적 관리기법을 중시한다.

③ 능률의 원리가 지배한다.

④ 공적 목적을 추구하고, 인위적이며 제도적이다.


---

**ANSWER** 5.① 6.①

**5** 합리모형(rational model) … 인간의 이성과 합리성에 근거하여 결정하고 행동한다는 논리에서 출발하였으며 인간은 관련된 모든 대안을 고려할 수 있다는 가정과 주어진 목적 달성의 극대화를 위해 최대한의 노력을 한다는 것을 전제한 이론모형이다. 의사결정자는 문제를 명확히 인식하고 명확한 목표를 세우며, 문제를 해결하기 위한 모든 대안을 생각하고 각 대안이 초래할 결과를 모든 가증한 정보를 동원하여 분석하고 예측함으로써 각 대안들을 비교, 검토, 평가하여 최선의 대안을 선택하는 것을 말한다. 그러나 인간은 생물학적 능력의 한계가 있고, 모든 것을 고려하기에는 충분한 시간과 비용이 없으며 대안의 평가와 선택을 통해 초래될 결과를 완전히 예측하기 힘들다는 비판을 받고 있다.

**6** 비공식조직의 특성(사내 동호회, 교내 동아리 등)
　㉠ 공식조직 내에서 개인의 관심이나 취미에 따라 형성
　㉡ 친밀한 인간관계
　㉢ 구성원의 만족감과 사기를 높여 조직의 효율성 향상
　※ 공식조직의 특성(학교, 회사, 정당 등)
　　㉠ 뚜렷한 목표 달성을 위해 의도적으로 형성된다.
　　㉡ 구성원의 지위와 역할이 명확하게 구분되고 전문화된다.
　　㉢ 효율적인 과업 수행을 위해 구성원들의 활동을 제한한다.

**7** 〈보기〉의 특징에 해당하는 진료비 지불제는?

---〈보기〉---

• 지불단위가 가장 크다.
• 보험자와 의사단체 간 계약 체결에 어려움이 있다.
• 의료비 통제의 기능이 있으며, 과소진료의 가능성이 있다.

① 행위별 수가제
② 포괄수가제
③ 인두제
④ 총액계약제

.........................................................................................................................................

**ANSWER** 7.④

**7** ④ **총액계약제** : 보험자와 의사단체간에 미리 진료보수총액을 정하는 계약을 체결하고 이후 그 총액범위 내에서 진료를 담당하고 의료서비스를 제공하는 방식이며 대표적으로 독일에서 시행하고 있다. 장점으로는 진료보수의 배분을 진료하는 측에 위임함으로써 총액을 효율적으로 이용하려는 동기가 발생하고 과잉진료를 억제하여 비용절감 효과를 기대할 수 있다는 것이며, 단점으로는 매년 진료비 계약교섭에 어려움이 있어 의료공급의 혼란을 초래하고 비용절감을 위해 비용이 적게 드는 효과적이지 못한 치료로 대치하는 단점이 있다.

① **행위별 수가제** : 사후결정방식으로 진단과 치료 투약과 개별행위의 서비스를 총합하여 의료행위를 한 만큼 보상하는 방식이며 서비스 행위에 항목별로 가격을 책정해 진료비를 지급하도록 하는 것이다. 의료인의 자율성이 보장되고 양질의 서비스를 제공할 수 있다는 장점이 있으며, 단점으로는 과잉진료의 위험성, 의료비 상승, 의료행위에 치우치는 경향 및 의료자원의 지역편재 경향초래 등이 있다.

② **포괄수가제** : 환자에게 제공되는 의료서비스의 양과 질에 상관없이 환자요양일수나 질병별로 보수단가를 설정하여 미리 정해진 의료비를 받는 방식이다. 의료비 지불수준이 미리 결정되는 사전결정방식으로 과잉진료 및 진료비억제 효과가 있으며 단점으로는 과소진료로 의료의 질적 저하를 초래할 우려가 있다.

③ **인두제** : 행위별수가제와 반대되는 개념으로 의료인이 담당하는 이용자수를 기준으로 진료보수금액이 결정되는 제도이다. 일차보건의료에 적합하며 과잉진료를 억제하고 치료보다 예방에 중점을 두어 총 진료비 억제효과가 있으나 과소진료의 단점이 있다.

※ **지불보상제도** … 크게 사후결정방식과 사후결정방식으로 나누어지는데 사후결정방식은 진료를 받은 이후 합산된 진료비를 지불하는 제도이며, 사전결정방식은 진료를 받기 전에 병원이나 의료인에게 지불될 총액이나 그 비율이 미리 정해져있어 실제로 받은 의료서비스와는 상관없이 진료비를 지불하는 방식이다.

**8** 예산이 회계연도 개시 전까지 국회에서 의결되지 못하여 예산이 성립되지 못할 때 활용하는 예산 종류에 해당하지 않는 것은?

① 추가경정예산

② 잠정예산

③ 가예산

④ 준예산

**9** 변혁적 리더십(Transformational Leadership)의 구성 요인에 해당하지 않는 것은?

① 카리스마

② 개별적 배려

③ 조건적 보상

④ 지적인 자극

---

**ANSWER** 8.① 9.③

**8** ① 추가경정예산 : 예산이 성립하고 회계연도가 개시된 이후 발생한 사유로 이미 성립된 예산에 변경을 가할 필요가 있을 때 편성되는 예산을 말하며 예산이 확정된 이후에 생긴 사유로 인하여 추가, 변경된 예산을 의미한다.
② 잠정예산 : 회계연도 개시 전까지 예산이 국회에서 의결되지 않은 경우 잠정적으로 예산을 편성하여 의회에 제출하여 사전의결 거쳐 사용하도록 한 예산제도이다.
③ 가예산 : 부득이한 사유로 예산이 의결되지 못할 때 국회가 1개월 이내 가예산을 의결하도록 하는 제도이다. 사전의결원칙의 예외가 아니다.
④ 준예산 : 새로운 회계연도가 개시될 때까지 예산이 성립되지 못한 경우 예산이 확정될 때까지 특정경비에 한해 전년도 예산에 준하여 지출할 수 있도록 만든 제도이다. 사전의결원칙의 예외다.

**9** 변혁적 리더십의 구성요소
㉠ 개별적 배려 : 구성원들에게 개별적 관심을 보여주고, 독립적인 존재로 대우하며 지도하고 조언해준다.
㉡ 지적자극 : 이해력과 합리성을 드높이고, 사려 깊은 문제 해결을 하도록 촉진시킨다.
㉢ 카리스마 : 구성원들에게 비전과 사명감을 제공하고, 자긍심을 고취시키며 존경과 신뢰를 받는다.
㉣ 동기부여 : 비전을 제시하고 구성원의 노력에 대한 칭찬, 격려 등 감정적으로 동기를 부여해, 업무에 매진할 수 있게 한다.

**10** 「국민건강보험법」상 우리나라의 건강보험에 대한 설명으로 가장 옳지 않은 것은?

① 본인부담액의 연간 총액이 개인별 상한액을 넘는 경우 건강보험심사평가원에서 초과액을 환급하며, 이를 '본인부담금환급금제도'라고 한다.

② 공단은 임신·출산 진료비 등 부가급여를 실시할 수 있으며, 해당 비용을 결제할 수 있는 이용권을 발급할 수 있다.

③ 경제성 또는 치료효과성이 불확실하여 추가적인 근거가 필요하거나 경제성이 낮아도 가입자와 피부양자의 건강회복에 잠재적 이득이 있는 경우, 선별급여로 지정하여 실시할 수 있다.

④ 「의료법」 제35조에 따라 개설된 부속의료기관은 요양기관에서 제외할 수 있다.

**11** 우리나라 사회보장체계에서 사회보험에 해당하는 것은?

① 복지서비스

② 국민연금제도

③ 국민기초생활보장제도

④ 의료급여제도

---

**ANSWER** 10.① 11.②

**10** 본인부담환급금제도 … 과도한 의료비로 인한 가계 부담을 덜어주기 위해 환자가 부담한 건강보험 본인 부담금이 개인별 상한액을 초과하는 경우 그 초과금액을 건강보험공단에서 부담하는 제도이다.

**11** 사회보험 … 법률적 의미로는 출산과 양육, 실업, 노령, 장애, 빈곤 및 사망 등의 사회적 위험으로부터 모든 국민을 보호하고 국민의 삶의 질을 향상시키는데 필요한 소득 및 서비스를 보장하는 사회보험, 공공부조, 사회서비스를 일컬어 말한다.

※ 우리나라의 사회보장 체계도
 ㉠ 사회보험 : 국민건강보험, 국민연금, 고용보험, 노인장기요양보험, 산업재해보상보험
 ㉡ 공공부조 : 국민기초생활보장, 의료급여
 ㉢ 사회서비스 : 노인복지서비스, 장애인복지서비스, 아동복지서비스, 가족복지서비스

**12** 〈보기〉에서 설명하는 보건의료의 사회경제적 특성으로 가장 옳은 것은?

---
〈보기〉
---

국가는 모든 국민들에게 지불 용의와 능력에 관계없이 기본적인 보건의료를 제공함으로써 국민들의 건강권을 보장해야 한다.

① 정보의 비대칭성                    ② 외부효과
③ 공급의 독점성                      ④ 가치재

**13** 귤릭(Gulick)의 7단계 관리과정(POSDCoRB)에 해당하지 않는 것은?

① 인사(Staffing)

② 지휘(Directing)

③ 통제(Controlling)

④ 예산(Budgeting)

**ANSWER** 12.④  13.③

**12** ④ 비배재성, 비경합성, 민간부분의 생산량의 사회요구수준에 미치지 못하여 정부가 개임하므로 가치재의 성격이 있다고 볼 수 있다.
① 정보의 비대칭성이란 질병의 원인이나 치료방법, 의약품 등에 관련된 지식과 정보는 매우 전문적이기 때문에 의사나 약사, 간호사 등의 의료인력을 제외하고는 소비자가 거의 알 수 없는 경우가 대부분이며 이러한 현상을 정보의 비대칭성 또는 소비자의 무지라고 한다.
② 외부효과는 한사람의 행위가 다른 사람에게 일방적으로 이익을 주거나 손해를 끼치는 경우를 말한다.
③ 의사면허제도로 공급의 독점력과 가격의 비탄력성이 있어 공급의 독점성이 있다고 볼 수 있다.

**13** 귤릭의 7단계 관리과정(POSDCoRB) … 기획(Planning) · 조직(Organizing) · 인사(Staffing) · 지휘(Directing) · 조정(Coordinating) · 보고(Reporting) · 예산(Budgeting)이다.

**14** 관리 과정을 기획, 조직, 지휘, 통제로 분류하였을 때 〈보기〉의 특징에 해당하는 단계는?

───── 〈보기〉 ─────

- 목표를 설정하고 이를 달성하기 위한 과정을 결정한다.
- 관련 자료를 수집 및 분석하여 문제점을 파악한다.
- 실현가능성, 형평성, 효과성 등을 고려하여 대안을 평가하며, 경제적 합리성, 정치적 합리성 등을 고려하여 최종 대안을 선택한다.

① 기획                    ② 조직
③ 지휘                    ④ 통제


**15** 최근 다문화가족의 이혼이 증가함에 따라 해당 문제에 대처하기 위해 보건복지부, 법무부, 여성가족부 등을 포함하여 한시적으로 '다문화가족정책위원회'를 운영하기로 했다. 이 조직구조의 장점에 해당하지 않는 것은?

① 인력 구성의 탄력성을 보인다.
② 목적 달성을 위해 자원을 집중할 수 있다.
③ 환경변화에 적응성이 높은 편이다.
④ 최고 관리자가 지속적으로 장기계획에 집중할 수 있다.

........................................................................................

**ANSWER** 14.① 15.④

**14** ① **기획**: 조직의 목표를 달성하기위해 하는 활동, 그 순서를 계획하는 과정으로 조직의 철학과 목적, 목표, 정책, 절차, 규칙을 정하고 장단기 계획과 예산을 세워 구체적으로 업무를 계획하는 것을 말한다.
② **조직**: 기획단계에서 설정된 목표를 설정하기 위해 조직구성원들의 업무와 관리를 위한 적합한 직무구조를 설정하고 특정업무를 수행하도록 직위와 권한을 적절히 배분하는 과정이다.
③ **지휘**: 조직의 목표를 달성하기 위해 조직구성원들 개개인에게 부여된 직무를 수행하도록 지도하고 격려하여 영향을 미치는 과정이다.
④ **통제**: 실제 수행된 업무 성과가 계획된 목표나 기준과 일치하는지 확인하고 이를 통해 이전 설정하였던 조직의 목표나 목표성취에 필요한 계획을 수정하는 과정이다.

**15** 에드호크라시 … 특별임시조직으로서 다양한 전문기술을 가진 이질적인 전문가들이 프로젝트를 중심으로 집단을 구성해 문제를 해결하는 변화가 빠르고 적응적인 임시체제를 말한다. 높은 적응성과 창조성이 요구되는 조직에 적합하며, 각 분야 전문가들로 구성되어 있어 복잡한 문제해결이 가능하다. 또한 민주성과 자율성이 강하다. 그러나 조직 내 갈등과 긴장이 불가피하며 구성원들 간의 책임과 권한의 한계가 불분명하고 관료제에 비해 비효율적이며 장기간 계획에는 적합하지 않다.

**16** 「지역보건법」에서 제시된 보건소의 기능 및 업무에 해당하지 않는 것은?

① 난임의 예방 및 관리

② 감염병의 예방 및 관리

③ 지역보건의료정책의 기획, 조사 · 연구 및 평가

④ 보건의료 수요의 측정

---

**ANSWER** 16.④

**16** 보건소의 기능 및 업무〈지역보건법 제11조〉
  ⊙ 보건소는 해당 지방자치단체의 관할 구역에서 다음의 기능 및 업무를 수행한다.
  • 건강 친화적인 지역사회 여건의 조성
  • 지역보건의료정책의 기획, 조사 · 연구 및 평가
  • 보건의료인 및 「보건의료기본법」에 따른 보건의료기관 등에 대한 지도 · 관리 · 육성과 국민보건 향상을 위한 지도 · 관리
  • 보건의료 관련기관 · 단체, 학교, 직장 등과의 협력체계 구축
  • 지역주민의 건강증진 및 질병예방 · 관리를 위한 다음의 지역보건의료서비스의 제공
  − 국민건강증진 · 구강건강 · 영양관리사업 및 보건교육
  − 감염병의 예방 및 관리
  − 모성과 영유아의 건강유지 · 증진
  − 여성 · 노인 · 장애인 등 보건의료 취약계층의 건강유지 · 증진
  − 정신건강증진 및 생명존중에 관한 사항
  − 지역주민에 대한 진료, 건강검진 및 만성질환 등의 질병관리에 관한 사항
  − 가정 및 사회복지시설 등을 방문하여 행하는 보건의료 및 건강관리사업
  − 난임의 예방 및 관리
  ⊙ 보건복지부장관이 지정하여 고시하는 의료취약지의 보건소는 난임의 예방 및 관리 중 대통령령으로 정하는 업무를 수행할 수 있다.
  ⊙ ⊙ 및 ⊙에 따른 보건소 기능 및 업무 등에 관하여 필요한 세부 사항은 대통령령으로 정한다.

**17** 보건기획수립상의 제약요인에 해당하지 않는 것은?

① 미래 예측의 곤란성

② 개인적 창의력 위축

③ 기획의 경직화 경향

④ 자료 · 정보의 부족과 부정확성


**18** 의료비의 상승 원인 중 의료수요를 증가시키는 요인에 해당하지 않는 것은?

① 사회간접시설의 확충

② 의료인력 임금의 상승

③ 인구의 노령화

④ 건강보험의 확대

**ANSWER** 17.③ 18.②

**17** 보건기획의수립 상 제약요인
  ㉠ **미래 예측의 어려움과 자료 및 정보의 부족** : 정확한 정보는 미래를 예측하는 데 자료 및 정보가 부족하다.
  ㉡ **개인적 창의력 위축** : 지나치게 포괄적이고 세부적이면 창의력이 발휘될 수 없다.
  ㉢ **자료 · 정보의 부족과 부정확성** : 계획의 수립과 분석의 한계와 정확한 자료입수의 어려움이 있다.
  ※ 이밖에도 목표의 갈등대립 및 계량화 곤란, 비용의 과중과 시간의 제약 등이 있다.

**18** 의료수요의 증가요인
  ㉠ 소득증가율에 비해 빠른 의료비 증가율
  ㉡ 의료보장 확대
  ㉢ 고령인구의 증가, 만성질환과 장애보유기간 증가
  ㉣ 의료공급자에 의한 수요 증가
  ㉤ 진단기법 및 질병 정의와 기타 대체재의 변화
  ㉥ 선호의 변화

**19** 「국민건강증진법」에서 제시하고 있는 건강증진사업 내용으로 가장 옳지 않은 것은?

① 보건교육 및 건강상담

② 지역사회의 보건문제에 관한 조사

③ 영양관리

④ 질병의 조기치료를 위한 조치

**20** 우리나라의 공공부조 재원에 해당하는 것은?

① 보험료           ② 일반조세

③ 기여금           ④ 재정보조금

·····································································································································································

**ANSWER** 19.④ 20.②

**19** 건강증진사업 … 특별자치시장·특별자치도지사·시장·군수·구청장은 지역주민의 건강증진을 위하여 보건복지부령이 정하는 바에 의하여 보건소장으로 하여금 다음의 사업을 하게 할 수 있다〈국민건강증진법 제19조 제2항〉.
  ㉠ 보건교육 및 건강상담
  ㉡ 영양관리
  ㉢ 신체활동장려
  ㉣ 구강건강의 관리
  ㉤ 질병의 조기발견을 위한 검진 및 처방
  ㉥ 지역사회의 보건문제에 관한 조사·연구
  ㉦ 기타 건강교실의 운영 등 건강증진사업에 관한 사항

**20** 공공부조는 생활능력이 없는 국민에게 국가의 책임하에 직접 금품을 제공하거나 무료혜택을 주는 제도로서 국민의 최저생활을 보장하는 최후의 안전망 기능을 수행하는 제도이다. 공공부조의 기본적인 특징은 조세를 재원으로 하며, 자산조사에 의한 개별적인 욕구의 측정과 확인을 근거로, 빈곤한 사람에게 부족한 만큼의 생계는 보충해 준다는 점에서 생존권의 논리에 기초하고 있다.

**1** 〈보기〉의 요인이 질병발생에 영향을 미친다는 건강 접근 모형은?

———————————— 〈보기〉 ————————————
- 숙주요인
- 외부환경요인
- 개인행태요인

① 전인적 모형
② 생태학적 모형
③ 생의학적 모형
④ 사회생태학적 모형

**2** 고려시대 보건행정기관과 그 역할을 옳게 짝지은 것은?

① 혜민서 – 서민의 구료사업을 담당
② 활인서 – 감염병 환자의 치료 및 구호를 담당
③ 제위보 – 서민의 구료사업을 담당
④ 약전 – 의료행정을 담당

---

**ANSWER** 1.④ 2.③

**1** 사회생태학적 모형에 대한 설명이다.
※ 질병발생모형

| 생의학적 모형 | 생태학적 모형 | 사회생태학적 모형 | 전인적 모형 |
|---|---|---|---|
| • 심신이원성<br>• 질병은 생물학적 일탈<br>• 특정병인론<br>• 질병의 보편성<br>• 전문가 중심 의료체계 | • 숙주, 병인, 환경이 평형을 이룰 때 건강을 유지하고 균형이 깨질 때 불건강해진다는 모형 | • 개인의 사회적, 심리학적, 행태적 요인을 중시하는 모형<br>• 구성요소 : 숙주요인, 외부환경요인, 개인행태요인 | • 건강과 질병은 연속선상에 있으며, 질병은 다양한 복합요인에 의해 발생되는 것<br>• 구성요소 : 생활습관, 환경, 생물학적 특성, 보건의료 체계 |

**2** ① 혜민서 : 조선시대 보건행정기관으로 서민의 구료사업을 담당했다.
② 활인서 : 조선시대 보건행정기관으로 전염병 환자의 치료 및 구호를 담당했다
④ 약전 : 신라시대 의료행정을 담당했던 기관이다.

**3** 중동 호흡기 증후군(MERS)이 유행하는 지역을 여행한 갑(甲)이 귀국하였다. 현재 증상은 없으나 검역법령에 따라 갑(甲)의 거주지역 지방자치단체장에게 이 사람의 건강상태를 감시하도록 요청할 때 최대 감시기간은?

① 5일 　　　　　　　　　　　　　② 6일

③ 10일 　　　　　　　　　　　　④ 14일


**4** 「보건의료인력지원법」에서 규정한 보건의료인력에 해당하지 않는 것은? [기출변형]

① 「의료법」에 따른 의료인 및 간호조무사

② 「국민건강증진법」에 따른 보건교육사

③ 「응급의료에 관한 법률」에 따른 응급구조사

④ 「공공기관의 운영에 관한 법률」에 따른 공공기관의 감염병 관련 분야에서 근무한 사람


**ANSWER** 3.④ 4.④

**3** 중동 호흡기 증후군(MERS)의 최대 잠복기간은 14일이다.

※ 검역감염병의 최대 잠복기간 … 검역감염병의 최대 잠복기간은 다음 각 호의 구분에 따른다〈검역법 시행규칙 제14조의3〉.

　ㄱ 콜레라 : 5일

　ㄴ 페스트 : 6일

　ㄷ 황열 : 6일

　ㄹ 중증 급성호흡기 증후군(SARS) : 10일

　ㅁ 동물인플루엔자 인체감염증 : 10일

　ㅂ 중동 호흡기 증후군(MERS) : 14일

　ㅅ 에볼라바이러스병 : 21일

**4** ①③ 보건의료인력 … "보건의료인력"이란 다음 각 목의 면허 · 자격 등을 취득한 사람을 말한다〈보건의료인력지원법 제2조 제3항〉.

　ㄱ 「의료법」에 따른 의료인 및 간호조무사

　ㄴ 「약사법」에 따른 약사 및 한약사

　ㄷ 「의료기사 등에 관한 법률」에 따른 의료기사, 보건의료정보관리사 및 안경사

　ㄹ 「응급의료에 관한 법률」에 따른 응급구조사

　ㅁ 「국민영양관리법」에 따른 영양사 등 보건의료 관계 법령에서 정하는 바에 따라 면허 · 자격 등을 취득한 사람으로서 대통령령으로 정하는 사람

② 보건의료인력 … 보건의료인력지원법 제2조 제3항에서 대통령령으로 정하는 사람이란 다음의 면허 또는 자격을 취득한 사람을 말한다〈보건의료인력지원법 시행령 제2조〉.

　ㄱ 「국민영양관리법」에 따른 영양사

　ㄴ 「공중위생관리법」에 따른 위생사

　ㄷ 「국민건강증진법」에 따른 보건교육사

**5** 「국민건강보험법」에서 규정하고 있는 요양급여에 해당하지 않는 것은?

① 이송

② 예방 · 재활

③ 진찰 · 검사

④ 간병 · 간호


**6** 「의료법」상 의료기관 인증기준 및 방법에 대한 설명으로 가장 옳지 않은 것은?

① 인증기준에 환자의 권리와 안전, 환자 만족도 등을 포함한다.

② 인증등급은 인증, 조건부인증 및 불인증으로 구분한다.

③ 인증의 유효기간은 5년이며, 조건부인증의 유효기간은 1년이다.

④ 조건부인증은 유효기간 내에 보건복지부령에 따라 재인증을 받아야 한다.


**ANSWER** 5.④ 6.③

**5** 간병은 요양급여에 해당하지 않는다.

※ **요양급여** … 가입자와 피부양자의 질병, 부상, 출산 등에 대하여 다음의 요양급여를 실시한다〈국민건강보험법 제41조 제1항〉.

ㄱ 진찰 · 검사

ㄴ 약제 · 치료재료의 지급

ㄷ 처치 · 수술 및 그 밖의 치료

ㄹ 예방 · 재활

ㅁ 입원

ㅂ 간호

ㅅ 이송

**6** 의료기관 인증기준 및 방법〈의료법 제58조의3〉

ㄱ 의료기관 인증기준은 다음의 사항을 포함하여야 한다.

• 환자의 권리와 안전

• 의료기관의 의료서비스 질 향상 활동

• 의료서비스의 제공과정 및 성과

• 의료기관의 조직 · 인력관리 및 운영

• 환자 만족도

ㄴ 인증등급은 인증, 조건부인증 및 불인증으로 구분한다.

ㄷ 인증의 유효기간은 4년으로 한다. 다만, 조건부인증의 경우에는 유효기간을 1년으로 한다.

ㄹ 조건부인증을 받은 의료기관의 장은 유효기간 내에 보건복지부령으로 정하는 바에 따라 재인증을 받아야 한다.

**7** COVID-19와 같은 신종 및 해외 유입 감염병에 대한 선제적 대응, 효율적 만성질환 관리, 보건 의료 R&D 및 연구 인프라 강화가 주된 업무인 보건행정 조직은?

① 국립재활원

② 질병관리청

③ 국립검역소

④ 한국보건산업진흥원

**8** 국가보건서비스(NHS) 방식의 단점으로 가장 옳지 않은 것은?

① 정부의 과다한 복지비용 부담

② 장기간 진료대기문제

③ 단일 보험료 부과기준 적용의 어려움

④ 의료수요자 측의 비용의식 부족

........................................................................................................

**ANSWER** 7.② 8.③

**7** 질병관리청은 국가 전염병 연구 및 관리, 생명과학 연구, 교육 훈련 업무 등을 수행한다.
  ※ 질병관리청 핵심사업
     ㉠ 감염병으로부터 국민보호 및 안전사회 구현
     ㉡ 효율적 만성질환 관리로 국민 질병 부담 감소
     ㉢ 보건 의료 R&D 및 연구 인프라 강화로 질병 극복

**8** 사회보험방식(NHI)에 대한 설명이다.
  ※ NHI와 NHS의 장·단점

| 구분 | NHI(사회보험 방식) | NHS(국민보건서비스 방식) |
|------|------|------|
| 기본철학 | • 의료비에 대한 국민의 1차적 자기책임의식 견지<br>• 국민의 정부의존 최소화 | • 국민의료비에 대한 국가책임의식 견지, 전국민의 보편적 적용<br>• 국민의 정부의존 심화 |
| 국민의료비 | 의료비 억제기능 취약 | 의료비 통제효과 강함 |
| 보험료 형평성 | • 보험자간 보험료 부과의 형평성 부족<br>• 보험자간 재정 불균형 파생 | 조세에 의한 재원조달로 소득재분배 효과(선진국) |
| 의료서비스 | • 상대적으로 양질의 의료 제공<br>• 첨단 의료기술 발전에 긍정적 영향 | • 의료의 질 저하<br>• 입원 대기환자 급증<br>• 민간 사보험의 가입경향 증가 |
| 관리운영 | 조합 중심의 자율운영으로 상대적으로 관리운영비가 많이 소요 | • 정부기관의 직접 관리<br>• 관리운영비 절감 |

**9** 이용자에게 의료비용의 일부를 부담하게 함으로써 의료소비자에게 비용을 인식시켜 수진 남용을 방지하고, 의료비 상승을 억제하여 건강보험재정의 안정성을 도모하기 위한 것은?

① 준비금

② 상환금

③ 대지급금

④ 본인일부부담금

**10** 우리나라 건강보험제도의 특징으로 가장 옳은 것은?

① 제한된 영역의 현물급여를 제외하면 대부분 현금급여이다.

② 일정한 조건을 갖추면 국민이 판단하여 가입할 수 있는 임의 가입 방식이다.

③ 소득수준이나 재산의 정도 등 부담능력에 따라 보험료가 책정된다.

④ 건강보험심사평가원은 가입자 및 피부양자의 자격관리, 보험료의 부과 · 징수 업무를 담당하고 있다.

---

**ANSWER** 9.④ 10.③

**9** 본인일부부담금은 진료비 중 환자가 부담해야 하는 금액으로 의료비 상승을 억제하는 효과가 있다.

**10** 우리나라 건강보험제도는 능력비례 차등부과로, 소득수준이나 재산의 정도에 따라 보험료가 책정된다.

※ 우리나라 건강보험제도 … 우리나라 국민건강보험제도의 특징은 다음과 같다.

ㄱ 강제가입

ㄴ 능력비례 차등부과, 균등급여

ㄷ 보험료 부과방식 이원화(직장가입자, 지역가입자)

ㄹ 모든 의료기관을 요양기관으로 지정

ㅁ 행위별 수가제, 제3자 지불방식

ㅂ 단기보험

ㅅ 치료중심 급여제도

**11** 베버러지(Beveridge)가 정의한 사회보장에 대한 설명으로 가장 옳지 않은 것은?

① 노령으로 인한 퇴직, 타인의 사망으로 인한 부양상실에 대비해야 한다.

② 실업이나 질병, 부상으로 소득이 중단되었을 때를 대처해야 한다.

③ 출생, 사망, 결혼 등과 관련된 특별한 지출을 감당하기 위한 소득보장이다.

④ 모든 국민이 다양한 사회적 위험에서 벗어나 행복하고 인간다운 생활을 할 수 있도록 자립을 지원한다.


**12** 세계보건기구 모델(Kleczkowski 등, 1984)에서 국가보건의료체계의 하부구조를 형성하는 주요 구성 요소에 해당하지 않는 것은?

① 자원의 조직적 배치

② 의료 이용자 행태

③ 보건의료자원 개발

④ 보건의료서비스의 제공

**ANSWER** 11.④ 12.②

**11** 베버리지(Beveridge)가 정의한 사회보장은 실업, 질병 또는 재해에 의하여 수입중단사태에 대처하고, 노령에 의한 퇴직이나 사망에 의한 부양의 상실에 대비하며, 출생, 사망, 결혼 등과 관련된 특별한 지출을 감당하기 위한 소득이다.

※ 베버리지의 사회보장 6대 원칙
- ㉠ **정액 급여의 원칙**: 소득 중단 사유나 정도에 상관없이 모두 균일한 보험 급여를 지급한다는 원칙이다.
- ㉡ **정액 기여금의 원칙**: 누구나 동일한 보험금을 낸다는 원칙이다.
- ㉢ **행정책임 통합의 원칙**: 경비절감과 제도 간 상호 모순을 방지하기 위해 행정책임을 통합한다는 원칙이다.
- ㉣ **급여 적절성의 원칙**: 최저생활보장에 충분한 급여가 적시에 지급되어야 한다는 원칙이다.
- ㉤ **포괄성의 원칙**: 적용 대상이 전 국민을 대상으로 포괄적이어야 하고, 모든 욕구를 포괄할 수 있어야 한다는 원칙이다.
- ㉥ **대상 계층화의 원칙**: 최저생활수준의 차이 및 발생사고 종류에 따라 계층이 구분되어야 한다는 원칙이다.

**12** 우리나라 보건의료체계 구성요소에 해당하지 않는다. 우리나라 보건의료체계에서 정부는 국민에게 정보를 제공하고, 보건의료를 제공하며 보건의료공급자를 규제한다. 정부가 소비자 역할을 하지는 않는다.

※ 우리나라 보건의료체계 5가지
- ㉠ 보건의료자원 개발
- ㉡ 자원의 조직적 배치
- ㉢ 보건의료 제공
- ㉣ 경제적 지원
- ㉤ 보건의료 관리

**13** 〈보기〉의 보건의료분야 SWOT 분석에 따른 대응전략으로 가장 옳은 것은?

---
〈보기〉
---

- 최첨단 의료시설과 장비, 최고의 의료진
- 정부의 통제와 규제, 새로운 경쟁자의 등장

① SO전략
② WO전략
③ ST전략
④ WT전략


**14** 한 평정요소에 대한 평정자의 판단이 연쇄적으로 다른 요소의 평정에도 영향을 주는 오류 현상은?

① 후광효과
② 대비오차
③ 규칙적 오차
④ 상동적 오차


**15** 공식적 의사소통 중 하의상달 방법을 옳게 짝지은 것은?

① 편람, 회람
② 품의, 제안
③ 회람, 보고
④ 회의, 결재제도

----

**ANSWER** 13.③  14.①  15.②

**13** ③ ST전략 : 강점 – 위협 전략으로 확인된 위험을 최소화하기 위해 조직의 강점을 사용하는 전략이다.
① SO전략 : 강점 – 기회 전략으로 기회를 극대화하기 위해 조직의 강점을 사용하는 전략이다.
② WO전략 : 약점 – 기회 전략으로 조직의 약점을 최소화하기 위해 확인된 기회를 활용하는 전략이다.
④ WT전략 : 약점 – 위협 전략으로 위협을 회피하기 위해 조직의 약점을 최소화하는 전략이다.
※ 다각화 전략 … 새로운 사업 진출, 새로운 시장, 새로운 기술, 새로운 고객

**14** ② 대비오차 : 평가하는 데 있어서 평가자 자신을 기준으로 두어 비교하면서 발생하는 오류다.
③ 규칙적 오차 : 어떤 평가자가 항상 관대하거나 엄격한 경향을 보이는 것으로 다른 평가자들보다 항상 후하거나 혹은 나쁜 점수를 주는 데서 오는 오차이다.
④ 상동적 오차 : 사람에 대한 경직된 편견이나 선입견, 고정관념 때문에 발생하는 오차이다.

**15** 상향식 의사소통(하의상달)에는 보고, 제안제도, 고충처리, 품의, 상담, 면접, 질문조사 등이 있다.
※ 공식적 의사전달
ⓐ 하향적(상의하달형) : 명령, 지시, 구내방송, 편람, 규정집, 일반정보
ⓑ 상향적(하의상달형) : 결재제도(보고제도, 품의제), 제안제도, 인사상담, 고충처리
ⓒ 수평적 의사전달 : 사전심사, 사후통지, 공람, 회람, 회의, 위원회, 홍보, 레크레이션

**16** 직무의 종류는 유사하나 그 곤란도, 책임의 정도가 상이한 직급의 군은?

① 직렬                          ② 직류

③ 직군                          ④ 직위


**17** 〈보기〉에서 명령통일의 원리가 가장 잘 적용된 조직은?

| ──────── 〈보기〉 ──────── |
| --- |
| ㉠ 참모조직                    ㉡ 계선조직 |
| ㉢ 막료조직                    ㉣ 비공식조직 |

① ㉠                          ② ㉡

③ ㉢                          ④ ㉣


**18** 「국민건강증진법」상 국민건강증진종합계획을 수립하여야 하는 자는?

① 보건복지부장관                ② 질병관리청장

③ 시 · 도지사                    ④ 관할 보건소장


---

**ANSWER** 16.① 17.② 18.①

**16**  ① 직렬은 직무의 종류는 유사하나 곤란도, 책임도가 다른 직급의 계열이다.
  ② 직류는 동일직렬 내에서 담당직책이 보다 유사한 직위의 집단이다.
  ③ 직군은 성질이 유사한 직렬을 한데 묶은 것이다.
  ④ 직위는 한 사람이 수행할 수 있는 직무와 책임의 단위이다.

**17**  ㉠ **참모조직** : 막료조직이라고도 하며, 계선조직이 그 기능을 원활하게 수행할 수 있도록 지원 · 조성 · 촉진하는 기관이다.
  ㉡ **계선조직** : 조직 내에서 명령이 전달되는 수직적 · 계층적 구조를 말한다.
  ㉢ **막료조직** : 횡적 지원을 하는 수평적 조직으로 권고, 조언, 보조, 지원 등의 기능을 행사한다.
  ㉣ **비공식조직** : 구성원 상호간의 접촉이나 친근한 관계로 인해서 형성되는 구조가 명확하지 않은 조직을 말한다.

**18**  보건복지부장관은 국민건강증진종합계획을 5년마다 수립하여야 한다.
  ※ 보건복지부장관은 제5조의 규정에 따른 국민건강증진정책심의위원회의 심의를 거쳐 국민건강증진종합계획을 5년마다 수립
    하여야 한다. 이 경우 미리 관계중앙행정기관의 장과 협의를 거쳐야 한다〈국민건강증진법 제4조(국민건강증진종합계획의
    수립) 제1항〉.

**19** '건강증진과 개발 – 수행역량 격차해소'라는 슬로건 아래 〈보기〉와 같은 내용을 논의한 건강증진 국제회의는?

---
〈보기〉
---

• 지역사회 권능부여　　　　　　• 건강지식 및 건강행동

• 보건시스템 강화　　　　　　　• 파트너십 및 부문 간 활동

• 건강증진 역량 구축

① 제1차 회의, 캐나다 오타와

② 제2차 회의, 호주 애들레이드

③ 제4차 회의, 인도네시아 자카르타

④ 제7차 회의, 케냐 나이로비

**20** 보건사업에 투입된 자원, 즉 인력, 시설, 장비, 재정 등이 적합한지를 판정하는 보건사업 평가의 유형은?

① 구조평가

② 과정평가

③ 산출평가

④ 영향평가

---

**ANSWER** 19.④ 20.①

**19** ④ 제7차 나이로비 : '수행역량 격차해소를 통한 건강증진의 개발'이라는 슬로건 아래 진행된 국제회의이다.

　① 제1차 오타와 : 건강증진에 관한 새로운 개념이 검토되었다(건강증진의 5가지 원칙 : 건강에 이로운 공공정책 수립, 지원적 환경 창출, 지역사회 활동 강화, 개개인의 기술 개발, 보건의료서비스 방향의 재설정). 오타와 헌장에 따르면 건강증진이란 사람들로 하여금 자신의 건강을 통제하여 스스로 관리하는 과정이다.

　② 제2차 애들레이드 : '건전한 공공정책 수립'이라는 슬로건 아래 우선순위 정책으로 여성보건, 영양정책, 알코올 · 금연 정책, 환경관련 정책을 제시했다.

　③ 제4차 자카르타 : '건강증진은 가치 있는 투자'라는 슬로건 아래 건강을 위한 사회 · 경제발전의 중요성을 강조했다.

**20** ① 구조평가 : 사업에 투입되는 인적 · 물리적 · 재정적 자원을 평가한다.

　② 과정평가 : 사업에 투입된 인적, 물적 자원이 계획대로 실행되는지 여부와 사업이 일정대로 진행되고 있는 지 평가한다.

　③ 산출평가 : 효과측면에서 사업목표의 달성정도를 평가하고 효율측면에서는 투입된 자원과 사업의 결과(산출물)의 비율을 평가한다.

　④ 영향평가 : 투입한 결과로 대상자의 지식, 태도, 신념, 가치관 등 실천양상에 일어난 변화를 평가한다.

**1** 「의료기사 등에 관한 법률」상 의료기사에 해당하지 않는 것은?

① 작업치료사　　　　　　　　　② 치과기공사

③ 안경사　　　　　　　　　　　④ 치과위생사

**2** 동기부여 이론 중 X이론에 근거하여 관리자가 구성원을 대하는 좋은 방법은?

① 경제적 보상과 제재　　　　　　② 권한의 위임

③ 자율성 존중　　　　　　　　　④ 민주적 리더십

---

**ANSWER** 1.③　2.①

**1** **의료기사의 종류 및 업무**〈의료기사 등에 관한 법률 제2조〉

　㉠ 의료기사의 종류는 임상병리사, 방사선사, 물리치료사, 작업치료사, 치과기공사 및 치과위생사로 한다.

　㉡ 의료기사는 종별에 따라 다음 각 호의 업무 및 이와 관련하여 대통령령으로 정하는 업무를 수행한다.

- 임상병리사 : 각종 화학적 또는 생리학적 검사
- 방사선사 : 방사선 등의 취급 또는 검사 및 방사선 등 관련 기기의 취급 또는 관리
- 물리치료사 : 신체의 교정 및 재활을 위한 물리요법적 치료
- 작업치료사 : 신체적·정신적 기능장애를 회복시키기 위한 작업요법적 치료
- 치과기공사 : 보철물의 제작, 수리 또는 가공
- 치과위생사 : 치아 및 구강질환의 예방과 위생 관리 등

**2** ① 전통적 인간관 X이론에 따르면, 인간은 일을 싫어하고 기피하려고 하기 때문에 조직의 목적 지향적인 노력을 조성하기 위해서는 강압, 통제, 지시, 보상 등의 동기 부여를 제공해야 한다.

　②③④ Y이론의 관리전략

　※ 맥그리거의 X-Y이론

| 구분 | X이론 | Y이론 |
|------|-------|-------|
| 내용 | • 전통적 인간관<br>• 선천적으로 일하기를 싫어하고 기피<br>• 책임을 회피하며 지휘나 통제, 강압, 지시 등을 선호<br>• 생리적 요구 혹은 안전욕구에서 동기유발이 가능<br>• 강압적이고 권위적이며 보상을 제공하는 관리 전략 | • 현대적 인간관<br>• 일을 좋아하며 자율적이고 능동적<br>• 조직 목적에 적극 참여하며 자아실현 추구<br>• 분권화, 참여적 관리 등의 민주적 관리전략 |

**3** 다음 내용을 모두 포함하는 진료비 지불방법은?

> • 과다한 행정관리비용 초래
> • 과잉진료의 우려
> • 의료기술 발전 유도

① 인두제 ② 봉급제
③ 총액계약제 ④ 행위별수가제

**4** 「국민건강보험 요양급여의 기준에 관한 규칙」상 상급종합병원에서 1단계 요양급여를 제공받을 수 있는 경우는?

① 혈우병 환자가 요양급여를 받는 경우
② 해당 상급종합병원 직원의 직계존·비속이 요양급여를 받는 경우
③ 정신건강의학과에서 요양급여를 받는 경우
④ 산전 진찰을 목적으로 요양급여를 받는 경우

---

**ANSWER** 3.④ 4.①

**3** ④ 행위별 수가제 : 진료행위 내역으로 결정되는 진료수가방식이다. 의료의 질이 올라가며 전문화를 유도하여 의료기술 발전을 유도할 수 있다. 의사와 환자의 관계가 양호하나, 과잉진료의 우려가 있으며 항목별로 행위를 점수화하기 때문에 행정관리 비용이 과다하게 소요된다.
① 인두제 : 의사에게 등록된 환자에 따라 일정 금액을 곱하여 상응하는 보수를 보상받는 방식이다. 주치의 또는 가정의의 1차 진료 후에 후송의뢰가 필요한 경우, 전문의의 진료를 받을 수 있다.
② 봉급제 : 의료인의 능력에 따른 지급방식으로, 공직 의료인이나 조직화되어 있는 의료기관에서 이용하고 있는 제도이다.
③ 총액계약제 : 행위수가제와 인두제의 혼합형태이다. 보험자와 협회 간 인두 혹은 건수방식으로 1년 동안의 진료비 총액을 협의한 후 범위 내에서 진료하며 지불자는 진료비에 구애받지 않고 의료서비스를 이용한다.

**4** 요양급여의 절차〈국민건강보험 요양급여의 기준에 관한 규칙 제2조 제3항〉.
㉠ 「응급의료에 관한 법률」 제2조 제1호에 해당하는 응급환자인 경우
㉡ 분만의 경우
㉢ 치과에서 요양급여를 받는 경우
㉣ 「장애인복지법」에 따른 등록 장애인 또는 단순 물리치료가 아닌 작업치료·운동치료 등의 재활치료가 필요하다고 인정되는 자가 재활의학과에서 요양급여를 받는 경우
㉤ 가정의학과에서 요양급여를 받는 경우
㉥ 당해 요양기관에서 근무하는 가입자가 요양급여를 받는 경우
㉦ 혈우병환자가 요양급여를 받는 경우

**5** 다음에서 설명하는 보건사업 내용을 아래의 평가 유형에서 모두 고르면?

> • 사업의 목적과 목표를 달성하였는가?
> • 사업 진행상 의도치 않은 결과는 없는가?
> • 사업의 진행정도가 목표대비 의도한 대로 실행되고 있는가?

> ㉠ 구조평가
> ㉡ 과정평가
> ㉢ 결과평가

① ㉠                                    ② ㉡
③ ㉠, ㉡                                ④ ㉡, ㉢

**6** 로머(M. Roemer)의 국가보건의료체계 분류에 따를 때, 북한이 속하는 유형은?

① 복지지향형                            ② 시장지향형
③ 중앙계획형                            ④ 개발도상국형

---

**ANSWER** 5.④  6.③

**5**    도나베디안의 사업 과정 평가유형

| 구분 | 내용 |
|---|---|
| 구조평가 | • 시작 시기에 시행<br>• 인력, 시설, 장비, 재정 등의 적절성 판단 |
| 과정평가 | • 중간 시기에 시행<br>• 지역사회 자원 활용 및 사업진행 현황<br>• 업무 수행 능력 판단 |
| 결과평가 | • 종료 시기에 시행<br>• 목표 달성 정도 및 효과성<br>• 장기적인 효과 및 지역사회 환경의 변화 |

**6**    ③ **중앙계획형**: 국가가 보건의료서비스의 모든 책임을 가지고 제공한다. 모든 의료인은 국가에 고용되어 있으며 의료시설은 국유화되어 있다. 소비자에게 선택권이 없어, 생산효율을 낮고 의료서비스의 질이 떨어진다.
① **복지지향형**: 사회보험에 의해 재정을 조달한다. 한국과 일본 등이 이와 같은 형태이다.
② **시장지향형**: 기업경영처럼 자유롭게 보건의료업을 허용하는 형태이다. 미국의 의료제도가 이에 해당한다.
④ **개발도상국형**: 시장지향형과 복지국가형의 혼합으로 보건의식수준이 낮다.

**7** 진료비 지불방법 중 포괄수가제의 특징만을 모두 고르면?

> ㉠ 진료의 지속성 유도
> ㉡ 진료의 표준화 유도
> ㉢ 진료비 산정의 간소화
> ㉣ 첨단의학기술의 발전 유도

① ㉠, ㉢
② ㉠, ㉣
③ ㉡, ㉢
④ ㉡, ㉣


**8** 다음에서 설명하는 교육훈련방법으로 옳은 것은?

> 피훈련자를 몇 개의 반으로 나누고 분반별로 주어진 과제에 대해서 연구나 토의를 하며, 그 결과를 전원에게 보고하고 비판이나 토의하는 방식이다.

① 토론회의(discussion)
② 사례연구(case study)
③ 신디케이트(syndicate)
④ 감수성훈련(sensitivity training)

**7** 포괄수가제 … 과잉 의료비, 과잉진료, 의료서비스 오남용을 억제할 수 있다. 병원 업무 및 진료의 표준화를 유도하며 진료비 청구 및 지불 심사를 간소화한다. 진료의 지속성을 유도하는 것은 인두제, 첨단의학기술의 발전 유도는 행위별수가제에 해당한다.

**8** ③ 신디케이트(syndicate) : 분단토의, 즉 참가자들 특성에 맞게 분단으로 나누어 토의한 후 종합하는 방식이다.
① 토론회의(discussion) : 토론을 통해 자유롭게 의견을 제시하고 결론을 내리는 방법이다.
② 사례연구(case study) : 특정한 개인이나 집단을 관찰, 면접 등의 방법으로 자료를 수집하고 종합적으로 그 사례의 문제를 이해하는 연구방법이다.
④ 감수성훈련(sensitivity training) : 자유로운 토론을 통해 자신과 타인과의 관계에 대한 감수성을 개발하는 훈련법이다.

**9** **건강보험재원 구성에 대한 설명으로 옳은 것은?**

① 건강보험재원 중 가장 큰 비중을 차지하는 수입원은 국고지원이다.

② 매년 국민건강증진기금에서 당해연도 보험료 예상 수입액의 6%에 상당하는 금액을 국민건강보험공단에 지원한다.

③ 매년 보험료 예상 수입액의 20%에 상당하는 금액을 국고로 지원하여 건강보험의 재정건전성을 확보하고 있다.

④ 건강보험재정의 대부분은 지역가입자가 내는 보험료이다.

**10** **다음은 초등학교의 건강증진사업을 위해 해당 학교 대상의 SWOT 분석을 한 내용이다. 옳은 것만을 모두 고르면?**

> ㉠ 강점 – 사회적 분위기가 점차 건강을 우선시하고 있다.
> ㉡ 기회 – 소속 초등학교 교원들의 능력이 우수한 편이다.
> ㉢ 약점 – 교내 건강증진활동을 수행할 공간이 부족한 편이다.
> ㉣ 위협 – 시골이어서 주변에 연계할 수 있는 관련 기관이 부족하다.

① ㉠, ㉡                    ② ㉡, ㉢

③ ㉢, ㉣                    ④ ㉡, ㉢, ㉣

---

**ANSWER** 9.② 10.③

**9**  ① 가장 큰 비중을 차지하는 수입원은 80%를 차지하는 보험료이다.
　　③ 매년 14%에 상당하는 금액을 국고로 지원한다.
　　④ 지역가입자가 아닌 80%를 차지하는 직장가입자이다.

**10**  ㉠-기회, ㉡-강점, ㉢-약점, ㉣-위협
　　※ SWOT 분석

| 외적요소＼내적요소 | 강점(Strength) | 약점(Weakness) |
|---|---|---|
| 기회(Opportunities) | SO전략<br>내부 강점과 외부 기회를 결합하여 공격적인 전략을 구사 | WO 전략<br>약점을 최소화하기 위해 외부의 기회를 활용하는 전략 |
| 위협(Threats) | ST전략<br>위협을 최소화하고 내부 강점을 사용하는 전략 | WT전략<br>외부의 위협을 피하고 내부 약점을 최소화하는 전략 |

**11** 다음에서 설명하는 보건의료자원에 대한 평가요소는?

> 2019년 우리나라 병상수는 인구 1,000명당 12.4병상으로 OECD 회원국 평균 4.4병상에 비해 약 2.8
> 배 많았다.

① 효율성(efficiency)
② 통합성(integration)
③ 양적 공급(quantity)
④ 분포(distribution coverage)


**12** 예산집행 과정 중 중앙예산기관으로부터 배정된 예산을 각 중앙 부처의 장이 그 하부기관에게 나누어
주는 것은?

① 예산의 편성
② 예산의 배정
③ 예산의 재배정
④ 지출원인행위

---

**ANSWER** 11.③ 12.③

**11**   ③ **양적 공급(quantity)** : 필요한 의료서비스 제공에 요구되는지에 대한 요소로, 인구당 자원의 양을 표기한다.
　　① **효율성(efficiency)** : 개발된 의료자원으로 얼마만큼의 서비스를 산출해낼 수 있는지, 얼마나 많은 자원이 필요한지에 대한
　　　요소이다.
　　② **통합성(integration)** : 보건의료자원 개발의 중요한 요소(계획, 실행, 관리 등)가 개발과 얼마나 통합적으로 이루어지는지에
　　　대한 요소이다.
　　④ **분포(distribution coverage)** : 인력자원의 경우 지리, 직종, 전문과목별 분포가 주민의료 필요에 상응하도록 분포되었는지,
　　　시설자원의 경우 지리, 종별, 규모별 분포가 상응하게 분포되어 있는지에 대한 요소이다.

**12**   ① **예산의 편성** : 예산안을 기획하여 의회에 제출하는 활동이다.
　　② **예산의 배정** : '예산 배정 → 예산의 재배정 → 지출원인행위 → 지출' 순으로 예산집행이 이루어진다. 예산 배정은 집행의 첫
　　　단계로 각 중앙관서별 예산을 배정하는 것을 말한다.
　　④ **지출원인행위** : 지출이 원인이 되는 행위, 즉 지출 의무를 이행하기 위해 지출하기로 결정된 행위이다.

**13** 「국민건강증진법」상 명시된 국민건강증진기금의 사용범위에 해당하지 않는 것은?

① 건강생활지원사업

② 국민영양관리사업

③ 구강건강관리사업

④ 사업장건강검진사업

**14** 「암관리법 시행령」상 암의 종류별 검진주기와 연령기준에 대한설명으로 옳지 않은 것은?

① 유방암은 40세 이상의 여성이 대상이며 검진주기는 2년이다.

② 위암은 40세 이상의 남·여가 대상이며 검진주기는 2년이다.

③ 자궁경부암은 20세 이상의 여성이 대상이며 검진주기는 2년이다.

④ 대장암은 50세 이상의 남·여가 대상이며 검진주기는 2년이다.

.................................................................................................................................................

**ANSWER** 13.④ 14.④

**13** 기금의 사용 등〈국민건강증진법 제25조 제1항〉

㉠ 금연교육 및 광고, 흡연피해 예방 및 흡연피해자 지원 등 국민건강관리사업

㉡ 건강생활의 지원사업

㉢ 보건교육 및 그 자료의 개발

㉣ 보건통계의 작성·보급과 보건의료관련 조사·연구 및 개발에 관한 사업

㉤ 질병의 예방·검진·관리 및 암의 치료를 위한 사업

㉥ 국민영양관리사업

㉦ 신체활동장려사업

㉧ 구강건강관리사업

㉨ 시·도지사 및 시장·군수·구청장이 행하는 건강증진사업

㉩ 공공보건의료 및 건강증진을 위한 시설·장비의 확충

㉪ 기금의 관리·운용에 필요한 경비

㉫ 그 밖에 국민건강증진사업에 소요되는 경비로서 대통령령이 정하는 사업

**14** 암의 종류별 검진주기와 연령 기준 등〈암관리법 시행령 별표 1〉

| 암의 종류 | 검진주기 | 연령 기준 등 |
|---|---|---|
| 위암 | 2년 | 40세 이상의 남·여 |
| 간암 | 6개월 | 40세 이상의 남·여 중 간암 발생 고위험군 |
| 대장암 | 1년 | 50세 이상의 남·여 |
| 유방암 | 2년 | 40세 이상의 여성 |
| 자궁경부암 | 2년 | 20세 이상의 여성 |
| 폐암 | 2년 | 54세 이상 74세 이하의 남·여 중 폐암 발생 고위험군 |

**15** 정책결정이론 모형에 대한 설명으로 옳은 것은?

① '합리모형'은 객관적인 사실판단을 할 때, 인간 능력의 한계로 부득이 제한된 합리성을 전제로 하고 있다.

② '만족모형'은 의사결정이 인간의 이성과 합리성에 근거하여 합리적으로 이루어진다고 가정하는 이론이다.

③ '혼합주사모형'은 개인적 차원의 의사결정에 초점을 두는 만족모형을 발전시켜 조직의 집단적 차원에 적용시킨 것이다.

④ '최적모형'은 질적으로 보다 나은 정책을 산출하기 위한 정책결정 체제 운영에 초점을 두고 있으며, 합리성뿐만 아니라 직관이나 판단력과 같은 초합리적 요인도 중요시한다.

**16** 다음에서 설명하는 보건의료사업의 경제성 평가방법은?

> A 도에서 시 · 군 · 구별로 심 · 뇌혈관 질환의 치료비용과 결과를 측정하여 비교하였다. 여기에서 결과는 질보정 생존연수(Quality Adjusted Life Years : QALYs)로 측정하였다.

① 최소비용분석

② 비용−편익 분석

③ 비용−효과 분석

④ 비용−효용 분석

··········································································································································································

**ANSWER** 15.④ 16.④

**15** ① 합리모형은 현실적으로 인간 능력의 한계가 있고 시간적 한계도 따르므로 비현실적이라고 할 수 있다. 공공문제 해결을 위해 가능한 정책대안을 철저하게 검토하며 각 대안 중 최선의 유일한 대안이 선택된다는 이론모형이다.

② 만족모형은 제한된 합리성을 전제로 한다.

③ 혼합주사모형은 합리모형과 점증모형이 결합된 이론모형으로, 근본적인 결정은 합리모형을 따르고 세부적인 결정에서는 점증모형을 따른다.

**16** ④ 비용−효용 분석 : 비용−효과분석의 단점을 보완한 방법이다. 결과를 비화폐적으로 표현하지만 생명의 양과 삶의 질을 효용 개념으로 명시적 표현한다.

① 최소비용분석 : 두 가지 이상의 대안 중 최소 비용을 소요할 수 있는 방안을 선택하는 것이다.

② 비용−편익 분석 : 의사결정을 하는 데 있어 가능한 모든 사회적 비용과 편익을 따져 최적의 대안을 선정하는 방법이다. 연구대상이 화폐 단위로 측정되어야 하며 미래에 발생하는 비용과 편익은 현재가치로 분석한다.

③ 비용−효과 분석 : 편익을 현금 가치로 환산하기 어려울 때 효과로 측정하여 가장 효과적인 대안을 찾는 방법이다.

※ 질보정 생존연수(QALYs ; Quality Adjusted Life Years) … 생존기간 동안 경험하는 건강상태의 질을 보정하여 계산한다. 어떤 질병이나 환자라도 공통 결과 지표로 사용할 수 있다.

**17** 팀제 조직의 특성에 대한 설명으로 옳지 않은 것은?

① 상급자에게 직무 권한이 대부분 집중되어 있다.

② 팀장 및 팀원 간의 유기적인 관계로 시너지 효과를 기대할 수 있다.

③ 빠른 의사결정으로 다양한 욕구에 능동적으로 대처할 수 있다.

④ 팀원의 능력과 팀의 실적 등을 기초로 보수체계가 구성되어 있다.

**18** 제5차 국민건강증진종합계획(Health Plan 2030)의 기본원칙으로 옳지 않은 것은?

① 모든 생애과정과 생활터에 적용한다.

② 미래의 성장 동력으로 바이오헬스 산업을 육성한다.

③ 보편적인 건강수준의 향상과 건강형평성 제고를 함께 추진한다.

④ 국가와 지역사회의 모든 정책 수립에 건강을 우선적으로 반영한다.

---

**ANSWER** 17.① 18.②

**17** 전문가 권한이 분권화 되어있다.

※ 팀제 조직 … 수평적인 구조로 구성되어 있으며 의사결정이 신속하다. 조직 구성원 간 유기적 연결관계를 갖도록 편성된 조직이다.

**18** 제5차 국민건강증진종합계획(HP 2030) 기본원칙

㉠ 국가와 지역사회의 모든 정책 수립에 건강을 우선적으로 반영
  • 건강의 사회적 결정요인(Social Determinants of Health)을 확인하고, 건강증진과 지속가능 발전을 도모하기 위한 다부처 · 다분야 참여 추진
  • 모든 정책에서 건강을 우선적으로 고려(Health in All Policies)하는 제도 도입 지향

㉡ 보편적인 건강수준의 향상과 건강형평성 제고를 함께 추진
  • 중점과제별로 특히 취약한 집단 · 계층을 확인하고, 이들에게 편익이 돌아갈 수 있도록 정책목표와 우선순위 설정
  • 세부사업 및 성과지표 선정 시 기본적으로 성별 분리지표를 설정하고, 소득 · 지역 등 건강의 사회적 결정요인에 따른 격차 감소를 고려

㉢ 모든 생애과정과 생활터에 적용 : 영유아 · 아동 · 청소년 · 성인 · 노인 등 생애주기별 단계와 학교 · 군대 · 직장 등 생활터 내에서 적절한 건강 정책이 투입될 수 있도록 정책 설계

㉣ 건강친화적인 환경 구축 : 모든 사람이 자신의 건강과 안녕(well-being)을 위한 잠재력을 최대한 발휘할 수 있는 사회적 · 물리적 · 경제적 환경 조성

㉤ 누구나 참여하여 함께 만들고 누릴 기회 보장 : 전문가 · 공무원뿐만 아니라 일반 국민의 건강정책 의견 수렴 및 주도적 역할 부여

㉥ 관련된 모든 부문이 연계하고 협력 : SDGs 등 국제 동향과 국내 분야별 · 지역별 건강정책과의 연계성 확보, 향후 분야별 · 지역별 신규 계획 수립 시 지침으로 기능

**19** 세계보건기구(WHO)가 제시한 보건행정의 범위에 해당하는 것으로만 바르게 묶은 것은?

① 보건관련 기록의 보존, 급·만성감염병 관리, 보건기획 및 평가

② 감염병 관리, 모자보건, 보건간호

③ 의료서비스 제공, 보건시설의 운영, 보건간호

④ 의료서비스 제공, 보건기록의 보존, 영·유아보건


**20** 지역사회 보건사업을 시행하기에 앞서 지역사회진단을 실시하는 목적으로 옳지 않은 것은?

① 지역사회의 보건문제와 보건요구도를 파악하여 사업의 우선순위를 결정하기 위해서 실시한다.

② 지역사회의 인구·사회학적 자료를 근거로 해당 지역의 보건상태를 구체적으로 파악하기 위해서 실시한다.

③ 건강과 질병에 영향을 미치는 가정, 지역사회의 제반 요소 및 가용자원 등에 대한 상황을 파악하기 위해서 실시한다.

④ 지역사회에 장기간 거주하고 있는 보건의료 취약계층만을 대상으로 경제 및 보건상태를 파악하기 위해서 실시한다.

---

**ANSWER** 19.② 20.④

**19** 세계보건기구(WHO)의 보건행정 범위
　㉠ 보건 관련 기록의 보존
　㉡ 대중에 대한 보건교육
　㉢ 환경위생
　㉣ 감염병 관리
　㉤ 모자보건
　㉥ 보건산호
　㉦ 의료

**20** ④ 취약계층뿐만 아니라 모두가 대상이 될 수 있으며 장기간뿐만 아니라 단기간 거주 인구도 해당된다.
　① 요구도 파악 후 우선순위를 설정한다.
　② 보건상태를 파악한다.
　③ 가용자원을 파악한다.

**1** 사회보장제도 중 소득보장이 아닌 것은?

① 의료급여

② 국민연금

③ 고용보험

④ 국민기초생활보장

**2** 비급여와 선별급여 등을 제외한 연간 본인부담금의 총액이 소득에 따른 일정 기준금액을 초과하는 경우, 그 차액을 국민건강보험공단이 부담하는 제도는?

① 급여상한제

② 정액수혜제

③ 본인일부부담제

④ 본인부담상한제

---

**ANSWER** 1.① 2.④

**1** ① 의료급여는 공공부조의 의료보장에 해당한다.

②③ 사회보험의 소득보장에 해당한다.

④ 공공부조의 소득보장에 해당한다.

※ 사회보장제도 특성

| 구분 | | | 내용 |
|---|---|---|---|
| 사회보장 | 사회보험 | 소득보장 | 산재보험, 연금보험, 고용보험, 상병수당 |
| | | 의료보장 | 건강보험, 산재보험 |
| | | 노인요양 | 노인장기요양보험 |
| | 공공부조 | 소득보장 | 국민기초 생활보장 |
| | | 의료보장 | 의료급여 |

**2** ④ 본인부담상한제 : 과도한 의료비(중증 질환 등)로 인한 가계부담을 경감하기 위해 환자가 부담한 건강보험 본인부담금이 개인별 상한액을 초과하는 경우 그 초과액을 건강보험공단에서 부담하는 제도이다.

① 급여상한제 : 적용되는 진료비에 상한을 설정하거나 급여기간을 제한하여 초과하는 비용이나 기간에 대해 급여하지 않고 본인이 부담하는 방법이다. 예를 들어 월 200만 원의 상한선이라면 200만 원 이하는 보험 적용, 그 이상은 본인이 부담한다.

② 정액수혜제 : 보험자가 의료서비스 이용 시 건당 일정액만 부담하고 나머지는 소비자가 직접 지불하는 방식이다. 예를 들어 입원 시 1일 1만 원을 보험자가 부담하고 나머지는 본인이 부담한다.

③ 본인일부부담제 : 의료서비스 이용 시 일부 비용을 본인이 부담하는 의료비 경감제도이다.

**3** 포괄수가제(Diagnosis Related Groups)에 해당하는 질병군만을 모두 고르면?

> ㉠ 수정체 수술
> ㉡ 갑상샘 수술
> ㉢ 편도 및 아데노이드 절제술
> ㉣ 서혜 및 대퇴부 탈장 수술

① ㉠, ㉡        ② ㉢, ㉣

③ ㉠, ㉢, ㉣        ④ ㉡, ㉢, ㉣


**4** 보건사업의 우선순위 결정에 사용되는 BPRS(Basic Priority Rating System)의 구성요소에 해당하는 것만을 모두 고르면?

> ㉠ 건강문제의 심각도
> ㉡ 건강문제의 크기
> ㉢ 지역사회의 역량
> ㉣ 보건사업의 개입 효과

① ㉠, ㉡        ② ㉢, ㉣

③ ㉠, ㉡, ㉣        ④ ㉡, ㉢, ㉣

---

**ANSWER** 3.③ 4.③

**3** 포괄수가제 대상 질병군은 다음과 같다.

| 구분 | 내용 |
|---|---|
| 안과 | 수정체 수술(백내장 수술) |
| 이비인후과 | 편도 및 아데노이드 절제술 |
| 외과 | 항문 수술, 서혜 및 대퇴부 탈장 수술, 충수절제술(맹장) |
| 산부인과 | 자궁 및 자궁부속기 수술(악성 종양 제외), 제왕절개분만 |

※ **포괄수가제** … 우리나라 4개 진료과 7개 질병군(수정체 수술, 편도 및 아데노이드 절제술, 항문 수술, 서혜 및 대퇴부 탈장 수술, 충수절제술, 자궁 및 자궁부속기 수술, 제왕절개분만)의 급격한 의료비 상승 억제를 위한 지불제도로 입원 환자를 대상으로 하여 퇴원할 때까지 발생하는 진료에 대해 질병마다 정해진 금액을 내는 제도이다.

**4** BPRS … 한론(J. Hanlon)과 피켓(G. Pickett)이 개발한 방법으로, 건강문제의 크기(A), 건강문제의 심각도(B), 보건사업의 개입 효과(C)를 평가항목으로 한다. BPRS = (A+2B) × C

※ **PEARL** … BPRS의 실현 가능성 여부를 판단하는 기준이다. 적절성(P), 경제적 타당성(E), 수용성(A), 자원 이용 가능성(R), 적법성(L)을 평가항목으로 한다. PEARL = 0 또는 1(P × E × A × R × L)

**5** 보건복지부 산하 공공기관이 아닌 것은?

① 한국장애인개발원

② 한국노인인력개발원

③ 한국사회보장정보원

④ 한국보건사회연구원


**6** 로위(Lowi)의 정책 유형 분류 중 다음 사례에 해당하는 것은?

> 질병관리본부가 질병관리청으로 승격되어 예산, 인사, 조직을 독자적으로 운영할 수 있는 실질적인 권한을 가지게 되었다.

① 재분배정책(redistributive policy)

② 규제정책(regulatory policy)

③ 배분정책(distributive policy)

④ 구성정책(constitutional policy)

**5** 보건복지부의 소속기관 및 산하 공공기관은 다음과 같다.

| 구분 | 내용 |
|---|---|
| 소속기관 | 국립정신건강센터, 국립나주병원, 국립부곡병원, 국립춘천병원, 국립공주병원, 국립소록도병원, 국립재활원, 국립장기조직혈액관리원, 오송생명과학단지지원센터, 국립망향의동산, 건강보험분쟁조정위원회사무국, 첨단재생의료 및 첨단바이오의약품심의위원회사무국 |
| 산하 공공기관 | 국민건강보험공단, 국민연금공단, 건강보험심사평가원, 한국보건산업진흥원, 한국노인인력개발원, 한국사회보장정보원, 한국보건복지인재원, 국립암센터, 대한적십자사, 한국보건의료인국가시험원, 한국장애인개발원, 한국국제보건의료재단, 한국사회복지협의회, 국립중앙의료원, 한국보육진흥원, 한국건강증진개발원, 한국의료분쟁조정중재원, 한국보건의료연구원, 오송첨단의료산업진흥재단, 대구경북첨단의료산업진흥재단, 한국장기조직기증원, 한국한의약진흥원, 의료기관평가인증원, 국가생명윤리정책원, 한국공공조직은행, 아동권리보장원, 한국자활복지개발원, (재)한국보건의료정보원 |

**6** ④ **구성정책**(constitutional policy) : 의료기관의 신설이나 변경, 보건소의 조정 등 체제의 구조 및 운영과 관련된 정책을 말한다.
① **재분배정책**(redistributive policy) : 소득수준에 따라 건강보험료를 차등 부과하는 등 계급 대립적 성격을 띠는 정책이다.
② **규제정책**(regulatory policy) : 공공요금 규제, 의료기관 광고규제 등 특정한 개인이나 기업체, 집단에 제재나 통제 또는 제한을 가하는 정책이다.
③ **배분정책**(distributive policy) : 농업장려금, 국가보조금 지급 등 특정한 개인, 기업체, 집단 등에 공적 재원을 통해 공공 서비스와 편익을 분배하는 정책이다.

**7** 다음 사례에 해당하는 조직구조는?

> 보건소의 각 부서에서 인원을 차출하여 가칭 '건강증진도시팀'을 일정기간 운영하였다.

① 라인 조직(line organization)

② 프로젝트 조직(project organization)

③ 매트릭스 조직(matrix organization)

④ 라인스탭 조직(line staff organization)

---

**ANSWER** 7.②

7 ② 프로젝트 조직(project organization) : 다양한 분야의 전문가로 구성되어 특수 목표를 위한 임시조직이다. 이때 수평적 조직으로 편성되며 과업이 완수되면 해산한다.

① 라인 조직(line organization) : 명령복종의 수직적 계층구조로, 최고경영자의 권한과 명령이 직선적으로 하급자, 일선관리자까지 내려간다. 업무의 부서화가 이루어지지 않은 단순하고 초보적인 조직형태다.

③ 매트릭스 조직(matrix organization) : 전통적인 기능 조직(수직적)과 프로젝트 조직(수평적)의 장점을 혼합한 조직으로, 라인 조직보다 계층수가 적고 의사결정이 분권화되어 공식적인 절차와 규칙에 비교적 얽매이지 않는다.

④ 라인스탭 조직(line staff organization) : 기업의 목표 달성에 필요한 핵심 활동을 수행하는 라인조직을 보과하는 스탭을 결합한 조직이다.

※ 프로젝트 조직과 태스크 포스(TF)

| 구분 | 프로젝트 조직 | 태스크 포스 |
|---|---|---|
| 목적 | 대형 프로젝트를 수행하는 임시 조직 | 소규모 특정문제를 해결하는 임시위운회 |
| 기간 | 장기 존속 | 일시적 |
| 성격 | 공식적 | 공식적 또는 비공식적 |
| 구성원 | 다양한 분야의 전문가 | 여러 집단의 대표자 또는 전문가 |

**8** 「의료법」상 의료기관 인증제도에 대한 설명으로 옳은 것은?

① 의료기관의 인증신청은 의무적이다.

② 의료기관인증위원회의 위원장은 보건복지부차관이다.

③ 인증의 유효기간은 3년이며, 조건부인증의 유효기간은 1년이다.

④ 의료기관 인증 평가 결과에 대한 이의신청은 평가 결과를 통보받은 날부터 90일 이내에 하여야 한다.


**9** 「노인장기요양보험」상 노인장기요양보험사업의 보험자는?

① 국민연금공단

② 근로복지공단

③ 국민건강보험공단

④ 건강보험심사평가원

---

**ANSWER** 8.② 9.③

**8** ① 보건복지부장관은 의료의 질과 환자 안전의 수준을 높이기 위하여 병원급 의료기관 및 대통령령으로 정하는 의료기관에 대한 인증을 할 수 있다〈의료법 제58조(의료기관 인증) 제1항〉. 의료기관 인증을 받고자 하는 의료기관의 장은 보건복지부령으로 정하는 바에 따라 보건복지부장관에게 신청할 수 있다〈의료법 제58조의4(의료기관 인증의 신청 및 평가) 제1항〉.

③ 인증의 유효기간은 4년으로 한다. 다만, 조건부인증의 경우에는 유효기간을 1년으로 한다〈의료법 제58조의3(의료기관 인증 기준 및 방법) 제3항〉.

④ 이의신청은 평가결과 또는 인증등급을 통보받은 날부터 30일 이내에 하여야 한다. 다만, 책임질 수 없는 사유로 그 기간을 지킬 수 없었던 경우에는 그 사유가 없어진 날부터 기산한다〈의료법 제58조의5(이의신청) 제2항〉.

**9** 「노인장기요양보험법」 제7조(장기요양보험) 제2항에 따라 장기요양보험사업의 보험자는 공단으로 한다. 이때 공단은 국민건강보험공단이다.

※ 국가는 노인성질환예방사업을 수행하는 지방자치단체 또는 「국민건강보험법」에 따른 국민건강보험공단에 대하여 이에 소요되는 비용을 지원할 수 있다〈노인장기요양보험법 제4조(국가 및 지방자치단체의 책무 등) 제2항〉.

**10** 다음에서 설명하는 예산제도는?

> 새 회계연도가 개시되었음에도 불구하고 국회에서 예산안이 의결되지 못한 경우 예산안이 의결될 때까지 정부가 일정한 범위 내에서 전년도 예산에 준하는 경비를 집행할 수 있다.

① 가예산
② 준예산
③ 수정예산
④ 추가경정예산

**11** 보건복지부 소관의 기금이 아닌 것은?

① 국민연금기금
② 노인복지기금
③ 응급의료기금
④ 국민건강증진기금

---

**ANSWER** 10.② 11.②

**9** ② 준예산 : 새로운 회계연도가 개시될 때까지 예산안이 의결되지 못한 경우 전년도 예산에 준하여 지출할 수 있으며, 의회의 의결은 필요하지 않다.

   ① 가예산 : 새로운 회계연도가 개시될 때까지 예산안이 의결되지 못한 경우 1개월 이내의 예산 집행을 허용한다. 집행되는 1개월분의 의회 의결이 필요하며 최초의 1개월분으로 제한된다.

   ③ 수정예산 : 예산안이 국회에 제출된 이후 부득이하게 내용의 일부를 변경하고자 할 경우로, 이때 예산금액의 합계를 증가시키지 못한다.

   ④ 추가경정예산 : 예산이 국회를 통과하여 성립된 후 변경하는 것으로 전쟁이나 대규모 재해 등이 있을 경우 집행된다.

   ※ 대한민국 헌법 … 새로운 회계연도가 개시될 때까지 예산안이 의결되지 못한 때에는 정부는 국회에서 예산안이 의결될 때까지 다음의 목적을 위한 경비는 전년도 예산에 준하여 집행할 수 있다〈제54조 제3항〉.
     ㉠ 헌법이나 법률에 의하여 설치된 기관 또는 시설의 유지·운영
     ㉡ 법률상 지출의무의 이행
     ㉢ 이미 예산으로 승인된 사업의 계속

**11** 보건복지부 소관의 기금에는 국민연금기금, 응급의료기금, 국민건강증진기금이 있다.

   ※ 국가와 지방자치단체는 노인의 보건 및 복지증진의 책임이 있으며, 이를 위한 시책을 강구하여 추진하여야 한다〈노인복지법 제4조(보건복지증진의 책임) 제1항〉.

**12** 의료전달체계의 목적이 아닌 것은?

① 건강보험의 재정 안정 도모

② 의료자원의 효율적 이용

③ 고급화된 의료서비스 제공 촉진

④ 지역 및 의료기관 간의 균형적인 발전 도모

**13** 농어촌 등 보건의료를 위한 특별조치법령상 보건진료 전담공무원에 대한 설명으로 옳지 않은 것은?

① 보수교육기간은 매년 21시간 이상으로 한다.

② 특별자치시장·특별자치도지사·시장·군수 또는 구청장이 근무지역을 지정하여 임용한다.

③ 간호사·조산사 면허를 가진 사람으로서 보건복지부장관이 실시하는 16주 이상의 직무교육을 받은 사람이어야 한다.

④ 근무지역으로 지정받은 의료 취약지역에서 질병·부상의 악화 방지를 위한 처치 등의 경미한 의료행위를 할 수 있다.

---

**ANSWER** 12.③  13.③

**12** 의료기관의 기술수준에 따라 적절한 의료기관에서 적합한 의료인에게 적정 서비스를 받을 수 있도록 한다.
   ※ 의료전달체계의 목적
      ㉠ 의료자원 간의 효율성 도모
      ㉡ 지역 간 의료기관의 균형적인 발전 도모
      ㉢ 국민의료비의 억제로, 건강보험의 재정 안정 도모

**13** 보건진료 전담공무원은 간호사·조산사 면허를 가진 사람으로서 보건복지부장관이 실시하는 24주 이상의 직무교육을 받은 사람이어야 한다〈농어촌 등 보건의료를 위한 특별조치법 제16조(보건진료 전담공무원의 자격) 제1항〉.

**14** 보건의료사업의 우선순위 결정에 사용되는 황금다이아몬드 방법에 대한 설명으로 옳지 않은 것은?

① 형평성보다 효율성을 추구하는 방법이다.

② 미국 메릴랜드주에서 사용한 방식이다.

③ 척도의 측정을 3점 척도로 한다.

④ 자치단체별 건강지표 확보가 가능하고 과거의 추세를 확인할 수 있을 때 적합하다.

**15** 임파워먼트 리더십(empowerment leadership)의 주요 개념에 해당하는 것만을 모두 고르면?

> ㉠ 업적에 따른 보상
> ㉡ 핵심적 권한의 공유
> ㉢ 섬김과 솔선수범

① ㉠

② ㉡

③ ㉠, ㉡

④ ㉡, ㉢

---

**ANSWER** 14.① 15.②

**14** 형평성을 추구하는 데 적합하다.
　※ 황금 다이아몬드 방법
　　㉠ 미국의 메릴랜드 주에서 보건지표 상대적 크기와 변화를 통해 척도의 측정을 3점으로 우선순위를 결정한 방법이다.
　　㉡ 주요 건강문제를 선정하여 건강문제의 이환율과 사망률, 변화의 경향을 미국 전체와 비교하였다.
　　㉢ 자치단체별 건강지표 확보가 가능하고 과거의 추세를 확인할 수 있으면 우선순위를 쉽게 정할 수 있으며 형평성을 추구하는 데 적합하다.

**15** 임파워먼트 리더십(empowerment leadership) … 조직 구성원들에게 업무와 관련된 자율권을 보장하고 잠재력을 극대화 시키는 리더십이다.
　※ **거래적 리더십** … 조직 구성원들에게 리더가 원하는 결과를 보이고 달성했을 경우 보상을 명확하게 제공한다.

**16** 민츠버그(Mintzberg)의 조직 유형 중 상급종합병원에 적합한 것은?

① 애드호크라시(Adhocracy)

② 단순 조직

③ 기계적 관료제 조직

④ 전문적 관료제 조직

**17** 도나베디안(Donabedian)의 보건의료서비스 질 평가 중 구조적 접근은?

① 면허제도

② 고객만족도

③ 임상진료지침

④ 의료이용도조사

**16** ④ 전문관료제 : 전문적·기술적 훈련을 받은 조직 구성원들에 의해 표준화된 업무가 수행된다. 전문가 중심의 분권화된 조직으로 외부통제가 없어서 대학병원이나 종합병원, 사회복지기관 등에 적합하다.
   ① 애드호크라시(Adhocracy) : 고정된 계층구조나 공식화된 규칙 또는 표준화된 운영절차가 없어서 조직구조가 유동적이다.
   ② 단순 조직 : 조직의 존속기간이 짧고 규모가 작다. 권력적인 구조로 엄격한 통제가 필요한 신생조직 등에 적합하다.
   ③ 기계적 관료제 조직 : 조직의 존속기간이 길고 규모가 크다. 조직 환경도 안정되어 있으며 권한이나 통제 수단이 조직적 분화가 되어 있다.

**17** ① 면허·자격부여제도, 신임평가, 병원표준화심사, 인증평가제도는 구조평가에 해당한다.
   ② 결과평가
   ③④ 과정평가
   ※ 도나베디안(Donabedian)의 보건의료서비스
     ㉠ 구조평가 : 면허·자격부여제도, 신임평가, 병원표준화심사, 인증평가제도
     ㉡ 결과평가 : 고객만족도, 의료서비스 평가, 진료결과 평가, 이환율, 사망률, 합병증 등의 지표
     ㉢ 과정평가 : 의료이용도조사, 의료전문인들의 상호감시, 의료감사, 임상진료지침, 보수교육

**18** 다음에서 설명하는 직무평가 방법은?

> • 비계량적 방법으로 직무와 직무를 비교한다.
> • 직무를 종합적으로 평가하여 상대적 중요도를 결정한다.

① 서열법(ranking method)

② 점수법(point rating method)

③ 요소비교법(factor comparisons method)

④ 직무분류법(job classification method)


**19** 서치만(Suchman)의 보건사업 평가 항목 중 다음 사례에 해당하는 것은?

> • 금연사업을 통한 흡연율 감소
> • 결핵관리사업을 통한 결핵 환자 발견 건수 증가

① 성과

② 과정

③ 노력

④ 효율성

---

**ANSWER** 18.① 19.①

**18** ① **서열법**(ranking method) : 비계량적인 방법 중 하나로, 직무와 직무를 비교하여 평가한다. 평가작업이 단순하고 신속한 직무평가가 가능하다.

② **점수법**(point rating method) : 계량적인 방법 중 하나로, 직무평가기준표에 따라 평가대상직무의 구성요소별로 비중에 따라 점수를 매기고 총합을 구하는 절대평가 방법이다.

③ **요소비교법**(factor comparisons method) : 직무와 기준직무의 평가요소를 상호비교하여 분석하는 상대평가다. 점수법보다 객관적이다.

④ **직무분류법**(job classification method) : 비계량적인 방법 중 하나로, 절차가 비교적 간단하고 직무내용이 표준화되어 있지 않아서 적용이 용이하다. 기준이 될 등급표를 미리 준비하여 직위를 하나하나 비교판단하는 방법이다.

**19** ① **성과** : 투입된 노력의 결과로 나타나는 측정된 효과로, 특정 정책 목표를 얼마나 달성하였나를 평가하는 성과항목에 해당한다.

② **과정** : 특정 정책이나 사업이 어떻게 성과를 나타냈는지 분석하는 항목이다.

③ **노력** : 효과에 관계없이 활동량이나 질을 포함하는 투입에너지와 투입량을 의미한다. 즉, 목표 달성을 위해 수행된 업무의 질과 양을 평가한다.

④ **효율성** : 소요된 투입과 산출의 비율로, 실제로 기대 또는 요구되는 목표량에 대한 실적량이 클수록 효율성이 높다고 평가한다.

**20** 의사결정과정에서 활용할 수 있는 명목집단기법(Nominal Group Technique)에 대한 설명으로 옳은 것은?

① 전체 자료를 몇 개의 소집단으로 분류하고 예측을 수행한다.

② 작업계획과 실제의 작업량을 작업 일정이나 시간으로 견주어 표현한다.

③ 종합된 결과를 전달 · 회수하여 의견의 일치를 볼 때까지 반복한다.

④ 관련자들이 대화 없이 개별적으로 해결방안을 제시하고 제한적 토의를 거쳐 표결한다.

---

**ANSWER** 20.④

**20** ④ 구성원들 간의 대화 없이 개별적으로 해결방안을 제시한다. 의사결정에 소요되는 시간을 단축하고 다양한 의견을 수렴할
수 있다. 브레인스토밍의 한계를 극복하기 위해 고안된 기법이다.
① 의사결정나무에 대한 설명이다.
② 네트워크모형에 대한 설명이다.
③ 델파이기법에 대한 설명이다.

**1** 「제5차 국민건강증진종합계획(HP 2030)」의 6개 분야 중 '건강친화적 환경 구축'의 중점과제에 해당하는 것은?

① 기후변화성 질환

② 건강정보이해력 제고

③ 지역사회 정신건강 관리

④ 감염병 위기 대비ㆍ대응

---

**ANSWER** 1.②

**1** 건강친화적 환경 구축

㉠ '모든 정책에 건강을' 실현하기 위한 법ㆍ제도 기반 구축
  • 국민 건강개선 및 건강불평등 완화를 위한 건강영향평가 도입
  • 국민건강증진법 개정

㉡ 건강정보 이해 및 활용능력 제고를 통한 건강 형평성 제고
  • 건강정보 이해능력에 대한 주기적 모니터링
  • 건강정보 활용 교육 체계 구축
  • 건강정보 제공 체계 구축 및 모니터링

㉢ 혁신적 정보기술 활용으로 건강관리서비스 접근성 향상
  • 보건소 중심 스마트 기술을 활용한 건강관리서비스 확대
  • 스마트 기술을 활용한 건강관리서비스 개발 및 활성화 지원
  • 스마트 기술을 활용한 건강도시 환경 구축

㉣ 국민건강증진기금 효율적 운용을 통한 건강투자 확대 기반 마련
  • 국민건강증진기금의 재정 건전성 확보
  • 국민건강증진기금의 재원조달 확대
  • 국민건강증진기금의 체계적ㆍ효율적 운영을 위한 거버넌스 확충

㉤ 지역사회 자원 확충 및 거버넌스 구축
  • 지자체 건강증진 서비스 강화를 위한 조직개편
  • 건강증진 서비스 질 개선을 위한 건강증진 인력 확충
  • 건강증진 인프라 개선을 위한 시설, 장비 확충

**2** 사회보험방식(NHI)과 국가보건서비스방식(NHS)의 특성을 바르게 연결한 것은?

| | 구분 | NHI | NHS |
|---|---|---|---|
| (가) | 재원조달 | 보험료 | 조세 |
| (나) | 관리기구 | 정부기관 | 보험자 |
| (다) | 주 진료보수 방법 | 인두제 | 행위별수가제 |
| (라) | 적용국 | 영국, 이탈리아 | 한국, 프랑스 |

① (가)  ② (나)
③ (다)  ④ (라)


**3** 「의료법」상 의사와 한의사 모두가 개설할 수 있는 의료기관은?

① 병원
② 요양병원
③ 종합병원
④ 한방병원

**2**

| 구분 | NHI | NHS |
|---|---|---|
| 재원조달 | 보험료 | 조세 |
| 관리기구 | 보험자(사회보험 공단) | 정부기관 |
| 주 진료보수 방법 | 행위별수가제 | 인두제 |
| 적용국 | 독일, 일본, 한국 등 | 영국, 스웨덴 등 |

**3** 「의료법」제33조(개설 등) 제2항에 따라 의사는 종합병원·병원·요양병원·정신병원 또는 의원을, 치과의사는 치과병원 또는 치과의원을, 한의사는 한방병원·요양병원 또는 한의원을, 조산사는 조산원만을 개설할 수 있다.

**4** 시대별 서민의 전염병 구료를 담당했던 기관을 바르게 연결한 것은?

| | 고려 시대 | 조선 시대 |
|---|---|---|
| ① | 상약국 | 약전 |
| ② | 전의감 | 태의감 |
| ③ | 혜민서 | 혜민국 |
| ④ | 동서대비원 | 활인서 |

**5** 클레츠코프스키(Kleczkowski)의 국가 보건의료체계 모형에서 '보건의료자원'에 해당하는 것은?

① 의사결정과 규제

② 보건의료시설과 장비

③ 공공재원과 외국원조

④ 건강보험조직과 비정부기관

....................................................................................................................................................

**ANSWER** 4.④  5.②

**4** ④ 동서대비원과 활인서는 빈민의 질병구료사업을 맡던 관청에 해당한다.
① 상약국은 고려 시대 왕의 어약을 관장하기 위한 관서였고, 약전은 신라 시대의 궐 안에서 의약을 관리하던 곳이다.
② 전의감은 조선시대에 궁중에 사용되는 의약 공급과 임금이 하사하는 의약을 관장하던 관서였고, 태의감은 고려 시대에 의약과 질병을 관리하던 관청이었다.
③ 혜민서는 조선 시대에 의약과 서민들의 치료를 맡은 관청이었고, 혜민국은 고려 시대의 서민 질병 치료를 위한 의료기관 이었다.

**5** ② 인력, 시설, 장비 등을 의미하는 보건의료자원에 해당한다.
① 관리 요소
③ 재정 지원 요소
④ 자원의 조직화
※ 클레츠코프스키의 국가보건의료체계 구성요소
　㉠ 보건의료서비스 제공 : 일차의료, 이차의료, 삼차의료
　㉡ 보건의료관리 : 리더십, 의사결정 등
　㉢ 보건의료조직 : 중앙정부, 의료보험조직, 정부기관 등
　㉣ 보건의료재정 : 공공재원, 민간기업, 외국원조 등
　㉤ 보건의료자원 : 의료인력, 의료시설, 의료장비 등

**6** 다음에서 설명하는 PRECEDE-PROCEED 모형의 단계는?

> 건강 행동에 영향을 줄 수 있는 요인을 소인성 요인, 강화 요인, 가능 요인으로 나누어 파악한다.

① 1단계 사회적 진단
② 2단계 역학적 진단
③ 3단계 교육적 및 생태학적 진단
④ 4단계 행정적 및 정책적 진단

**7** 공식조직과 비교하여 비공식조직의 특성으로 옳은 것은?

① 능률의 논리에 입각한 조직이다.
② 조직자체의 경직성을 야기할 수 있다.
③ 구성원의 심리적 안정감을 형성한다.
④ 직제 등에 의해 형성된 인위적이고 제도화된 조직이다.

**ANSWER** 6.③ 7.③

**6** ③ 건강 행동에 영향을 줄 수 있는 요인들을 소인성 요인(개인의 지식, 태도, 신념 등), 강화 요인(사회적 지지, 피드백 등), 가능 요인(자원, 기술 등)으로 나누어 파악하는 단계이다.
① 지역 사회의 사회적 문제와 요구를 평가하는 단계이다.
② 건강 문제의 크기와 분포를 파악하고, 건강 문제의 원인을 분석하는 단계이다.
④ 프로그램 실행에 필요한 행정적·정책적 요인을 파악하고 준비하는 단계이다.

**7** ③ 비공식조직은 구성원 간의 인간관계와 사회적 유대에 기반하여 구성원의 심리적 안정감과 만족도를 높일 수 있다.
① 공식조직의 특성으로 목표 달성을 위해 효율성과 능률을 중요시한다.
② 공식조직의 특성으로 규칙과 절차를 엄격히 따르기 때문에 경직성을 야기할 수 있다.
④ 공식조직의 특성으로 직제와 규정에 의해 형성된 인위적이고 제도화된 구조이다.

**8** 다음에서 설명하는 「지역보건법」상 지역보건의료기관은?

> • 지역주민의 만성질환 예방 및 건강한 생활습관 형성을 지원하는 기관이다.
> • 보건소가 설치되지 않은 읍·면·동에 설치할 수 있다.

① 보건지소
② 보건의료원
③ 보건진료소
④ 건강생활지원센터


**9** 인사평가자가 피평가자의 능력이나 성과를 실제보다 높게 평가하는 근무성적평정상의 오류는?

① 시간적 오류(recency error)
② 중심화 경향(central tendency)
③ 상동적 오류(stereotyping error)
④ 관대화 경향(leniency tendency)

---

**ANSWER** 8.④  9.④

**8**  ④ 지방자치단체는 보건소의 업무 중에서 특별히 지역주민의 만성질환 예방 및 건강한 생활습관 형성을 지원하는 건강생활지원센터를 대통령령으로 정하는 기준에 따라 해당 지방자치단체의 조례로 설치할 수 있다〈지역보건법 제14조(건강생활지원센터의 설치)〉.
　① 지방자치단체는 보건소의 업무수행을 위하여 필요하다고 인정하는 경우에는 대통령령으로 정하는 기준에 따라 해당 지방자치단체의 조례로 보건소의 지소를 설치할 수 있다〈지역보건법 제13조(보건지소의 설치)〉.
　② 보건소 중 「의료법」 제3조 제2항 제3호(병원급 의료기관) 가목에 따른 병원의 요건을 갖춘 보건소는 보건의료원이라는 명칭을 사용할 수 있다〈지역보건법 제12조(보건의료원)〉.
　③ 보건진료소는 지역보건의료기관에 해당하지 않는다.
　※ "지역보건의료기관"이란 지역주민의 건강을 증진하고 질병을 예방·관리하기 위하여 이 법에 따라 설치·운영하는 보건소, 보건의료원, 보건지소 및 건강생활지원센터를 말한다〈지역보건법 제2조(정의) 제1호〉.

**9**  ④ 관대화 경향 : 평가자가 피평가자의 능력이나 성과를 실제보다 높게 평가하는 것으로 평가자가 피평가자에게 관대하게 점수를 준다.
　① 시간적 오류 : 평가자가 최근에 발생한 사건이나 성과에 영향을 받아 피평가자의 전체 능력이나 성과를 평가하는 오류이다.
　② 중심화 경향 : 평가자가 극단적인 평가를 피하고 중간 정도의 평가를 주로 하는 것이다.
　③ 상동적 오류 : 평가자가 피평가자를 특정 그룹이나 유형으로 일반화하여 고정된 이미지나 편견에 따라 평가하는 오류이다.

**10** 다음에서 설명하는 보건교육방법은?

> 교육대상자가 많을 때 대상자들을 소집단으로 나누어 토의하고, 그 결과를 다시 전체회의에서 통합한다.

① 세미나(seminar)
② 워크숍(workshop)
③ 심포지엄(symposium)
④ 버즈세션(buzz session)

**11** 다음에서 설명하는 보건의료자원의 평가요소는?

> 제공된 보건의료자원이 이용자의 요구에 부합하는 보건의료서비스를 생산할 수 있는가를 평가한다.

① 적합성(relevance)
② 계획성(planning)
③ 양적 공급(quantity)
④ 질적 수준(quality)

------------------------------------------------------------

**ANSWER** 10.④  11.①

**10** ① 세미나 : 특정 주제에 대해 전문가가 발표하고 참가자들이 토론하는 형식의 교육방법이다.
② 워크숍 : 실습과 체험을 통해 특정 주제에 대해 깊이 있게 학습하는 방식으로 참가자들이 적극적으로 참여하여 문제를 해결하거나 기술을 습득한다.
③ 심포지엄 : 여러 전문가들이 특정 주제에 대해 연속적으로 발표를 하고, 그 후에 참가자들이 질문을 통해 의견을 나누는 형식이다.

**11** ① 적합성 : 보건의료자원이 이용자의 요구에 부합하여 보건의료서비스를 효과적으로 제공할 수 있는지 평가하는 요소로 자원이 제공되는 상황과 필요에 맞는지, 그리고 적절하게 활용될 수 있는지를 판단한다.
② 계획성 : 보건의료서비스를 제공하기 위한 계획의 체계성과 실행 가능성을 평가하는 요소이다.
③ 양적 공급 : 보건의료자원의 양적 측면, 즉 자원의 충분성 및 보급량을 평가하는 요소이다.
④ 질적 수준 : 제공되는 보건의료서비스의 질을 평가하는 요소이다.

**12** 다음에 해당하는 보건의료서비스의 사회경제적 특성은?

> 의료공급자가 수요자의 선한 대리인의 역할을 하지 않아서 나타나는 현상

① 공급의 독점
② 의사의 유인수요
③ 치료의 불확실성
④ 소비재와 투자재의 혼재

**13** 질병관리청장 소속기관으로 옳은 것은?

① 국립재활원
② 국립보건연구원
③ 국립정신건강센터
④ 오송생명과학단지지원센터

**14** 우리나라의 의료급여제도에 대한 설명으로 옳은 것은?

① 의료급여 비용을 부담하는 주체는 국민건강보험공단이다.
② 보건소 · 보건의료원 및 보건지소는 1차 의료급여기관이다.
③ 본인부담금은 1종과 2종 의료급여수급권자에게 동일하게 적용된다.
④ 응급환자는 1차 의료급여기관을 거쳐야 2차 의료급여기관에서 진료를 받을 수 있다.

---

**ANSWER** 12.② 13.② 14.②

**12** 의료공급자가 수요자의 선한 대리인의 역할을 하지 않을 때에는 의사가 경제적 이익을 위해서 필요보다 많은 의료서비스를 제공하거나 권장하는 의사의 유인수요가 나타난다. 이는 불필요한 치료 증가, 의료비용 상승, 자원 낭비를 유발시킨다.

**13** 질병관리청 소속기관은 국립보건연구원, 국립감염병연구소, 국립검역소, 국립마산병원, 국립목포병원이 있다.

**14** ① 보건복지부와 지방자치단체가 부담한다.
③ 1종과 2종 의료급여수급권자에게 적용되는 본인부담금은 다르다.
④ 응급환자는 1차 의료급여기관을 거치지 않고도 바로 2차 의료급여기관에서 진료받을 수 있다.

**15** 다음 빈칸에 들어갈 값은?

> 장기요양보험가입자가 재가급여를 받을 때 본인부담금은 장기요양급여비용의 100분의 ☐ 이다.

① 5
② 10
③ 15
④ 20


**16** 다음에 해당하는 마이어스(Myers)의 양질의 보건의료 요소는?

> • 전인적 의료 수행
> • 의료기관들의 유기적이고 협동적인 의료서비스 제공

① 질적 적정성(quality)
② 효율성(efficiency)
③ 지속성(continuity)
④ 접근용이성(accessibility)

**15** 본인부담금은 장기요양급여비용의 100분의 15이다.
   ※ 본인부담금〈노인장기요양보험법 시행령 제15조의8〉
      ㉠ 재가급여 : 해당 장기요양급여비용의 100분의 15
      ㉡ 시설급여 : 해당 장기요양급여비용의 100분의 20

**16** 환자가 여러 의료기관을 방문할 때에도 일관된 치료를 받을 수 있도록 하는 것을 의미하는 지속성은 환자가 필요로 하는 보건의료서비스를 지속적으로 제공받을 수 있는지 여부를 평가하는 요소로, 전인적 의료 수행과 의료기관들 간의 유기적이고 협동적인 서비스 제공을 포함한다.
   ※ 마이어스(Myers)의 양질의 보건의료 요소 … 접근용이성, 질적 적정성, 포괄성, 지속성, 효율성

**17** 다음에서 설명하는 「사회보장기본법」상 사회보장제도는?

> 생애주기에 걸쳐 보편적으로 충족되어야 하는 기본욕구와 특정한 사회위험에 의하여 발생하는 특수욕구를 동시에 고려하여 소득·서비스를 보장하는 맞춤형 사회보장제도이다.

① 사회보험　　　　　　　　　　　　② 공공부조
③ 사회서비스　　　　　　　　　　　④ 평생사회안전망


**18** 다음에서 설명하는 의사결정방법은?

> 익명의 동일한 전문가들에게 개별적으로 설문하고, 그 결과를 전달·회수하는 과정을 여러 차례 반복하여 최종 결론에 도달하는 방법이다.

① 델파이기법　　　　　　　　　　　② 명목집단기법
③ 브레인스토밍　　　　　　　　　　④ 초점집단면접

---

**ANSWER** 17.④  18.①

**17** ④ 평생사회안전망이란 생애주기에 걸쳐 보편적으로 충족되어야 하는 기본욕구와 특정한 사회위험에 의하여 발생하는 특수욕구를 동시에 고려하여 소득·서비스를 보장하는 맞춤형 사회보장제도이다〈사회보장기본법 제3조(정의)〉.
　① 사회보험이란 국민에게 발생하는 사회적 위험을 보험의 방식으로 대처함으로써 국민의 건강과 소득을 보장하는 제도를 말한다〈사회보장기본법 제3조(정의)〉.
　② 공공부조(公共扶助)란 국가와 지방자치단체의 책임 하에 생활 유지 능력이 없거나 생활이 어려운 국민의 최저생활을 보장하고 자립을 지원하는 제도를 말한다〈사회보장기본법 제3조(정의)〉.
　③ 사회서비스란 국가·지방자치단체 및 민간부문의 도움이 필요한 모든 국민에게 복지, 보건의료, 교육, 고용, 주거, 문화, 환경 등의 분야에서 인간다운 생활을 보장하고 상담, 재활, 돌봄, 정보의 제공, 관련 시설의 이용, 역량 개발, 사회참여 지원 등을 통하여 국민의 삶의 질이 향상되도록 지원하는 제도를 말한다〈사회보장기본법 제3조(정의)〉.

**18** ① 델파이기법 : 익명의 동일한 전문가들에게 개별적으로 설문을 통해 의견을 수집하고, 그 결과를 종합하여 다시 전문가들에게 전달하는 과정을 여러 차례 반복하여 최종 결론에 도달하는 방법이다.
　② 명목집단기법 : 소규모 그룹의 전문가들이 모여서 아이디어를 개별적으로 작성하고 발표한 후, 이를 토론하고 평가하여 최종 결정을 내리는 방법이다.
　③ 브레인스토밍 : 그룹 구성원들이 자유롭게 아이디어를 제시하고, 이를 평가나 비판 없이 수용하여 창의적인 해결책을 찾는 방법이다.
　④ 초점집단면접 : 소규모 그룹을 대상으로 특정 주제에 대해 깊이 있는 논의를 유도하여 다양한 의견을 수집하는 방법이다.

**19** 다음에서 설명하는 예산의 원칙은?

예산은 정확한 사전예측이 불가능하지만, 예산과 결산이 지나치게 불일치해서는 안 된다.

① 엄밀성의 원칙
② 단일성의 원칙
③ 명료성의 원칙
④ 통일성의 원칙


**20** 의료보장을 위한 재원조달 방법 중 '공공재원 및 준공공재원'이 아닌 것은?

① 기부금
② 국가부채
③ 사회보험료
④ 소비세수입

---

**ANSWER** 19.① 20.①

**19** ① 엄밀성의 원칙 : 예산의 엄밀성 원칙은 예산과 결산이 지나치게 불일치해서는 안 된다는 원이다.
② 단일성의 원칙 : 예산은 단일한 문서로 작성되어야 하며, 모든 수입과 지출이 하나의 예산서에 포함되어야 한다는 원칙이다.
③ 명료성의 원칙 : 예산은 명확하고 이해하기 쉽게 작성되어야 한다는 원칙이다.
④ 통일성의 원칙 : 예산은 하나의 통일된 체계 내에서 작성되고 관리되어야 하며, 중복이나 혼란을 피해야 한다는 원칙이다.

**20** ② 공공재원
③④ 준공공재원
※ 공공재원 및 준공공재원
  ㉠ **공공재원** : 정부나 공공기관이 공공서비스를 제공하기 위해 조달하는 재원이다. 세금과 공공부채를 통해서 조달된다.
  ㉡ **준공공재원** : 공공성의 성격을 가지지만 민간과 협력하여 조달하거나 운영되는 재원이다. 사회보험료, 공적연금, 소비세수입 등이 있다.

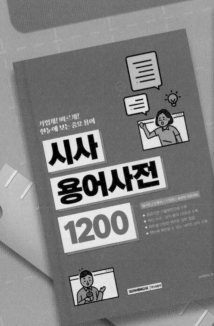
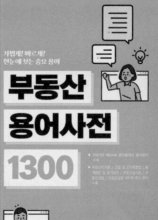
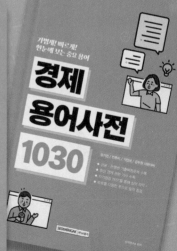

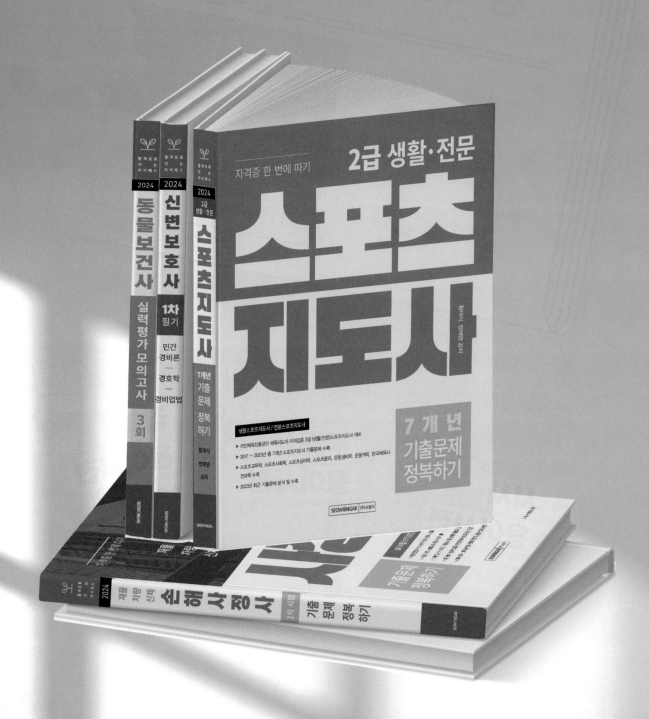